Motorische Entwicklung und Steuerung

Paul Geraedts

Motorische Entwicklung und Steuerung

Eine Einführung für Physiotherapeuten, Ergotherapeuten und Trainer

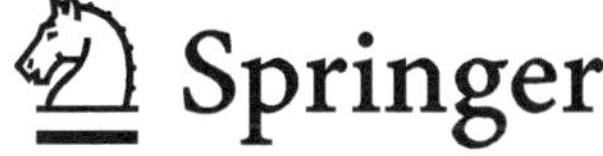

Paul Geraedts
Praxis für Sportrehabilitation
Medi Reha Geraedts
Alsdorf, Deutschland

Ein Erratum zu diesem Buch ist verfügbar unter
https://doi.org/10.1007/978-3-662-58296-1_17

ISBN 978-3-662-58295-4 ISBN 978-3-662-58296-1 (eBook)
https://doi.org/10.1007/978-3-662-58296-1

Die Deutsche Nationalbibliothek verzeichnet diese Publikation in der Deutschen Nationalbibliografie; detaillierte bibliografische Daten sind im Internet über http://dnb.d-nb.de abrufbar.

Springer

Fotonachweis Umschlag: © skynesher/ istockphoto.com (Symbolbild mit Fotomodellen)
Umschlaggestaltung: deblik Berlin
Zeichnungen aus Spornitz, 2010: Christiane und Dr. Michael von Solodkoff

Springer ist ein Imprint der eingetragenen Gesellschaft Springer-Verlag GmbH, DE und ist ein Teil von Springer Nature.
Die Anschrift der Gesellschaft ist: Heidelberger Platz 3, 14197 Berlin, Germany

„Welch ein Meisterwerk ist der Mensch! Wie edel durch Vernunft! Wie unbegrenzt an Fähigkeiten! In Gestalt und Bewegung wie bedeutend und wunderwürdig! Im Handeln ähnlich einem Engel! Im Begreifen wie ähnlich einem Gott! Die Zierde der Welt! Das Vorbild der Lebendigen!" (William Shakespeare, Hamlet II,2, 1601–1602, Übersetzung von August W. Schlegel, 1798)

Inhaltsverzeichnis

Die motorische Entwicklung – Einmal Erworbenes geht nie mehr verloren

1

Inhaltsverzeichnis

Die Motorik gehört zusammen mit der Wahrnehmung zu einer der höheren menschlichen Leistungen und ist von grundlegender Bedeutung. Sie umfasst das gesamte Spektrum menschlicher Bewegung inklusive all dessen, was an ihr nicht sichtbar ist. Sie wird bestimmt von morphologischen, neurologischen, physiologischen, psychologischen sowie konditionellen Fähigkeiten, aber auch von sportlichen Leistungen. Diese Fähigkeiten sind erheblich voneinander abhängig und stimulieren sich gegenseitig. (Meinel und Schnabel 2007). Bedenkt man, dass bei Erwachsenen

P. Geraedts, *Motorische Entwicklung und Steuerung*, https://doi.org/10.1007/978-3-662-58296-1_1

656 Muskeln an 206–224 Knochen ansetzen (Kroll 2018), so wundert es nicht, welch enorme koordinative Leistung erforderlich ist, um diese einzelnen Komponenten aufeinander abzustimmen. Bis heute ist kein Roboter in der Lage, die Eleganz, Geschmeidigkeit und Genauigkeit der menschlichen Motorik, beispielsweise beim Gehen oder Laufen, nachzuahmen. Und der aufrechte Stand und Gang eines Menschen kann nur als ein „Wunder der Regulation" betrachtet werden (Birbaumer und Schmidt 2010).

Wo Bewegung lediglich als etwas äußerlich Sichtbares betrachtet wird, muss Motorik als eine Bewegung in der ihr zugrunde liegenden Gesamtheit aller Steuerungs- und Funktionsprozesse verstanden werden (Carrillo Varela 2005).

Motorische Fertigkeiten werden definiert als eine erlernte und bereits weitgehend automatisiert ausgeführte motorische Aktivität, die sich hauptsächlich durch Üben herausbildet (Carrillo Varela 2005; Wagner 2009). Das Bewusstsein greift nicht ständig steuernd oder korrigierend in den Ablauf einer Bewegung ein. Dabei wird davon ausgegangen, dass der Ausprägungsgrad einer Fähigkeit sowohl anlagebedingt als auch von einwirkenden Umwelteinflüssen abhängig ist. Motorische Fähigkeiten dagegen sind bereits vorhandene und relativ verfestigte individuelle Voraussetzungen zum Ausführen einer motorischen Aktivität (Wagner 2009).

Die motorische Entwicklung wird beeinflusst von verschiedenen Prozessen:

- dem inneren Antrieb zur Bewegung
- der hirnorganischen und körperlichen Reifung und dem Wachstum
- dem motorischen Lernen: zunehmende motorische Fähigkeiten, welche nicht auf angeborenen Entwicklungstendenzen basieren
- dem sozialen Umfeld wie Eltern, Erzieher, Sportverein und nicht zuletzt Freunde und Freundinnen

In der Wissenschaft besteht zurzeit weitgehend Einigkeit darüber, dass sowohl körperliche (veranlagungsbedingte) Reifungsprozesse als auch Umwelteinflüsse notwendig sind, damit Entwicklung stattfinden kann. Unterschiedliche Ansichten herrschen jedoch bei der Frage, inwiefern diese Faktoren bei der Entstehung verschiedener motorischer Merkmale eines Individuums zusammenwirken. Allgemein wird angenommen, dass physische Merkmale eher durch erbliche Faktoren bestimmt werden und Verhaltensmerkmale stärker von Umweltfaktoren geprägt sind (Krombholz 1988).

In der pränatalen Phase lässt vorwiegend die Hyperplasie (Zunahme der Anzahl der Zellen) Organe und Gewebe wachsen. Zu diesem Zeitpunkt findet in erster Linie die zelluläre Differenzierung und Weiterentwicklung aus den einheitlichen Stammzellen in die unterschiedlichen Gewebe statt (Martini et al. 2012; Schmidlin 2007). Anfangs verläuft diese Entwicklung explosionsartig, später nimmt sie allmählich ab.

In den ersten Monaten nach der Geburt wächst der menschliche Körper immer noch weitgehend durch Hyperplasie, um Organe vollständig auszubilden. Danach wachsen die meisten Organe und Gewebe vornehmlich durch Vergrößerung der Zellen, Hypertrophie. Hyperplasie findet dann bei gesunden Menschen nur noch geringfügig und nur bei bestimmten Organen statt. Lediglich im Krankheitsfall, beispielsweise bei Tumoren und bei Wundheilung, wachsen Zellen noch durch Hyperplasie.

So leuchtet ein, dass es zwischen den einzelnen Organen große Unterschiede gibt. Bestimmte Organe wie Leber, Epidermis und Niere müssen die Eignung behalten, neue Zellen zu bilden, wenn auch in geringerem Umfang. Nur eine derartige Regenerationsfähigkeit dieser Organe sichert ihre vitale Funktion. Knochengewebe als Wechselgewebe ist in der Lage, neues Gewebe zu bilden, damit Brüche heilen können und sich der Knochen an starke Belastung (Modeling) anpassen kann. Bei anderen Geweben wie Skelettmuskel-, Nerven-, Knorpel- oder Fettgewebe ist ab einer bestimmten Entwicklungsphase Wachstum fast nur noch durch Hypertrophie, also Vergrößerung von Zellen durch Proteine und Wasser, möglich (Martini et al. 2012).

Sofort nach der Geburt setzt der biologische Reifungsprozess ein: erbliche Veranlagung ruft spezifische Veränderungen der Organe hervor, die dann wiederum spezifische Fähigkeiten heranbilden. Reifung basiert also nicht ausschließlich auf einem motorischen Lernverfahren (Stangl 2018).

1.1 Das Prinzip der Entwicklungsrichtungen

In der Entwicklung der menschlichen Motorik werden verschiedene evolutionäre „Strategien" deutlich, da sich nicht alle Körperteile gleichzeitig und gleich schnell ausbilden.

So entwickelt sich die Motorik des Kopfes eher als die des Rumpfes und der Beine. Und die Bewegung des Rumpfes kommt früher zustande als die der Arme und Beine, wobei sich eine Körperhälfte zumeist eher entwickelt als die andere. Die großen Gelenke ermöglichen frühzeitiger grobmotorische Bewegungen, als die kleinen Gelenke feinmotorische Bewegungen erzeugen, sicherlich auch weil sich die großen Gelenke vor den kleinen ausbilden.

Für eine optimal funktionierende Motorik des gesamten Körpers muss die Koordination beider Körperhälften aufeinander abgestimmt werden.

Schreitet die Entwicklung weiter fort, entfaltet sich die Motorik von einem noch einfachen, ungezielten und ineffizienten System zu einer komplexen, zielgerichteten und differenzierten Motorik, fast ohne Mitbewegungen.

Diese Entwicklungsrichtungen hängen sehr eng miteinander zusammen und können sich bisweilen überschneiden.

1.1.1 Die cephalokaudale Entwicklung

Das Prinzip der Entwicklungsrichtungen besagt, dass die motorische Entwicklung eines Kindes in festgelegten Bahnen verläuft. So schreitet sie vom Kopf des Kindes (Cephalon) über den Rumpf zu den Armen und den Beinen (Cauda) voran. Bereits bei der Geburt ist schon die lebensnotwendige Mundmotorik in Form des Saugreflexes vorhanden. Die Armmotorik entwickelt sich, indem die Hände anfangen, den Körper durch Ertasten, Greifen und Drücken zu erforschen. Langsam lernt das Kind, seine Muskeln von oben nach unten zu beherrschen.

Im ersten Lebensjahr bildet sich dann die Seh- und Hörfähigkeit aus, die erst mit 10 bis 12 Jahren ausgereift ist. Parallel mit der Sehfähigkeit beginnt das Kind in den ersten 5 bis 6 Monaten den Kopf zu kontrollieren, unbedingte Voraussetzung für die weitere Aufrichtung des Körpers. Der Kopf mit seinen sensorischen Organen für Nah- und Fernwahrnehmung dient zur Orientierung im Raum, wobei die Sehfähigkeit für die Motorik ausschlaggebend ist. Erst wenn das Kind den Kopf kontrollieren kann, wird es willentlich Arme und Beine steuern können.

Die Entwicklung des Rumpfes beginnt mit dem Drehen, Rollen und Krabbeln des Kindes, um nach dem Aufrichten des Körpers in der Gehfähigkeit (Lokomotorik) zu münden, wobei die Reihenfolge in der Regel festliegt. Individuelle Unterschiede sind hierbei immer zu beobachten, denn jeder Mensch entwickelt sich anders. Und was sich einmal gebildet hat, bleibt erhalten.

Grundsätzlich gilt, dass früh erlernte Motorik nicht durch Neuerworbenes verdrängt wird. Neuerlernte Motorik wird in die bestehende integriert, sodass sich die Motorik verfeinert und verbessert.

► Einmal erlernte Motorik geht nie mehr verloren; sie bildet die Basis für motorische Verfeinerung.

Mit fortschreitendem Alter verlangsamt die Motorik und daher lernen ältere Menschen motorisch langsamer als Jugendliche.

1.1.2 Die proximodistale Entwicklungsrichtung

Die proximodistale Entwicklungsrichtung beschreibt die motorische Entwicklung von zentral nach peripher: Der grobmotorischen Ganzkörperbewegung gehen feinmotorische Bewegungen der Extremitäten voraus; die Kontrolle der körperzentralen (proximalen) Muskeln gelingt eher als die der von der Körpermitte weiter entfernten (peripheren).

Durch Stütz- und Stemmaktivitäten der Arme und Beine wie Robben, Vierfüßlerstand und Krabbeln entwickelt sich die Haltungskontrolle des Rumpfes. Diese Haltungskontrolle ist Voraussetzung für die weitere Ausformung der Armmotorik und das freie Greifen mit den Händen. In der Stehbereitschaft des Kindes wird die fortschreitende Entwicklung der Beinmotorik zum Gehen sichtbar.

Grobmotorische Aktivitäten mit großen Muskeln in den großen Gelenken wie Schulter, Hüfte und Rumpf finden in der Entwicklung frühzeitiger statt als die Beweglichkeit der kleineren, peripheren Gelenke. So entfaltet sich die Motorik weiter vom Rumpf über die großen Gelenke in die kleineren Gelenke der Glieder wie Hände und Füße. Die Variabilität der Bewegungen wird immer feiner und komplexer, aber damit auch schwerer zu koordinieren. Die nah am Rumpf gelegenen Hüft- und Schultergelenke mit ihren vielen Bewegungsmöglichkeiten haben größere und stärkere Muskeln als die kleineren Hand- und Fußgelenke mit geringerem Aktionsradius und kleineren Muskeln. So entsteht eine effiziente und differenzierte Feinmotorik der Hände und Füße.

1.1.3 Die Entwicklung der lateralen Motorik

Der Neurologe Prof. Dr. P. Mesker (2016), der die Entwicklung des menschlichen Könnens ausführlich analysierte, beschreibt die Entwicklung der Motorik als eine Entwicklung von motorischer Asymmetrie zur Symmetrie und unterscheidet drei Phasen:

- In den ersten 2 Lebensjahren basiert die noch unreife Motorik überwiegend auf einem Links-rechts-Kontrast: Ballt das Kind seine linke Hand, strecken sich zeitgleich die Finger der rechten Hand. Das Trampeln mit den Füßen als abwechselndes und gegenseitiges Strecken und das Beugen oder Krabbeln und Gehen sind Beispiele dieser Phase.
- In den folgenden 3 bis 5 Jahren wird die Motorik immer symmetrischer. Die linke und rechte Gehirnhälfte können in dieser Zeitspanne sehr eng zusammenarbeiten. Ein treffendes Beispiel: Wenn ein 4-jähriges Kind, das in jeder Hand ein Klötzchen festhält, eines abgeben will, lässt es unwillkürlich das zweite Klötzchen auch los. Beidseitiges Hüpfen, eine gerade Kopfrolle und das Fangen eines Balls mit zwei Händen kennzeichnen diese Periode.
- Die dritte Phase (6 bis 7 Jahre) ist die der Lateralisation: Durch fortschreitende Reifung arbeiten die linke und rechte Gehirnhälfte unabhängiger voneinander und die Körperhälften entwickeln sich unterschiedlicher. Die rechte Hirnhälfte, in der Eigenschaften wie Kreativität und die Wahrnehmung des großen Ganzen lokalisiert sind, reguliert die linke Körperhälfte. Umgekehrt wird die rechte Körperseite von der linken Gehirnhälfte gesteuert, der das logische Denken, die Detailwahrnehmung und die sprachliche Fähigkeit zugeordnet sind.

So können Körperteile unabhängig voneinander gezielt bewegt werden, und die Motorik gerät wesentlich vielseitiger. Lateralisation führt auch zu Spezialisierung eines bestimmten Körperteiles. Man denke an die bevorzugte Hand beim Schreiben, an das schießende oder stehende Bein beim Fußball (Fußballspieler, die mit links genauso gut schießen können wie mit rechts, sind sehr gefragt), die Wurfhand beim Handball oder das Essen mit Messer und Gabel (van Grunsven und Njiokiktjien 2017; Mesker 2016).

Wissenschaftler vom Institut für Arbeitsphysiologie an der Universität Dortmund (IfADo) haben untersucht, welche Seiten bei bestimmten Körperteilen begünstigt sind. Nicht überraschend war das Ergebnis: Über 90 % der Befragten setzten in erster Linie die rechte Hand ein, wobei das rechte Auge jedoch nur von 73 % bevorzugt wurde. Die meisten Menschen tendieren dazu, Körperteile ein und derselben Seite zu favorisieren, z. B. den rechten Fuß, die rechte Hand und das rechte Auge. Die Wissenschaftler der IfaDo stellten klar, dass aber einige Menschen bei unterschiedlichen Körperteilen verschiedene Seiten bevorzugten, also beispielsweise die rechte Hand und den linken Fuß. Man nennt das gekreuzte Lateralisation. „Eine gekreuzte Lateralisation mit drei rechts- und einem linkslateralisierten Körperteilpaar tritt besonders selten auf", so Walter Ehrenstein vom IfADo. Bei ungefähr einem Drittel der Befragten wurde bei mindestens einem Körperteil keine Seite präferiert (von Soosten 2004; Siefer et al. 2003).

Der Kinderarzt Prof. Dr. Remo Largo konnte in einer Studie mit 662 Kindern im Alter von 5 bis 18 Jahren ebenfalls keine Lateralität bei den unteren Extremitäten nachweisen, obwohl es Differenzen in der Motorik der beiden Beine gibt (Largo 2007).

Die gekreuzte Seitenbevorzugung kann im Alltag sehr praktisch sein. „Wenn ich beispielsweise ein Bild aus einem Mikroskop abzeichnen will, profitiere ich davon, dass ich mit der linken Hand zeichne und mit dem rechten Auge schaue“, erklärt Birgit Arnold-Schulz-Gahmen vom IfADo. Ballsportler bevorzugen überdurchschnittlich häufig das linke Auge und Ohr und sind bei der Fußbevorzugung oft beidseitig orientiert. Bei den Skirennläufern überwiegen Rechtsfüßer und -händer, und Musiker ziehen meist das linke Ohr, aber auch das linke Auge vor, während sie motorisch eher die rechte Seite nutzen. Die eigene Füßigkeit kann man testen, indem erst ein fester Punkt anvisiert wird, auf den man dann mit verbundenen Augen geradeaus zumarschieren muss. Zum Vergnügen etwaiger Zuschauer driften die meisten in eine Richtung ab und laufen am Ziel vorbei. Ob sie links oder rechts abbiegen, hängt von der Füßigkeit ab. Die Lateralisation ist übrigens bei erwachsenen Männern am stärksten ausgeprägt. Sie laufen mit verbundenen Augen die stärksten Kurven (von Soosten 2004; Siefer et al. 2003).

Schon in der Altsteinzeit tauchte die Trennung zwischen Rechts- und Linkshändern auf, wobei kulturelle Einflüsse zu unterschiedlichen Entwicklungen der linken Seite führten. Faurie und Raymond (2005) stellten fest, dass in kampfbetonten Kulturen Linkshänder häufiger vorkamen als in pazifistischen Gesellschaften. Linkshändigkeit kann bei Zweikämpfen von Vorteil sein, da sowohl Links- als auch Rechtshänder meist keinen linkshändigen Gegner erwarten und demnach überrascht werden. Auswertungen von Feldstudien und Literatur u. a. über die Kulturen der Dioula im afrikanischen Staat Burkina Faso, der Inuit in Kanada und Alaska (Faurie et al. 2004) sowie der Yanomami in Venezuela (Connolly und Bishop 1992; Marchant et al. 1995) zeigten, dass in friedliebenden Kulturen, in denen sehr wenige Morde verübt werden, nur 3 % der Menschen Linkshänder sind. In kriegerischeren Kulturen liegt der Anteil dagegen bei bis zu 23 %. Eine militante Vergangenheit hatte wahrscheinlich einen wichtigen Einfluss auf die Entwicklung von Rechts- und Linkshändern, vermuten die Wissenschaftler.

Im Leistungssport ist eine auffällig hohe Zahl erfolgreicher Linkshänder zu beobachten, besonders beim Boxen und Fechten. Je weiter die Kontrahenten voneinander entfernt stünden, umso geringer sei der Anteil der Linkshänder. Beim Tennis spiele die Ausrichtung der Spieler beispielsweise eine geringere Rolle als beim Boxen. Faurie und Raymond sahen hierin die Bestätigung ihrer These.

Die Lateralisation zeigt sich auch im Körperbau: Da kein Mensch symmetrisch ist (die Knochen in den bevorzugten Armen und Händen sind meist minimal länger), bildet bei der Füßigkeit das favorisierte Bein eine stärkere Muskulatur aus. Im späteren Erwachsenenalter sieht man beispielsweise die eine Hüfte viel früher verschlissen als die andere. Zur gleichen Zeit beginnen meist auch Beschwerden auf der favorisierten Seite, oftmals im Knie und womöglich auch im Sprunggelenk, wobei die andere Seite schmerzfrei ist. Strahlen diese Beschwerden aus den Gelenken heraus, kann ein klinisches Bild entstehen, bei dem das ganze Bein schmerzt.

Lateralisation ist also keine Entwicklung zur Einseitigkeit. Es ist vielmehr eine Entwicklung zu einer motorischen Aufgabenverteilung und zur Zusammenarbeit verschiedener Körperteile. Hierbei wird eine Körperseite bevorzugt. Den Endpunkt dieser Phase bezeichnet man als Dominanz: Die unterschiedlichen Körperteile können nun gut miteinander kooperieren, Spezialisierungen haben sich verfestigt und automatisiert.

▶ Lateralisation ist eine spezifische motorische Weiterentwicklung.

1.1.4 Das Prinzip der reziproken Verflechtung

Die Entwicklung der Koordination beider Körperhälften folgt dem Prinzip der reziproken Verflechtung, das heißt einer wechselseitigen Abstimmung zwischen Vorherrschaft der Agonisten und Antagonisten sowie zwischen einseitigen und beidseitigen Muskelgruppen, um zu einer zielgerichteten Bewegung zu gelangen (Hetzer et al. 1995; Fischer 2011). Nur das beim Anspannen eines Agonisten ausreichende Entspannen der entgegengesetzt arbeitenden Antagonisten, ergänzt durch die Kontrolle der jeweiligen Synergisten, ermöglicht Bewegung.

Das reziproke motorische Zusammenspiel zeigt sich durch unterschiedliche Motorik der beiden Körperteile:

- Ein Körperteil bewegt, der andere Körperteil hält und stabilisiert. Der Rumpf bewegt nicht mit bei Armbewegungen, das Becken bleibt stabil bei Beinbewegungen.
- Beide Körperteile bewegen in entgegengesetzter Richtung. Beim Ziehen oder Schieben bewegen beide Gelenkteile des Ellbogens, beim Hüpfen oder Springen beide Gelenkteile des Kniegelenks. Bei der Haltungsschule bewegt der Oberkörper in entgegengesetzter Richtung zum Becken.

Außerdem bezieht sich die reziproke Motorik auf unterschiedliche Körperteile:

- Beide Körperhälften: Alle asymmetrischen Bewegungen des Rumpfes, ein Auge zukneifen und das andere offen lassen, das abwechselnde Bewegungsspiel der Beine beim Gehen.
- Kraniale und kaudale Körperabschnitte: Kopf und Oberkörper drehen nach links oder rechts.
- Proximale und distale Körperabschnitte: Der Rumpf bewegt nicht mit, wenn Arme oder Beine bewegen; beim Schreiben bewegt fast nur die Hand, der Arm und Rumpf bleiben stabil.
- Unterschiedliche Muskeln: Intermuskuläre reziproke Motorik bei eingelenkigen Muskeln, das muskuläre Zusammenspiel zwischen Agonisten und Antagonisten.
- Unterschiedliche Teile eines Muskels: Bei zwei- oder mehrgelenkigen Muskeln mit paradoxer Anspannung. Bekanntestes Beispiel sind die Mm. ischiocrurales bei Beinbewegungen, weniger bekannt sind die Bauchmuskeln in ihrer exzentrischen Funktion zur Aufrichtung des Rumpfes (Rohlfs 2010).

Dieses hemmende reziproke Zusammenspiel zwischen unterschiedlichen Körperteilen führt, im Gegensatz zur zusammengehenden assoziierten Motorik, zu normaler, alltäglicher und funktioneller Motorik. Denn glattverlaufende Bewegungen entstehen nur, wenn durch hemmende reziproke Einflüsse die Muskelspannungen exakt aufeinander abgestimmt sind. Eine gut dosierte Hemmung ist beispielsweise beim Gehen sichtbar. Das Standbein streckt, wo das Spielbein gleichzeitig beugt, das Pendeln der Arme geschieht gleichzeitig, aber entgegengesetzt, Rumpfdrehung und Drehung des Beckens ebenso.

► Reziproke Motorik führt zu normaler und vielfältiger Alltagsmotorik.

1.1.5 Assoziierte Motorik

Assoziierte motorische Bewegungen sind unwillkürliche Bewegungen, welche die gewollten begleiten. Gesunde Personen können diese begleitenden Bewegungen manchmal kontrollieren, manchmal aber auch nicht.

Unkontrollierbare Mitbewegungen beruhen meist auf noch nicht abgeschlossener Reifung und werden im Laufe der motorischen Entwicklung durch die gezielte reziproke Motorik unterdrückt. Nur bei sehr großen Anstrengungen oder unter krankhaften Bedingungen (Lähmungen) werden sie wieder sichtbar. In der normalen Motorik gibt es viele Beispiele unwillkürlicher Mitbewegungen. So ist die Bewegung des einen Augapfels stets von der Bewegung des anderen begleitet, und zwar selbst dann, wenn diese ganz zwecklos ist (z. B. bei verbundenem oder erblindetem Auge). Andere Beispiele sind das Runzeln der Stirn und Verzerrungen im Gesicht bei körperlicher Anstrengung oder im Sport, aber auch das Zusammenpressen von Unter- und Oberkiefer beispielsweise beim kräftigen Zusammenballen der Faust. Ein Schmerz hinterlässt oft theatralische Verzerrungen im Gesicht, sobald der Kranke versucht, den Schmerz zu vermeiden.

Zur Gruppe der kontrollierbaren Mitbewegungen zählt z. B. das Mitschwingen der Arme beim

Gehen; ein vollautomatischer Bewegungsablauf, der aber, wenn gewollt, unterdrückt werden kann.

> Stark ausgeprägte assoziierte Mitbewegungen im Erwachsenenalter, welche nicht oder nur schwer unterdrückt werden können, deuten meist auf eine neurologische Erkrankung hin.

1.1.6 Spiegelbewegungen

Eine besondere Art von kontralateralen Mitbewegungen sind die Spiegelbewegungen oder spiegelbildliche Mitbewegungen (auch „mirror movements", „identical movements", „imitative movements" oder „corresponding movements" genannt). Diese unwillkürlichen, fast identischen Bewegungen treten meist beim Bewegen des einen Armes im gegenüberliegenden Arm mit Schwerpunkt in der Hand und den Fingern auf, können aber auch bei den Füßen festgestellt werden. Wenn z. B. eine Person sich wiederholende Fingerbewegungen mit der rechten Hand durchführt, so bewegen sich die Finger der linken Hand zeitgleich wie in einem Spiegel mit. Spiegelbewegungen sind also unwillkürliche oder automatische Bewegungen, welche die bewusst gesteuerten, willkürlichen begleiten. Obwohl diese Bewegungen angeblich bei Patienten mit Halbseitenlähmung beobachtet wurden, beschrieben Thomayer (Danek 1997) und Binowski (Binkofski et al. 2017) diese auch bei neurologisch gesunden Personen. Sie wiesen darauf hin, dass Spiegelbewegungen bei Kindern deutlicher ausgeprägt und meist physiologischer Art sind und mit zunehmendem Alter ab etwa 10 Jahren durch Hemmungsprozesse abnehmen.

> Bleibende Spiegelbewegungen können als Zeichen einer krankhaft verzögerten Entwicklung angesehen werden (Maaß 2003).

Anhand der Fallschilderung eines Matrosen, der nicht auf Schiffstauen klettern konnte, kommt diese Bewegungsstörung gut zum Ausdruck: Seilklettern erfordert gegenläufige Bewegungen der Hände, wobei eine Hand sich öffnet, während sich die andere schließt. Bei Spiegelbewegungen wollen beide Hände unwillkürlich gleichläufige Bewegungen ausführen, beim Klettern sehr unpraktisch.

Ein anderes Beispiel dieser Bewegungsstörung mit erheblichen Konsequenzen stammt aus dem Polizeialltag: „Erinnert sei an den nicht seltenen Fall, daß beim Einsatz im Rahmen einer ‚Wohnungsstürmung' mit der linken Hand die Türklinke heruntergedrückt werden muß, während in der rechten die Pistole gehalten wird. Kommt es zu einer Spiegelung der Greifbewegungen von der linken Hand in die rechte, so kann sich ein Schuß … lösen, dies umso mehr, wenn die Tür mit großem Krafteinsatz aufgerissen werden soll" (Danek 1997).

Persistierende Spiegelbewegungen treten konstant und nur bei aktiven Willkürbewegungen in Erscheinung, können nicht unterdrückt werden und fallen sehr auf. Gekreuzte Muskeleigenreflexe sind nicht auszulösen. Die Arme, insbesondere die Hände, sind am häufigsten betroffen, in Einzelfällen sind es auch die Beine (Danek 1997).

Beim Erlernen gewisser motorischer Fertigkeiten mit einem bestimmten Schwierigkeitsgrad (z. B. Tanzen) ist es bedeutsam, Mitbewegungen zu vermeiden und glattverlaufende reziproke Motorik zu entwickeln, da sonst gesetzte motorische Ziele nicht erreicht werden können. Will das Klavierspiel erlernt werden, muss die Neigung zu symmetrischen Mitbewegungen der einen Hand mit der andern unterdrückt werden.

1.2 Erklärungsmodelle der Bewegungsentwicklung

Motorische Kontrolle kann als die Fähigkeit definiert werden, den der Motorik zugrunde liegenden physiologischen Mechanismus, bewusst oder unbewusst, zu kontrollieren. Bös und Mechling verstehen unter dem Begriff der „motorischen Entwicklung" alle Veränderungen der Steuerungs- und Funktionsprozesse in jedem Lebensalter, auf denen Haltung und Bewegung basieren (Baur et al. 2009). Diese Definition berücksichtigt die lebenslange Fähigkeit der Motorik, sich zu entwickeln.

Es gibt eine Vielzahl unterschiedlicher Theorien, welche versuchen, die Entwicklung der motorischen Kontrolle zu erklären. Im Rahmen dieses Buches kann die Vollständigkeit dieser Theorien allerdings nicht gewährleistet werden.

Aus historischer Sicht stellt sich die Abfolge der verschiedenen Entwicklungstheorien als ein ausgesprochen dynamischer Prozess dar. Dennoch besteht momentan kein umfassendes Modell, das alle Facetten der Entwicklung der motorischen Steuerung betrachtet und analysiert. Jede Theorie wird beeinflusst von kulturellen Wertvorstellungen und Überzeugungen ihrer jeweiligen Zeit. Berk fasst den momentanen Forschungsstand wie folgt zusammen:

> „Das Studium der Entwicklung kann uns nicht mit letzten Wahrheiten versorgen, da die Forscher nicht immer übereinstimmen, was die Bedeutung ihrer Beobachtungen anbelangt. Hinzu kommt noch, dass Menschen ausgesprochen komplexe Wesen sind, bei denen sich Veränderungen sowohl im körperlichen Bereich als auch im kognitiven, emotionalen und sozialen Bereich abspielen können. Bis zum heutigen Tag gibt es noch keine Theorie, die all diese Aspekte abdecken und erklären könnte“ (Albrecht 2015; Berk 2005).

1.2.1 Reifungstheorie

Der Naturwissenschaftler Charles Darwin setzte sich als erster Wissenschaftler mit der motorischen Entwicklung von Kindern auseinander und postulierte in seinem Werk „Biographical sketch of an infant“ (Darwin 1877; Wollny 2007) die These, dass die motorische Entwicklung in der Biologie verankert sei und daher die Natur des Menschen ähnlich zu betrachten wäre. Aus seiner Sicht basiert motorische Entwicklung nur auf genetischen Faktoren. So entstanden am Anfang des 20. Jahrhunderts diejenigen Theorien über motorische Entwicklung, welche auf die rein endogen gesteuerten Reifungsprozesse des Körpers abzielten.

Das Gehirn steuert die Motorik als Top-down-Prozess: Höhere Zentren im Gehirn, wie beispielsweise der Motorkortex, hemmen die neurologische Aktivität in den niederen Zentren im Mittelhirn, Hirnstamm oder Rückenmark und regulieren so die Motorik. Diese biogenetische Entwicklung der motorischen Kontrolle verläuft dann auch in erster Linie parallel zu der organischen Entwicklung des Gehirns: die Anlage- und Reifungsfaktoren als treibende Kraft der Motorikentwicklung. Der biologische Entwicklungsplan liegt ja fest, die Reifung verläuft in einer mehr oder weniger festen Reihenfolge einzelner Phasen.

Gesell, der sich zwar überwiegend mit der geistigen Entwicklung („mental growth“) befasste und sich in diesem Zusammenhang intensiv mit der motorischen Entfaltung von Kindern im Vorschulalter auseinandersetzte, ist ein deutlicher Vertreter dieser Ansicht. Wachstum ist demnach der Schlüsselbegriff für motorische Entwicklung, Umwelteinflüsse spielen eine untergeordnete Rolle (Gesell 1971).

Myrtle McGraw (McGraw 1935b) untersuchte bei den eineiigen Zwillingen Johnny und Jimmy Woods den Einfluss von mehr oder weniger Training auf die phylogenetische und ontogenetische Entwicklung der Zwillinge. Der schlechter entwickelte Zwilling Johnny wurde intensiv trainiert, Jimmy hingegen wenig. Berücksichtigt wurden die longitudinale Methodik und die Tatsache, dass die phylogenetische und ontogenetische Entwicklung unterschiedlich verlaufen und sich überschneiden können.

Das intensivere Training von Johnny führte nicht zur Verbesserung der auf Reflexaktivität basierenden Motorik wie Moro-Reflex, Krabbeln, Robben, Sitzen, Aufrichtung, Drehen. Ontogenetische, also durch Lernen erworbene motorische Aktivitäten wie Schwimmen, Tauchen, Ab- und Aufsteigen auf schiefen Ebenen dagegen wurden erheblich positiv beeinflusst. McGraw sagt hierzu: „Each aspect of a behavior-pattern may manifest a general diffuse phase at its inception… This partial pattern, however, gradually becomes more and more expansive until it is perhaps exaggerated in form. Presently there appears another aspect of the pattern, the development of which curtails the exaggeration of the former. Finally, the excess activity is eliminated until the essences of both aspects of the action-system become integrated. Therefore, development in behavior embraces both a process of narrowing down the activity to minimum essentials and a process of knitting together or integrating two or more aspects of a particular behavior-pattern." (McGraw 1935b).

Unter der Voraussetzung, dass Umwelteinflüsse von nur geringer Bedeutung sind, können auch pädagogische Interventionen den Entwicklungsverlauf nicht abändern und dementsprechend nur wenig Einfluss ausüben (Ahnert 2005; Kenyon und Blackinton 2011). Diese Theorien bezogen sich vornehmlich auf Heranwachsende (Baur et al. 2009), lediglich die Reifungsprozesse während des Wachstums waren beobachtet worden.

Das pädagogische Denken konzentrierte sich dann auch auf die körperliche Entwicklung eines Heranwachsenden. So wurden „entwicklungsgemäße" motorische Lehrpläne und -Methoden entwickelt, die auf dem biologischen Alter des Jugendlichen basierten. Die physische Reifung galt zugleich als Leitprinzip für die Entwicklung aller Persönlichkeitsbereiche.

Das reifungstheoretische Konzept von Wagner (1950), Möckelmann (1952) und (Mester 1962) prägte die motorische Schulung dieser Zeit.

1.2.2 Sozialisationstheorie

In den darauffolgenden Jahrzehnten entstand zunehmendes Interesse für exogene Einflüsse aus der Umwelt auf die motorische Entwicklung. Baur formuliert das so: „Die Entwicklung ist umweltdeterminierte Lerngeschichte: Was und wie gelernt wird, hängt von den Gelegenheiten, Erwartungen und Anforderungen der Umwelt ab. Lernen (als Verhaltensanpassung) und Entwicklung sind identisch" (Baur et al. 2009).

Im Gegensatz zu den neurologisch-hierarchischen Reifungstheorien gehen Vertreter der Sozialisationstheorien jedoch von einer hohen kognitiven Fähigkeit einer Person als Voraussetzung für eine Weiterentwicklung aus. Die Entwicklung erfolgt als ständiger Anpassungs- (=Lern)prozess dieser Person an seine Umwelt. Konkrete neue Erfahrungen werden zusammen mit den bisherigen zu komplexeren, höheren Strukturen verarbeitet (Ahnert 2005).

Diese umweltbedingten Entwicklungstheorien, die den Reifungstheorien diametral gegenüberstehen, interpretieren Entwicklung nur als konsequente Antwort auf bestimmte Umweltbedingungen. Der Kern dieser Konzepte besteht in der Annahme, dass die Entwicklung der Person durch die Umwelt gesteuert werde. Die Lernfähigkeit einer Person hängt von den Gegebenheiten, Erwartungen und Anforderungen der Umwelt ab. Lernen bezeichnet demnach kurzfristige Verhaltensanpassungen an die Umwelt, während Entwicklung Verhaltensänderungen bezeichnet, die sich über einen größeren Zeitraum ausdehnen. Der Mensch ist immer lernfähig, und so entwickelt sich die Motorik über den gesamten Lebensverlauf.

Wolanski (1979) unterteilt die exogenen Faktoren, die für die motorische Entwicklung von Bedeutung sind, wie folgt:

- Sozioökonomische Faktoren, z. B. Schichtzugehörigkeit, Bildung
- Materiale Umwelt, z. B. Wohnungsgröße, Spiel-, Sportgeräte
- Familiäre Umwelt, z. B. Geschwisterzahl, Sportinteresse der Eltern
- Soziale Umwelt, z. B. Kindergartenbesuch, Peergruppe, Vereinszugehörigkeit
- Elterlicher Erziehungsstil, z. B. autoritäre vs. permissive Erziehung, Überbehütung
- Trainingsprogramme, z. B. Inhalt, Intensität, Umfang

(Ahnert 2005)

1.2.3 Handlungstheorie

Allmer (Allmer 1983) und Baur (1989) betrachteten Motorikentwicklung (auch Determinanten- oder Faktorenmodelle, Krombholz 1998) unter dem Aspekt der Wechselwirkung zwischen Anlage, Umwelt und Individuum. Allmer fasste sie wie folgt in Worte: „Die Person entwickelt sich durch Handeln in einer durch Handeln sich verändernden Welt."

Dieses Handeln vollzieht sich als eine Person-Umwelt-Interaktion, in der sich Person und Umwelt wechselseitig vermitteln. Einerseits gehen in dieses Handeln die eigenen biogenetischen Prädispositionen und vorgängig erworbenen, subjektiv verarbeiteten Erfahrungen der Person ein, die im aktuellen Handeln weiterentwickelt werden und sich ihrerseits wiederum in künftiges Handeln einspielen. „Andererseits ist dieses Handeln grundsätzlich auf die Umwelt bezogen, und weil sich die Person in ihrem Handeln mit der Umwelt auseinandersetzen muss, sind ihre Erfahrungen zugleich sozial, gesellschaftlich, kulturell, historisch vermittelt. Über das Handeln nimmt also die Umwelt einerseits Einfluss auf die Person, andererseits aber wirkt die Person damit auch auf die Umwelt ein" (Baur 1994).

Nach Singer (1980) sind folgende Faktoren von entscheidender Bedeutung:

- kognitive Prozesse
- neuronale Entwicklung
- physische Merkmale, psychomotorische Fähigkeiten, psychische Eigenschaften und Lernfähigkeit
- soziale, kulturelle und familiäre Einflüsse

1.2.4 Systemdynamische Theorie

Krombholz beschrieb 1998 das Mehrebenen-Strukturmodell zur Erklärung der motorischen Entwicklung. Dieses Modell sollte verschiedene Einflusssysteme berücksichtigen, die auf folgenden unterschiedlichen Ebenen wirksam sind:

- 1. Stufe: Genetische oder erblich bedingte Faktoren
- 2. Stufe: Physiologische Eigenschaften wie Knochen, Muskeln, hirnorganische Strukturen
- 3. Stufe: Verhalten des Individuums
- 4. Stufe: Soziale Umwelt wie Familie und Freunde
- 5. Stufe: Umwelt wie Wohnumgebung und Klima (Krombholz 1998)

Im US-amerikanischen Sprachraum sind diese systemdynamischen Ansätze schon seit den 1980er-Jahren aktuell und zeichnen sich durch betont ökologische Elemente aus. Vorherrschend besteht die Ansicht, dass nicht nur Reifung oder Umwelt die motorische Entwicklung bestimmen, sondern auch die Bewegungsaufgabe. Die Entwicklung der motorischen Kontrolle ist ein ausgedehnter Prozess, wobei multiple Faktoren und Systeme ineinandergreifen und zusammenarbeiten, um Bewegung auszulösen und zu kontrollieren (Shumway-Cook und Woollacott 2007).

1986 wurde von Karl Newell die Idee formuliert, Bewegung sei die Interaktion zwischen dem Körper einer Person mit seinen gegebenen strukturellen und funktionellen Eigenschaften, der Umgebung, in der die motorische Aktivität stattfindet, und der zu erfüllenden motorischen Aufgabe (Newell's Model of Constraints, „constraints" in der Bedeutung: in die richtigen Wege leiten, „leitende Beschränkung").

► Constraint ist das charakteristische Merkmal einer Person, der Umgebung oder einer Aufgabe, das die motorische Entwicklung in eine bestimmte Richtung lenkt.

Die Beziehung zwischen diesen drei typischen Merkmalen führt zu spezifischer Motorik. Die Änderung eines Merkmals führt zwangsläufig zu einer Adaption der beiden anderen Merkmale. Das Gehen auf Glatteis oder im Sommer im Wald, es eilig haben oder nicht, ein Bein schlechter belasten können oder die Motivation: all diese Faktoren bestimmen das Gangbild (Haywood und Getchell 2005).

Haywood und Getchell (2005) postulierten drei fundamentale Prinzipien als Teil eines festgelegten Kerns für die systemdynamischen Ansätze:

- Das erste fundamentale Prinzip bezieht sich auf die motorische Kontrolle als „spontane Selbstorganisation" oder „Anordnung von körperlichen Systemen".
- Das zweite fundamentale Prinzip besagt, dass Individuen aus vielen komplexen und eng zusammenhängenden Systemen bestehen: beispielsweise das Muskel-Skelett-System, das sensorische System, das kardiovaskuläre System.

- Das dritte fundamentale systemdynamische Prinzip drückt die grundsätzlich diskontinuierliche Entwicklung aus, auch wenn sich Faktoren nicht auffällig verändern. So können sich in der motorischen Entwicklung schlagartig neue, koordinativ schwierige Bewegungsmuster ausbilden, trotz normaler, sich graduell verändernder Kraft und Schnelligkeit der Kinder (Baur et al. 2009).

Haywood und Getchell (2005) erklären z. B. systemdynamisch sehr ausführlich die Entwicklung der Fortbewegung (Kriechen – Gehen – Laufen), das Bewegen von Objekten (Werfen – Treten – Schlagen) sowie die Entwicklung „manipulativer Fertigkeiten" (Greifen – Fangen – Antizipieren – Fahren). Eine ausgesprochen große Bedeutung sprechen sie den Reflexen nur für die Zeit von Willkürbewegungen im ersten Lebensjahr zu.

Im Kontext dieser interaktiven Konzepte hat auch das Konzept der „development tasks" von Havighurst (1948, 1972) erneut an Aktualität gewonnen: „A development task is midway between an individual need and a social demand. It assumes an active learner interacting with an active social environment. [...] The inner and outer forces contrive to set for the individual a series of developmental tasks which must be mastered if he is to be a successful human being. Some tasks arise mainly from physical maturation, such as learning to walk, learning to behave acceptably to the opposite sex and adolescence, and (for women) adjusting the menopause in middle life. Other tasks, arising primarily from the cultural pressure of society, are learning to read, and learning to participate as a socially responsible citizen in the society. There is a third source of developmental tasks namely, the personal values and aspirations of the individual, which are part of this personality, or self. The personality, or self, emerges from the interaction of organic and environmental forces. As the self evolves, it becomes increasingly a force in its own right in the subsequent development of the individual ..." (Havighurst 1972, Baur et al. 2009).

1.3 Phasen der motorischen Entwicklung

Bei genauerer Betrachtung sind in der menschlichen motorischen Entwicklung aufgrund der erworbenen motorischen Fertigkeiten im Laufe der körperlichen Entwicklung unterschiedliche Phasen zu erkennen (Meinel und Schnabel 1998).

Werden sozialisationstheoretische, handlungstheoretische und systemdynamische Ansichten berücksichtigt, müssen auch Einflüsse aus der Umwelt sowie persönliche, kognitive Faktoren mit in Betracht genommen werden. Gesellschaftliche Individualisierungsprozesse führen zu persönlichen Lebensläufen, wodurch „normale" Lebenswege kaum erkennbar sind. So wird es schwierig, Lebensabschnitte deutlich und klar voneinander abzugrenzen.

1.3.1 Die pränatale motorische Entwicklung

Bereits während der Schwangerschaft entstehen völlig neue und unterschiedliche Bewegungsmuster (Herpertz-Dahlmann et al. 2007; Prechtl 1974).

Schon vor der Geburt, ab der 5. Schwangerschaftswoche (SSW), wo sich die (Vorläufer der) Muskelzellen und die Vorstufen der Nervenzellen zu funktionstüchtigen Strukturen bilden (Baur et al. 2009), zeigen sich die ersten Regungen des Embryos in Form von Zucken oder Zittern des ganzen Körpers.

Spontane Bewegungen des Rumpfes können wahrgenommen werden ab der 8. SSW, wenn motorische Nervenendungen die Muskelvorläuferzellen der Rumpfmuskulatur erreichen. Ab der 11. SSW können nun Glieder einzeln bewegt werden und ab der 13.–18. SSW hat die Muskulatur sich so weit entwickelt, dass größere Bewegungen der Glieder möglich sind. Bereits während der Schwangerschaft zeigen sich grundsätzlich große Unterschiede in den Bewegungsmustern.

Zusammenfassung

Kurzfassung der pränatalen motorischen Entwicklung:

- ab der 5. SSW erste reflexartige Regungen des Rumpfes
- ab der 8. SSW Erweiterung der Rumpfmotorik
- ab der 11. SSW können Glieder bewegt werden
- ab der 18. SSW Erweiterung der Motorik der Glieder

1.3.2 Die motorische Entwicklung in den ersten zwei Lebensjahren

Bei der Geburt ist ein Neugeborenes aus motorischer Sicht ein Mängelwesen, das erst einzelne motorische Fähigkeiten erlernen muss. Bedingt durch noch fehlende Nervenfaserverbindungen, noch nicht ausgereifte motorische Zentren im Gehirn und unterentwickelte Sinnesorgane ist die Motorik auf unbedingte vitale Reflexe (wie Saug-, Such-, Einatmungs- und Schluckreflexe) zur Lebenserhaltung beschränkt. Die Motorik des Neugeborenen äußert sich durch ungezielte Massenbewegungen und ungeordnete krampfhaft-eckige Bewegungen der Arme und Strampelbewegungen der Beine (Winter und Hartmann 2007). Die Wirbelsäule passt sich noch vollständig der Unterlage an (aktive Instabilität) und ist in den ersten 3 Monaten asymmetrisch nach links oder rechts gebogen, abhängig von der Kopfhaltung. Dennoch ist diese geringe motorisch Basis für eine vollständige motorische Entwicklung völlig ausreichend.

Nach einigen Wochen bis Monaten verschwinden die vitalen Reflexe jedoch wieder und weiteres Wachstum des Großhirns und der Großhirnrinde ermöglicht immer mehr die Kontrolle über die angeborene automatische Motorik. Auf dieser Grundlage der Reflexmotorik aufbauend kann das Kind jetzt lernen, Bewegungen willentlich zu steuern und zu planen; es stehen ihm alle Türen für das motorische Lernen offen.

So kann das Kind nach etwa 3 Monaten den Kopf gut zentriert halten; die Wirbelsäule ist nun symmetrisch. Beim Drehen des Kopfes dreht die Wirbelsäule mit, und eine Seite des Rumpfes kann hierbei in voller Länge leicht angehoben werden, wobei gleichzeitig eine Seitwärtsneigung zu beobachten ist. Die Stützfunktionen der Arme und Beine nehmen bei fortschreitender Entwicklung der Kopfmotorik und des Rumpfes zu.

▶ In den ersten 4 Lebensmonaten ist die Förderung der Kopfkontrolle durch Reizung der Hör- und Sehorgane für die motorische Weiterentwicklung von großer Bedeutung.

Die Stellreaktionen (Stehbereitschaft und Stützfähigkeit der Arme) als Ergebnis der Hemmung primärer Reflexe schaffen die Voraussetzung für die Aufrichtung gegen die Schwerkraft. Es bilden sich nun komplexere koordinierte Bewegungsmuster heraus.

Nach ungefähr 6 Monaten werden die Stellreaktionen durch Gleichgewichtsreaktionen ergänzt: das Kind reagiert auf Lageveränderung des Körperschwerpunktes.

Das erste Lebensjahr ist durch einen vergrößerten Aktionsradius des Neugeborenen gekennzeichnet. Es beginnt die Phase der Aneignung erster koordinierter Willkürbewegungen wie Greifen, Drehen, Rollen, Krabbeln und das Aufrichten als Vorbereitung zum Gehen. Das Kind stellt so aktiv die ersten Kontakte zur Umwelt her. Wichtigste Vorbedingung für das Aufrichten ist der Erwerb einer sicheren Kopf-/Rumpfkontrolle.

Mit durchschnittlich 6–7 Monaten kann sich das Kind auf die Seite, auf den Bauch und vom Bauch zurück auf den Rücken drehen, und mit 10 Monaten krabbeln die meisten Kinder.

Mit einem Jahr kann das Kind als Vorbereitung auf den „Schockwurf" Gegenstände nach unten werfen, und mit 15–17 Monaten werden die ersten freien Schritte unternommen. Es geht am Anfang mit einer großen Spurbreite und hat noch Schwierigkeiten, wegen des schweren und relativ langen Oberkörpers und der kurzen Beine das Gleichgewicht auszuloten. Es bewegt sich noch richtig tapsig und im „Ganzer-Fuß-Gang": der Fuß wird nicht abgerollt, sondern komplett aufgesetzt. Um Kopf und Oberkörper beim Gehen geradeaus zu halten, findet die notwendige Rotation größtenteils in der Hüfte und nur geringfügig in der unteren Brustwirbelsäule statt. Spätestens bis zum 18. Monat haben die meisten normal entwickelten Kinder dieser Welt die Fähigkeit erworben, aufrecht und ohne Hilfe zu gehen. Mit 2 Jahren geht das Kind sicher, und die ersten Laufschritte sind möglich.

Das Gangbild verändert sich fast während des ganzen Lebens. Außerdem kann das Kind jetzt mit einem Löffel umgehen und essen lernen.

Es beginnt nun auch Gegenstände wegzuwerfen, einen kleinen, leichten Ball überhand zu werfen oder einen Ball, nach Aufforderung und gezielt in die Arme geworfen, mit nach vorne ausgestreckten Armen fangen; dabei werden die Arme angewinkelt (Mertens 1999).

▶ In diesem Alter kann Motorik durch alltägliche sensorische (visuelle, auditive und taktile) Reizung und einfache spielerische Fang- und Wurfübungen gefördert werden.

Zusammenfassung

Kurzfassung der motorischen Entwicklung in den ersten 2 Lebensjahren

- Unbedingte vitale Reflexe
- Ungerichtete Massenbewegungen
- Stellreaktionen
- Gleichgewicht
- Gezielte Greifbewegungen
- Drehen um die eigene Körperachse
- Krabbeln
- Werfen
- Erste freie Schritte
- Freies Gehen
- Hand-Mund-Motorik
- Beginnende Ballgeschicklichkeit

1.3.3 Die motorische Entwicklung im Vorschulalter (2 bis 6 Jahre)

Ab der Mitte des 2. Lebensjahres geht das Kind Treppen hinauf und ab dem 4. Jahr auch hinunter. Beim Werfen eines Gegenstandes wird die Zielausrichtung erkennbar.

Mit 3 Jahren erfolgt der Zehengang; das Kind beginnt nun, mit den Füßchen abzufedern und (auf Matten) zu springen. Das Gleichgewicht zu halten gelingt immer besser, und es kann über breite Linien oder niedrige und höhere Geräte balancieren. Die Bewegungen werden kraftvoller, schneller und im räumlichen Umfang größer. Darstellungs- und Rollenspiele gewinnen an Bedeutung. Mit 3 Jahren kann das Kind auch laufen, allerdings sind die Phasen, in denen kein Bein den Boden berührt, zunächst recht kurz (Meinel und Schnabel 2007).

▶ Erst mit 10 Jahren geht das Kind physiologisch „richtig", es rollt normal ab, folgt einer normalen Spurbreite und hat beim Gehen und Laufen normale Schrittlänge.

Die bisher beschriebene motorische Entwicklung basiert überwiegend auf Reifungsprozessen des Gehirns. Ein gezieltes Training bestimmter zusätzlicher motorischer Fertigkeiten über die spontanen Aktivitäten hinaus bietet während dieser Zeit keine sofortigen Vorteile. So zeigen Untersuchungen an Zwillingen, dass der Erwerb der grundlegenden motorischen Fertigkeiten in den beiden ersten Lebensjahren wie Laufenlernen oder Treppensteigen durch gezieltes systematisches Üben offenbar nicht beschleunigt werden kann. Ein eventuell durch intensives Üben erreichter Vorsprung wird in kürzester Zeit wieder zunichte gemacht (McGraw 1935b; Bower et al. 1996; Strassburgh 2015).

Es fehlen in diesem Alter die körperlichen Voraussetzungen für bestimmte Fertigkeiten, weil insbesondere die neurologischen Reifungsvorgänge noch nicht abgeschlossen sind. So gesehen sind Therapien bei Entwicklungsverzögerungen fraglich, denn diese sind nicht per se krankhaft. Differenzen in der kindlichen motorischen Entwicklung können sehr groß sein, verweisen aber dennoch auf ein völlig gesundes Kind. Remo Largo (2007) machte darauf aufmerksam, dass es uns und unserer Gesellschaft zunehmend schwerer falle, solche Abweichungen zu akzeptieren. Vielmehr würden immer mehr Kinder als Patient ausgesondert und zum „Objekt" verschiedenster Therapien gemacht. Aufklärung der Eltern tut Not und kommt hier an erster Stelle. Persistierende, auffällige stereotypische Bewegungsmuster dagegen sind eher krankhaft und müssen einer genauen kritischen Beobachtung, eventuell durch einen Arzt, unterzogen werden.

Studien an Kindern, die unter verschiedenartigen kulturellen Bedingungen aufwachsen, zeigen entsprechende Ergebnisse. So lernen Kinder des nordamerikanischen Hopi-Indianerstammes, die in ihrem ersten Lebensjahr sehr stramm gewickelt werden und sich deshalb kaum rühren können, keineswegs später laufen als Kinder, die sich freier bewegen können (Dennis 1940). Das bedeutet jedoch nicht zwangsläufig, dass äußerst ungünstige Rahmenbedingungen nicht eventuell doch zu Verzögerung oder Einschränkung der motorischen Entwicklung führen (Dennis 1960).

▶ Nachdem das Kind freies Laufen beherrscht, bestimmen fast ausschließlich umweltbedingte Anforderungen die weitere motorische Entwicklung.

Man denke an das Reiten bei Prärie-Indianern, das Seiltanzen bei Artistenfamilien u.v.m. Inwiefern ein Kind motorische Fertigkeiten erwerben kann und ob es über geringere oder stärkere motorische Begabung verfügt, ist genetisch festgelegt.

Von 4 bis 6 Jahren durchläuft das Gehirn ein schnelleres Wachstum als Muskeln, Knochen und Genitalien. Die Fähigkeit, Bewegungen zu koordinieren, nimmt enorm zu, weil vor allem in den vorderen Gehirnbereichen noch ein Zuwachs von Neuronen stattfindet, dort wo die Steuerung neuer Handlungs- und Organisationsplanung, die Gefühle sowie die Konzentrationsfähigkeit lokalisiert sind. Am Anfang dieser Phase ist das motorische Lernen noch auf einfache Bewegungsgrundformen beschränkt, welche die Basis für die darauf aufbauenden, schwierigeren Fertigkeiten bilden: das Gehen, Laufen, Springen, Kriechen, Rollen, Schieben, Ziehen, Hängen, Balancieren (eine gerade Linie entlanggehen), Steigen, Tragen, Werfen, Fangen. Bis zum Ende des 6. Lebensjahres sollten diese motorischen Grundeigenschaften ausgebildet sein.

Ab dem 4. Lebensjahr kann das Kind also aufgrund der verbesserten Augen-Hand-Koordination sowie Augen-Fuß-Koordination auch Treppen herunter und auf den Fersen gehen. Es klettert und kann Hindernisse etwa in Hüfthöhe überwinden. Die Zielausrichtung beim Werfen verbessert sich weiterhin: ein großes Ziel in Kopfhöhe und einer Entfernung von etwa 2–3 m kann jetzt getroffen werden (Mertens 1999).

Auch das anschauliche, wirklichkeitsnahe Denken geht allmählich in das begriffliche Denken über. Mit 5 bis 6 Jahren versteht ein Kind beispielsweise, was ein Ball ist, ohne das Bild eines Balles zu sehen. Es steht und hüpft auf einem Bein. Koordinativ komplexere motorische Leistungen wie Seilspringen, Rollschuh- und Pedalofahren sind jetzt auch möglich (Mertens 1999).

Kinder in diesem Alter haben von Natur aus einen Bewegungsdrang, der auch ausgelebt werden will. Ein sportliches Training sollte wegen der raschen Entwicklung des Gehirns rein auf die Ausbildung der koordinativen Fähigkeiten ausgelegt sein. Insbesondere Spiele und vielseitige spielerische Übungs- und Trainingsformen sind die geeigneten sportlichen Angebote in diesem Alter.

Qualitative Verbesserung der Motorik äußert sich in einem nun ausgeprägten Gleichgewichtssinn aufgrund des täglichen Gehens und einer Weiterentwicklung von grobmotorischen Bewegungsformen zu feinmotorischen. Kinder eignen sich die ersten Bewegungskombinationen wie Laufen und Springen, Werfen und Fangen an. Werfen erfolgt zielgerichteter (bis zu 5 m Entfernung), mit Ausholbewegungen des Armes, später mit Körperrotation und dem Vorstellen eines Fußes. Beim Fangen werden die Arme dem ankommenden Ball entgegengestreckt. Körperfernes Fangen gelingt meist mit ca. 5 bis 6 Jahren, geringe Abweichungen beim Ballzuwurf können ausgeglichen werden.

Zwischen 5 und 7 Jahren wird auch das Werfen mit Rumpfeinsatz und gekreuzter Koordination (Schlagwurf) gelernt.

Zur gleichen Zeit beginnt eine quantitative Ausweitung der Motorik, begünstigt durch die veränderten Körperproportionen.

Die Leistungssteigerungen von 4- bis 7-jährigen Jungen sind in diesem Alter dann auch sehr groß. Winter und Hartmann (2004) verglichen die motorische Leistungssteigerung verschiedener motorischen Fertigkeiten von Jungen im Alter zwischen 4 und 7 Jahren.

• 40-m-Lauf:	Steigerung auf 169 % (von 16,6 s auf 9,8 s)
• Standweitsprung:	Steigerung auf 244 % (47,6 cm auf 116,7 cm)
• Weitwurf:	Steigerung auf 340 % (3,79 m auf 12,9 m)
• Schlagwurf:	kann mit 7 Jahren mit Körpereinsatz und mit Anlauf ausgeführt werden
• Fangen:	können mit 7 Jahren mit Antizipation fangen und kombinieren mit Werfen
• Springen:	mit 7 Jahren sind fortgesetzte Schrittsprünge, Weit- und Hochsprünge (etwa 50 cm) mit Anlauf, Mehrfachsprünge und Freizeitspiele im Springen möglich

Diese Phase ist ebenfalls von besonderem Interesse, weil ungefähr mit 4 Jahren der Grundstein für die Motorik der Finger gelegt wird, also für die motorische Schreibfähigkeit und für die Befähigung, Musikinstrumente wie Klavier, Saxophon oder Klarinette zu spielen.

▶ **Die Entwicklung der Feinmotorik der Finger fängt mit 4 Jahren an: das ideale Lernalter für die motorische Schreibfähigkeit und die Befähigung, Musikinstrumente zu spielen.**

Remo Largo (2007) konnte mit seiner Testreihe „Zürcher Neuromotorik" nachweisen, dass bei repetitiven Fingerbewegungen (20-mal mit der Kuppe des Daumens die Kuppe des Zeigefingers berühren) die Unterschiede in der Geschwindigkeit bei den Kindergartenkindern von langsam zu schnell sehr groß waren – sogar bis zu 100 % – und als völlig normal zu betrachten sind! Die dominante Hand war bei diesen Übungen schneller als die nicht dominante. Bei den komplexen sequenziellen Fingerbewegungen (zwischen 3- und 5-mal, je nach Alter, mit der Kuppe des Daumens der Reihe nach alle Fingerkuppen berühren) zeigten sich ebenfalls große Unterschiede unter gleichaltrigen Kindern, obwohl hier die nicht dominante Seite schneller war als die dominante (erklären konnte Largo dieses Phänomen nicht). In der späteren Entwicklung des Kindes glich sich dies wieder aus, und im Jugendalter waren die Probanden einmal mit der linken und einmal mit der rechten Hand besser.

Auch die visuelle Steuerung der Motorik in diesem Alter, getestet am Steckbrett (zwölf Zapfen mussten von den Probanden mit der Hand in ein gelochtes Brett eingefügt werden) zeigte große Unterschiede zwischen den Kindern, aber alles noch im Rahmen des Normalen. Die Resultate, die mit der dominanten Seite erzielt wurden, waren generell etwas besser.

Die motorischen Leistungen von Mädchen übertrafen nicht, wie gerne vermutet wird, die der Jungen. Im Schulalter war das Verhältnis der Fertigkeiten zwischen Mädchen und Jungen prinzipiell ausgeglichen, Abweichungen zeigten sich bei verschiedenen Aufgaben: Sollten sich Handbewegungen wiederholen, waren die Jungen überlegen, nacheinander folgende, komplexe sequenzielle Handbewegungen meisterten eher die Mädchen. Da im Vergleich zu den Jungen die Bewegungen der Mädchen generell von weniger Mitbewegungen begleitet waren, entstand so der Eindruck von harmonischen, gleitenden Bewegungsabläufen (Largo 2007).

Auch Krombholz (1998, 2005) stellte fest, dass geschlechtsspezifische Leistungsunterschiede nur bei einigen wenigen Aufgaben auszumachen waren. So erzielten Jungen bessere Leistungen bei Übungen, die Kraft und Schnellkraft erfordern (Standweitsprung, Pendellauf), Mädchen dagegen schnitten in der Regel dann besser ab, wenn vor allem Gleichgewichtssinn und Körperkoordination gefragt waren (rückwärts Balancieren, Hüpfen auf einem Bein). Ebenfalls dominierten Mädchen bei feinmotorischen Leistungen, die eine gute Koordination von Auge und Hand erforderten.

Kinder zeigen je nach Aufgabe in diesem Alter noch unterschiedlich viele Mitbewegungen. Die Variabilität ist in jedem Alter und bei allen Aufgaben sehr groß.

Mit 5 Jahren hat sich auch die Entwicklung der Füße zu mehr als 90 % vollzogen. Im ersten Lebensjahr verändern sich die kompakten und platten Kinderfüßchen recht schnell. Sobald sie im Stand und beim Gehen belastet werden, entwickeln sie sich im Laufe der Zeit weiter hin zu einer zunehmend schlankeren Form mit einem deutlich ausgeprägten Längs- und Quergewölbe des Fußes. Allerdings behalten manche Kinder einen Plattfuß, andere bilden hingegen einen Hohlfuß aus. Die Vielfalt der Fußformen in diesem Alter ist recht groß. Bis etwa zum 2. bis 3. Jahr nach Laufbeginn können in der Fußreifung noch große individuelle Unterschiede beobachtet werden, die danach deutlich abnehmen.

▶ Ab dem Grundschulalter hat der Fuß seine endgültige Form bekommen, und Änderungen durch Wachstum sind dann kaum noch zu erwarten.

Sind bestehende Fußdeformitäten oder Fehlfunktionen beim Gehen oder Laufen immer noch zu erkennen, wie z. B. häufigeres Stolpern, ist eine medizinische Behandlung nach gründlicher klinischer Befunderhebung zu erwägen (Meißner 2011).

Zu Beginn der Schulzeit lassen sich Motorik und Blutdruck durch täglichen Schulsport in der Grundschule verbessern. Sascha Ketelhut von der Universität Halle-Wittenberg verglich zwei Schulklassen mit 22 und 24 6- bis 7-Jährigen, wobei die eine Klasse den normalen Berliner Schulsport von 3 Stunden pro Woche absolvierte, die andere Klasse dagegen ein tägliches Bewegungstraining. Die Interventionsgruppe zeigte sowohl deutlich bessere Blutdruckwerte als auch bessere Werte für die Pulsgeschwindigkeit (Grätze 2016).

In der Studie „Trondheim Early Secure Study“ konnten Psychologen um Tonje Zahl von der Universität in Trondheim einen sichtlich positiven Zusammenhang zwischen der Stimmung von Kindern zwischen 6 und 10 Jahren und Bewegung beobachten. Nach Auswertung aller Daten zogen Zahl und sein Team die Schlussfolgerung, dass für eine gute Stimmung nur entscheidend ist, wie lange die Kinder moderat bis anstrengend körperlich aktiv sind. Läuft ein Kind täglich 2 Stunden ausgelassen herum, so scheint es eine untergeordnete Rolle zu spielen, ob es sich den Rest des Tages kaum noch bewegt. (Zahl et al. 2017).

▶ Für Kinder im Alter von 2 bis 6 Jahren sollte das motorische Angebot vielseitig und spielerisch sein und auf den Erwerb vielfältiger motorischer Fertigkeiten mit Aufbau von Grob- zu Feinmotorik abzielen.

Zusammenfassung

Kurzfassung der motorischen Entwicklung im Vorschulalter (2 bis 6 Jahre)

- Phase der enormen Leistungssteigerungen
- Treppen hinaufgehen
- Zehengang
- Federn/Hüpfen
- Gleichgewicht halten
- Treppe heruntergehen
- Feinmotorik der Finger
- Laufen – Springen – Kriechen – Rollen – Balancieren – Klettern – fortgeschrittene Ballgeschicklichkeit
- Begriffliches Denken
- Monopedales Hüpfen
- Anfang einer komplexeren Motorik (Seilspringen, Rollschuh- und Pedalofahren)
- Verbesserung der Ausdauer

1.3.4 Die motorische Entwicklung ab dem Schulalter (6 bis 9 Jahre)

Im Alter von 6 bis 9 Jahren steht die Entwicklung der Grobmotorik im Vordergrund.

Die Erscheinungsform der Gliedmaßen und zeitgleich auch deren Verhältnis zum Rumpf verändert sich tiefgreifend. Das Wachstum führt zu einer Verdoppelung der Körpergröße, und das Körpergewicht wird, im Vergleich zu den Werten bei der Geburt, 6-mal so groß.

Die Motorik gerät hierdurch leistungsfähiger, und die Mobilität vergrößert sich, Bewegungen werden kraftvoller, schneller und großräumiger.

Die Entwicklung der Lokomotorik schreitet weiter voran: Balance, Sprung- und Lauffähigkeit hängen unter anderem davon ab, wie sich das Fußgewölbe ausbildet. Ein Fuß mit einem höheren Gewölbe kann besser abfedern und führt zu ausgewogener Balance und besseren Sprung- und Sprintfähigkeiten. Die Ausformung des kindlichen Fußgewölbes wird auch von der Häufigkeit des Barfußlaufens bestimmt. Denn Kinder, die viel barfuß gehen, entwickeln breitere Füße mit höherem Spann und kleineren Halluxwinkeln. Eine Studie von Zech et al. (2018) verglich 385 überwiegend barfußgehende Kinder mit 425 Kindern und Jugendlichen, die vornehmlich mit Schuhen unterwegs waren, auf ihre Balance- und Sprungfähigkeit hin, aber auch auf ihre Fähigkeit zu sprinten – mit und ohne Schuhe. Es kristallisierten sich deutliche Unterschiede heraus: So zeigten barfußgehende Kinder im Alter zwischen 6 und 10 Jahren bessere Leistungen in der Balance und beim Springen aus dem Stand, sowohl mit als auch ohne Schuhe. Kinder in Schuhen dagegen konnten besser sprinten (Zech et al. 2018).

In diesem Alter kann das Kind jetzt konkret eine Handlung bedenken und hat zumindest eine ungefähre Vorstellung über seinen Bewegungsablauf. Gröbere Kennzeichen einer Bewegung oder Handlung können miteinander in Verbindung gebracht werden, aber das noch lernende Kind muss sich auf schwierigere, kleinteiligere Merkmale der Bewegung konzentrieren und überlegen, wie es diese ausführen kann.

Das Gehirn ist organisch noch nicht soweit ausgereift, dass die automatische, unbewusste Steuerung über Kleinhirn und Basalganglien wirksam wird.

Details über die Vorstellung des Bewegungsablaufes können u. a. mithilfe von Lehrbildreihen, Videos, Animationen oder Demonstration durch z. B. den Trainer vermittelt werden.

Weil das Körpergefühl (Propriozeption) noch nicht so klar ausgeprägt ist, kann das Kind die Bewegung während der Ausführung nicht selbst korrigieren. Es kann nur feststellen, ob die Bewegung gelungen ist oder nicht. Eine Rückmeldung über den Bewegungsablauf muss daher vom Trainer/Therapeuten kommen.

Schleichen sich zu diesem Zeitpunkt Technikfehler in die Bewegung, sind spätere Korrekturen nur noch sehr schwer durchführbar. Beim Tennis oder Schlittschuhlaufen ist eine einmal verkehrt erlernte Technik kaum zu revidieren.

▶ Wichtig ist, motorische Fertigkeiten *richtig* zu erlernen, im Nachhinein zu korrigieren fällt schwer.

Der Trainer/Therapeut bestimmt in dieser Phase, auf welche Technikelemente das Kind achten muss. Zur gleichen Zeit muss er es kindgerecht und positiv korrigieren, damit es die Bewegung richtig ausführt. Am Beispiel des Aufschlags im Tennis könnte dies sein: „Achte darauf, dass der Ball mit gestrecktem Arm weit oben getroffen wird.“

Die Unterschiede zwischen Jungen und Mädchen sind hier ähnlich wie im Alter von 4 bis 6 Jahren. Krombholz (1988, 1998) stellte fest, dass Jungen bei motorischen Leistungen, die Kraft, Schnelligkeit und Ausdauer erforderten, den Mädchen überlegen waren, wohingegen die Mädchen während Übungen, bei denen Koordination und Feinmotorik im Vordergrund standen, die Jungen übertrafen.

▶ Im Alter von 6 bis 9 Jahren soll der Schwerpunkt motorischer Angebote auf koordinativ schwierigen grobmotorischen Übungsformen liegen, wobei exakte Ausführung durch korrigierende Rückkopplung des Trainers gewährleistet ist.

Zusammenfassung

Kurzfassung der motorischen Entwicklung ab dem Schulalter (6 bis 9 Jahre)

- Wachstumsbedingte Entwicklung der Grobmotorik
- Leistungsfähiger, großräumiger, kraftvoller und schneller
- Leistungsunterschiede zwischen Jungen und Mädchen
- Handlungsorientiertes Denken, braucht zur Korrektur noch Rückkopplung.

1.3.5 Die motorische Entwicklung im späten Kindesalter, Präpubeszenz (9 bis 11 Jahre)

Von nun an lernt das Kind, logisch und abstrakt zu denken. Es müssen dem Nachdenken keine Handlungen mehr vorausgehen.

Die Entwicklung der Feinkoordination befindet sich auf dem Höhepunkt, der koordinative Leistungszuwachs ist nun am größten. Gabler und Röthig sprechen daher von dem „motorischen Lernalter" (Gabler und Röthig 1980).

Auf hirnorganischer Ebene führt häufige Wiederholung einer Bewegung zu weitergehender Automatisierung motorischer Bewegungsabläufe. Das Kind ist jetzt in der Lage, selbstständig festzustellen, ob der Bewegungsablauf richtig ist oder noch einer Korrektur bedarf.

Je besser das Kind die Technik einer Bewegung beherrscht, desto mehr tritt die Rolle des Trainers/Therapeuten oder Übungsleiters in den Hintergrund.

Das Leistungsstreben erfolgt aus eigenem Antrieb, die Kinder können und sie wollen! Sie sind in diesem Alter begierig zu lernen und nehmen alles an. Die bessere Beobachtungs- und Wahrnehmungsfähigkeit ermöglicht rasches Lernen, nicht nur in Bezug auf die Motorik. Eltern, Lehrer und Trainer sollten diese sensible Phase der motorischen Entwicklung besonders beachten und die daraus resultierenden Möglichkeiten nutzen. Verpasste koordinative Entwicklungen können im späteren Verlauf nur sehr schwer nachgeholt werden. Gerade wegen der optimalen Lernfähigkeit sollte in diesem Alter eine möglichst vielseitige und breite Leistungsgrundlage aufgrund feinmotorischer und von Sportarten unabhängiger Fertigkeiten (wie z. B. Jonglieren) zur Erweiterung des Bewegungsrepertoires angestrebt werden.

Auf eine erworbene feinmotorische Vielfältigkeit aufbauend, kann sowohl leistungsbetonter und sportartspezifischer Sportunterricht als auch differenzierter Technikerwerb immer mehr in den Vordergrund rücken! Disziplinen, die eine langjährige Ausbildung und große Bewegungserfahrung erfordern, wie z. B. Fußball, Tennis, Jonglieren oder verschiedene Kampfsportarten, sollten in diesem Alter angefangen werden. „Lohnend, im Sinne von deutlich sichtbarer Leistungsverbesserung, werden grobmotorische sportartspezifische Spezialisierungen (z. B. Mannschaftsportarten wie Eishockey, Fußball, Lacrosse) aber erst nach dem Grundschulalter … weil sich dann erst die Kraft richtig entwickelt" (Voelcker-Rehage 2005).

Haltungsschulung kann in den Sportunterricht integriert werden. Vorbild sein und Vormachen sind wichtigste Unterrichtsprinzipien.

In dieser Phase entwickelt sich die Rhythmusfähigkeit eines Kindes, bester Zeitpunkt, um mit Freude ein Musikinstrument spielen zu lernen.

Die Entwicklung der Kraftfähigkeit verläuft noch langsam, kann aber trainiert und gestärkt werden (Abb. 1.1).

Auch verändert sich nun die Knochendichte, die bei knochenbelastenden Sportarten zunimmt.

Eine Metaanalyse, für die Bonny Specker von der South Dakota State University in Brookings, SD/USA und Kollegen (Specker et al. 2015) 22 Studien analysierten, ergab, dass regelmäßiges Betreiben von knochenbelastenden Sportarten bei Kindern vor der Pubertät die jährliche Knochendichte um 0,6–1,7 % steigert. Die in diesem Alter aufgebauten stärkeren Knochen wirken mit großer Wahrscheinlichkeit präventiv bei Knochenerkrankungen und -verletzungen im späteren Leben.

Bis Ende der 1990er-Jahre galt das Konzept der „Peak Bone Mass": Nur die optimale Knochenentwicklung Heranwachsender sei maßgebend für die Prävention von Knochenschwäche im späteren Alter. Anhand von Untersuchungen über die Muskel- und Skelettentwicklung im Kindes- und Jugendalter wurde dieses Konzept überarbeitet und stattdessen der Begriff „funktionelle Muskel-Knochen-Einheit" eingeführt. Eine ausreichende Knochendichte kann nur unter ununterbrochener Belastung aufrechterhalten werden. Knochendichte hängt also sehr eng mit Muskelaktivität, Körperlänge und Knochengröße zusammen. Die Muskelmasse stellt generell den entscheidenden Faktor für die gebildete Kortikalismasse dar: Je mehr Muskeln, desto mehr Knochen. Hiermit wird die „funktionelle Muskel-Knochen-Einheit" auch in der Pubertät bestätigt (Schönau und Fricke 2006).

Bis zur Pubertät zeigen Mädchen und Jungen eine annähernd gleiche Entwicklung des Verhältnisses von Knochenstärke zur Muskelmasse. Die Knochenstärke wird bestimmt durch die Kortikalisdicke, den äußeren, festen Teil des Knochens. Zu Beginn der Pubertät zeigen Mädchen eine im Vergleich zur Muskelmasse schnellere Zunahme der Kortikalisfläche, wobei der Außenumfang des Knochens dem der Jungen

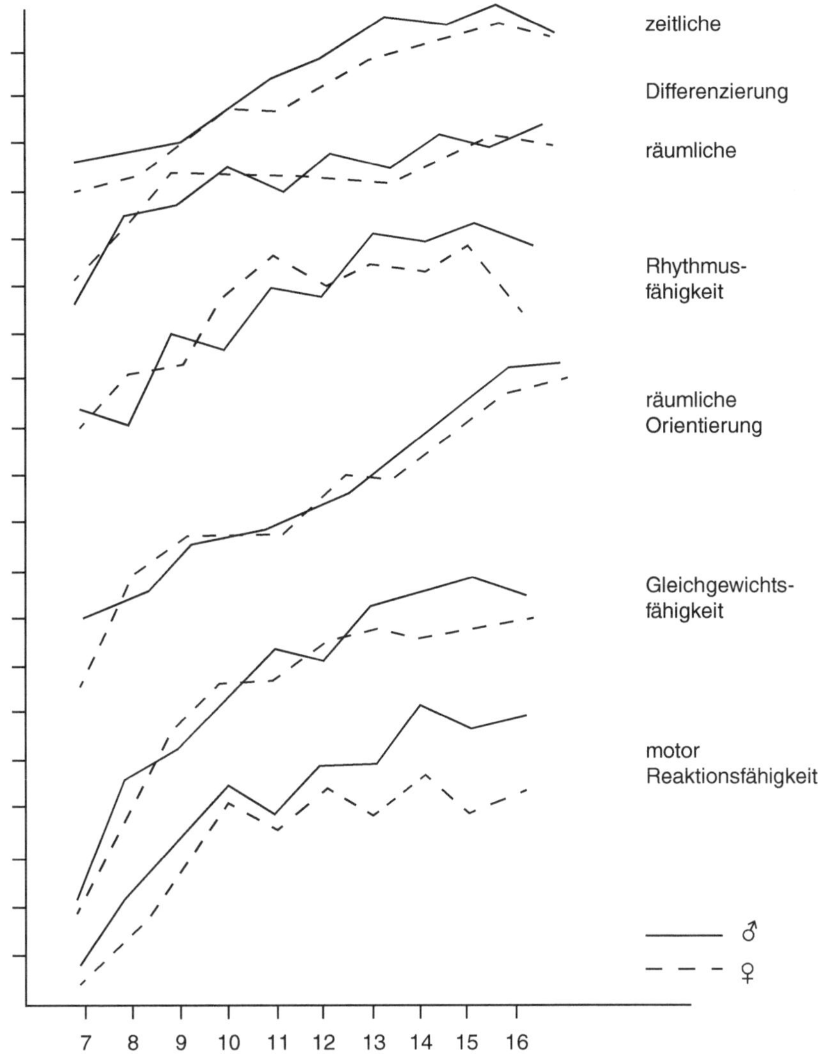

Abb. 1.1 Entwicklungsverlauf koordinativer Fähigkeiten

gleicht. Die zusätzliche Anlagerung von Knochengewebe bei den Mädchen findet an der Innenseite der Knochenrinde statt. Durch den Östrogenanstieg bei Mädchen wird die Aktivität der Remodellierung des Knochens (Gleichgewicht zwischen Auf- und Abbau des Knochens) gehemmt. So wird mehr Knochen aufgebaut, der für den Fall einer eventuellen späteren Schwangerschaft extra Kalzium gespeichert hat (Gestation und Laktation). Der Anstieg des Testosteronspiegels während der Pubertät bei Jungen führt zu einer erheblichen Zunahme der Muskelmasse (Oppelt und Dörr 2014). Im Vergleich zu Frauen hat der Oberkörper junger Männer schließlich 80 % mehr Muskelmasse und die Beine 50 % (Epstein 2014). Die Beweglichkeit (Rumpfbeuge vorwärts) verdoppelt sich sowohl bei Jungen als auch bei Mädchen zwischen dem 13. und 18. Lebensjahr (Ahnert 2005) (Abb. 1.2).

Schnelligkeit sowie Ausdauer entwickeln sich in diesem Alter auffallend rasch

Die durchschnittliche, auf sportmedizinisch vorgegebenen Leistungsdaten beruhende Ausdauerleistungsfähigkeit von Schulkindern liegt bei einer stufenförmigen Belastung bei mindestens 3 Watt/kg Körpergewicht (Heck et al. 1982; Klemt und Rost 1984; Klemt 1987). Die Feststellung dieser Leistungsfähigkeit kann auch

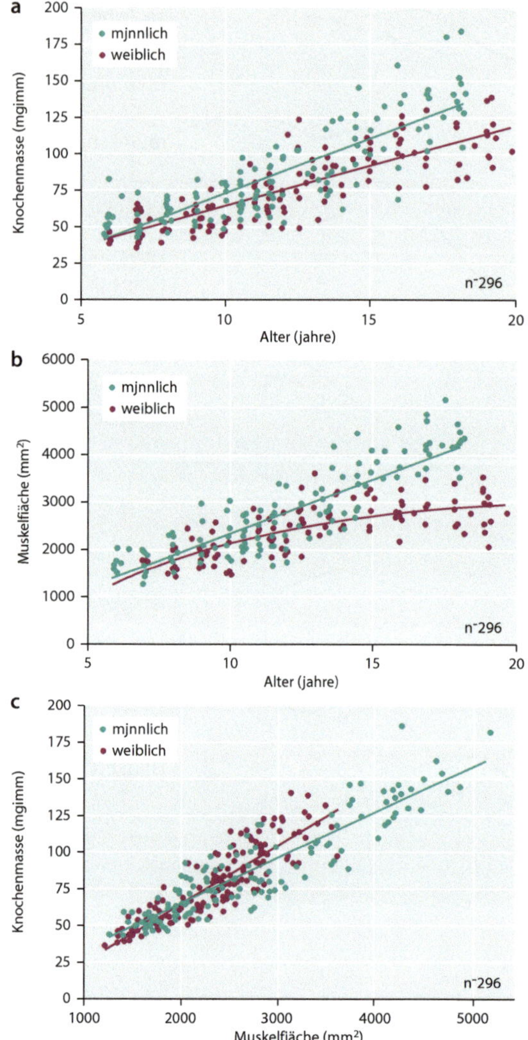

Abb. 1.2 Entwicklung der Knochenmasse, der Muskelfläche sowie der Knochenmasse bezogen auf die Muskelfläche

durch einen Lauftest geschehen, bei dem die erzielten Werte mit statistisch erhobenen durchschnittlichen Werten der Leistungen in der jeweiligen Altersgruppe verglichen werden. Nach dem Prinzip des Cooper-Tests wird gemessen, welche Strecke in einer bestimmten Zeit gelaufen wird. In Anlehnung an die Daten von J. Beck und K. Bös sollten z. B. 7- und 8-Jährige bei einem 6-Minuten-Lauf in der Halle durchschnittlich zwischen 850 und 1000 Meter laufen können (Beck und Bös 1995). Die Festlegung von altersgerechten Normen bei der Koordination von Bewegungsmustern gestaltet sich schwierig, da die Übergänge zwischen den Altersgruppen fließend und nicht eindeutig voneinander abzugrenzen sind.

Bis zum 10. Lebensjahr entwickeln sich Jungen und Mädchen in Bezug auf ihre Leistungsfähigkeit fast identisch. Obwohl Mädchen größer sind und ihr Körper über etwas mehr Fett verfügt, laufen Jungen und Mädchen fast gleich schnell. Ab 10 bis 12 Jahren wachsen Jungen und Mädchen unterschiedlich, und mit 14 Jahren hat sich bei der körperlichen Leistungsfähigkeit eine wahre Kluft zwischen den Geschlechtern aufgetan. Jungen entwickeln stärkere Arme und breitere Schultern, und mit 18 kann ein Junge durchschnittlich 3-mal weiter werfen als ein Mädchen. Während der Pubertät wird bei Jungen auch die Produktion von roten Blutkörperchen gesteigert, was ihre Ausdauer verbessert.

So verbessert sich die Laufgeschwindigkeit von 9- bis 14-jährigen Jungen (400-m-Rekorde) von 1:00.87 min auf 00:46.96 min: eine Verbesserung von 57 %.

Die Mädchen verbesserten ihre Laufgeschwindigkeit zwischen 9 und 14 Jahren auf 48 %: von 1:00.56 min auf 00:52.68 min (Epstein 2014).

▶ In diesem Alter sollten Eltern, Lehrer und Trainer wegen der optimalen Lernfähigkeit und des spontanen Leistungsstrebens der Kinder ein besonders vielseitiges Angebot zur Optimierung der (fein-)motorischen Fähigkeiten und Verbesserung der Ausdauer machen, eventuell als Grundlage für weiterführenden sportartspezifischen Unterricht.

Zusammenfassung

Kurzfassung der motorischen Entwicklung im späten Kindesalter (9 bis 11 Jahre)

- Logisches und abstraktes Denken
- Optimierung der Koordination
- „Motorisches Lernalter"
- Haltungsschule
- Rasche Steigerung in Schnelligkeit und Ausdauer
- Basis für grobmotorische sportartspezifische Spezialisierungen

1.3.6 Die motorische Entwicklung im frühen Jugendalter, Pubeszenz (11 bis 15 Jahre)

Das Charakteristische dieses Alters ist die Pubertät oder Pubeszenz: nach Homburger (1922) als „Krisenzeit“ bezeichnet und nach Möckelmann (1952, 1981) als das Alter der „Auflösung der Motorik“.

Heutzutage wird dieser Prozess als eine ganz normale Phase angesehen, bei der eine „Umstrukturierung von motorischen Fähigkeiten und Fertigkeiten“ (Meinel und Schnabel 2007) stattfindet. Der Zellzuwachs im Gehirn wird in diesem Alter von einem erheblichen Verlust eben dieser Zellen abgelöst, abhängig davon, wie das Gehirn benutzt wird. So entscheidet gerade auch die Pubertät maßgeblich über die (motorische) „Programmierung“ des Gehirns. Es bedeutet, dass Jugendliche direkt die Strukturierung ihres Gehirns beeinflussen können. Die Vernetzung und damit die Nutzung des Gehirns in der Adoleszenz hängen von den Tätigkeiten ab, mit denen sich Jugendliche beschäftigen, sei es nun Sport, Musik oder geistige Aktivitäten (Gied et al. 1999).

Während dieser Zeitspanne gelten für die Gehirnentwicklung und der damit einhergehenden motorischen Entwicklung „Use it or lose it“. Giedd konnte ebenfalls nachweisen, dass insbesondere der präfrontale Kortex im Stirnhirn während der Pubertät einen regelrechten Wachstumsschub erlebt (Gied et al. 1999; Hillman et al. 2008; Erickson et al. 2010; Smith et al. 2010).

Bedingt durch Wachstum und Ausbildung von Sexualhormonen erfolgt ein zweiter Gestaltwandel. Nach einem verstärkten Entwicklungsschub mit einhergehendem Längenwachstum wird eine deutlich wahrnehmbare Disharmonie sämtlicher Haltungs- und Bewegungsorgane sichtbar. Die Muskulatur wächst nicht in gleichem Maße mit. Die so entstandenen ungünstigen Kraft-/Lastverhältnisse zwischen Muskulatur und Knochen haben eine negative Auswirkung auf die Bewegungskoordination und beeinträchtigen die Motorik. Die Bewegungen wirken schlaksig und die Motorik ungeschickt. Während die kindliche Mühelosigkeit spürbar nachlässt, werden die Schnell- und Maximalkraftfähigkeiten durch die hormonelle Umstellung größer. Für die Ausdauerentwicklung sind die Bedingungen zunehmend günstiger (Meinel und Schnabel 2007).

Der Körper (Skelett) ist noch nicht stark genug für große physische Belastung. Daher sollte man mit einem gezielten, intensiven Kraft- und in geringerem Maß Schnelligkeitstraining vorsichtig sein. Vor allem bei jungen, sportlich sehr aktiven Mädchen werden aufgrund zu starker physischer Belastung Ermüdungsbrüche festgestellt. Werden diese zu spät erkannt und behandelt, drohen gravierende Folgen. Der Schwerpunkt bei der motorischen Förderung sollte eher auf der Weiterentwicklung der Ausdauer liegen.

► In diesem Alter soll das Trainingsprogramm auf Verbesserung koordinativer Fähigkeiten in engem Zusammenhang mit Verbesserung der Schnellkraft, Maximalkraft und Ausdauer ausgelegt sein. Jugendliche zu motivieren ist zunehmend wichtig.

Zusammenfassung

Kurzfassung der motorischen Entwicklung im frühen Jugendalter (11 bis 15 Jahre)

- „Motorische Umstrukturierung“
- „Use it or lose it“
- Vorübergehende Disharmonie sämtlicher Haltungs- und Bewegungsorgane
- Stagnierende Koordination und Steuerung der Motorik
- Zunahme der Schnell- und Maximalkraft

1.3.7 Die motorische Entwicklung im späten Jugendalter, Adoleszenz (13 bis 18 Jahre)

Ausgeprägte gesellschaftliche Differenzierung, fortschreitende Individualisierung und zunehmende motorische Stabilisierung kennzeichnet das sogenannte Jugendalter.

In dieser Zeit wird sowohl bei Mädchen als auch bei Jungen 70–75 % der gesamten Knochenmasse gebildet (Bonjour et al. 1991; Theintz et al. 1992; Botden und Kemper 1996). Aufgrund der Zunahme der Knochenmasse verfeinert sich die Motorik und wird in allen Merkmalen variabler, die Ausdrucksstärke nimmt zu, die bislang ausgeprägte Unstetigkeit ist überwunden. Laut Joch und Schroeter (1976) verdoppelt sich die Schnellkraft (Sprunghöhe) im Alter von 8 bis 18 Jahren, während sich die Maximalkraft (Handkraft) bei Mädchen verdreifacht und bei Jungen sogar vervierfacht (Borms et al. 1974; Bouckaert et al. 1974). Die aerobe Ausdauer vervierfacht sich im Alter von 5 bis 17 Jahren bei Jungen, bei Mädchen ist mehr als eine Verdoppelung festzustellen (Grosser 1997; Wagner 2009). Kraft- und Schnelligkeitstraining kann jetzt ohne Bedenken intensiviert werden.

▶ Vor allem sollten Jugendliche in diesem Alter Interesse an Sport gewinnen und ihn zu ihrer alltagsbegleitenden Tätigkeit machen! Hier liegt die Basis für das lebenslange Verhalten zum Sport oder zur sportlichen Aktivität! Aber der Sport muss den Kindern angepasst werden und nicht umgekehrt!

Spaß am Sport für *jedes Kind* ist eine Grundvoraussetzung, um ein Leben lang sportlich aktiv zu bleiben. Kinder sind die besten Schüler der Welt. Sie lernen umso mehr, desto jünger sie sind. Mit dem Älterwerden nimmt diese Lernfähigkeit nur noch ab, und nie wieder ist der Mensch so kreativ und lernfähig wie in seinen jungen Jahren.

In der Phase der Adoleszenz gibt es nochmals einen Anstieg der koordinativen Leistungsfähigkeit, es wird eine „koordinative Handschrift", also eine persönliche Motorik ausgebildet. Motorische Steuerungsprozesse erfahren hier eine Feinjustierung, und der Adoleszent erreicht seine maximale Leistungsfähigkeit. Er ist jetzt in der Lage, zu jeder Zeit über seine motorischen Kapazitäten zu verfügen.

Nach dem Modell von Schnabel und Meinel kann die motorische Entwicklung auch in drei Phasen eingeteilt werden. Beim Erlernen (sportlicher) Bewegungen durchläuft jede Person diese drei Phasen. Das Modell ist in Anlehnung an die Regelkreisebenen der Bewegungskoordination erstellt worden. Das Operationalisieren sportlicher Leistung hinsichtlich des motorischen Lernens erfolgt über die Kriterien der Bewegungsqualität und der Bewegungsleistung.

Durch fortschreitende Reifung des Gehirns entwickelt sich die unbewusste, automatische motorische Steuerung, und Bewegungen können trotz auftretender kleinerer Störfaktoren (z. B. Umgebungslärm, Wind) noch sicher und präzise ausgeführt werden. Alle Merkmale der Bewegung und Teilbewegungen sind zeitlich, räumlich und dynamisch so aufeinander abgestimmt und automatisiert, dass Technikfehler von außen kaum noch erkennbar sind.

Die externe Rückmeldung der Bewegungsausführung, z. B. durch einen Trainer, spielt hierbei keine Rolle mehr. Seine Aufgabe liegt mehr in der Begleitung und Motivierung.

Ein (Hochleistungs-) Sportler ist jetzt, aufgrund der Weiterentwicklung des Körpergefühls (Propriozepsis), in der Lage, auch geringfügige Fehler in der Bewegungsausführung selbst wahrzunehmen. Übertragen auf das Tennisspiel bedeutet dies, dass der Aufschlag selbst dann noch mit hoher Sicherheit erfolgt, wenn äußere Störgrößen wie Wind oder Sonnenstrahlen den Spieler beeinflussen. In diesem Alter hat der Mensch seine maximale Leistungsfähigkeit erreicht. Olympia- oder Wettkampfsieger gehören meist zu dieser Altersgruppe.

Zusammenfassung

Zusammenfassung der motorischen Entwicklung im späten Jugendalter (13 bis 18 Jahre)

- Verfeinerung und anwachsende Variabilität der Motorik aufgrund zunehmender Knochenmasse
- Ausgeprägte Geschlechtsdifferenzierung durch geringere Zuwachsraten bei Mädchen
- Verdoppelung der Schnellkraft (Sprunghöhe), Verdreifachung (♀)/Vervierfachung (♂) der Maximalkraft
- Maximierung des Kraft- und Schnelligkeitstrainings
- Erreichen der maximalen Leistungsfähigkeit

1.3.8 Die motorische Veränderung im Erwachsenenalter

Im **frühen Erwachsenenalter** werden Bewegungsabläufe ökonomischer und zweckmäßiger. Es kommt zu Automatisierung und präziser Steuerung der Bewegungen.

Im **mittleren und späteren Erwachsenenalter** tritt allmählich (ab 35 bis 45 Jahre), dann verstärkt (45 bis 60/65 Jahre) und schließlich ausgeprägt (60 bis 65 Jahre) die fortschreitende Abnahme der (koordinativen) Leistungsfähigkeit auf. Ab dem 55. bis–65. Lebensjahr geht etwa 15 % an Muskelkraft verloren, ab einem Alter von 70 Jahren beschleunigt sich dieser Abbau auf ungefähr 30 % pro Lebensjahrzehnt (Pieber 2011).

In diesem Alter ist die Motorik durch das Zurückfallen in einfachere Bewegungsabläufe oder in alte Verhaltensmuster gekennzeichnet. Komplizierte(re) motorische Fertigkeiten gehen verloren, besonders wenn sie nicht mehr trainiert werden. Auch die körperliche Fitness lässt nach. Sie wird nicht vererbt – sie wird erworben und muss erhalten bleiben! Man baut leider keine „Fitnessreserven" auf!

Im **fortschreitenden Alter** verändern sich die Körperorgane wie Skelett, Gelenke und Muskulatur und deren Funktionsfähigkeit, und es kommt zu einem weiteren Rückgang der Leistungsfähigkeit, insbesondere zu einer Verlangsamung der Motorik. So nimmt die Körperhöhe wegen der Verminderung des Schenkelhalswinkels, der Senkung der Fußwölbung und der zunehmenden Wölbungen der Wirbelsäule durch Schrumpfung der Bandscheiben und Wirbelkörper mit Buckelbildung ab.

Bewegungen im **Seniorenalter** beim Sport und in der Alltagsmotorik werden langsamer, ökonomischer und kleinräumiger. Vor allem die Alterung der sensorischen Systeme (Abnahme der Hör- und Sehfähigkeit) und des Gehirns führt zu einer Gangunsicherheit. In erster Linie hat hierunter die alltägliche Motorik zu leiden. Die Sturzgefahr nimmt zu, Aufstehen von einem Stuhl, Einsteigen in und Aussteigen aus einem Auto wird schwieriger und bedarf der Hilfe.

Im Alter sind Frauen doppelt so oft von Sturzunfällen betroffen wie Männer (z. B. zwischen 75 und 79 Jahren: 90/1000 zu 54/1000). Die Erhöhung des Sturzrisikos mit ansteigendem Alter ist, vor allem bei den 90-Jährigen, markant. Es zeigt sich eine 4-mal höhere Sturzrate im Vergleich zu den 65-Jährigen (Burini 2008).

Erhebliche Einschränkungen der Motorik können durch eine Erkrankung, die irgendwann jeden trifft, entstehen: Arthrose, worunter fast jeder dritte 45- bis 67-Jährige in Deutschland leidet. Insbesondere das Hüftgelenk ist von Arthrose betroffen, bei 50- bis 60-Jährigen zu 50 %, bei 70- bis 90-Jährigen sogar zu 100 %. Auch die Wirbelsäule ist fast immer von Arthrose betroffen und führt oftmals zur Bildung einer Alterskyphose (Buckel). Die menschliche Leistungsfähigkeit der Muskulatur büßt im mittleren und späteren Erwachsenenalter (ab dem 30. bis 40. Lebensjahr) gegenüber 20- bis 30-Jährigen (das Alter der maximalen Leistungsfähigkeit) ungefähr 1–2 % jährlich ein (Holtschke 2007).

Durch Training kann sowohl dem Muskel- als auch dem Knochenabbau entgegengewirkt und dieser Prozess hinausgezögert werden. Hier liegt der hohe gesundheitliche Wert des körperlichen Trainings, vorausgesetzt die Belastungsgrenzen werden respektiert. Das Nachlassen der Elastizität der Gefäße führt zu einem erhöhten Blutdruck – im Alter von 60 Jahren: ab 130/80 nach der neuen US-Leitlinie (Clasen 2017) – und zu verringertem Bluttransport, der Maximalpuls sinkt. So wird die allgemeine Leistungs- und Anpassungsfähigkeit bei wechselnden Belastungen reduziert.

Ein anderer Wert für die Messung der Dauerleistungsfähigkeit ist die maximale relative Sauerstoffaufnahme (ml/min/kg Körpergewicht). Diese ist im Jugend- und frühen Erwachsenenalter optimal (45,4 ml/min/kg bei Männern, 39,5 ml/min/kg bei Frauen), aber stark trainingsabhängig. Zwischen dem 30. und 60. Lebensjahr nimmt sie fast um 30 % (!) ab (Prokop und Bachl 1984).

Das maximale Atemminutenvolumen, die Vitalkapazität, verkleinert sich in einem Zeitraum vom 20.–30. bis zum 60.–70. Lebensjahr um bis zu *50 %*! Diese Verringerung ist unter anderem zurückzuführen auf die verminderte Beweglichkeit des Brustkorbs, die Schwächung der Atem- und Herzmuskulatur und die nachlassende Lungenelastizität, wodurch die Lungenpermeabilität abnimmt – ältere Menschen „leben dauernd in 1500–2000 m Höhe“ (Prokop 1996).

Auch die Gehirnfunktion lässt beim Älterwerden nach. Die Aufnahmegeschwindigkeit, aber auch die Verarbeitung von Informationen wird träger, die Merkfähigkeit ist begrenzter und die Funktionsfähigkeit der Sinnesorgane lässt nach, wobei die Seh- und Hörfähigkeit am meisten und am schnellsten abbaut. Das Nachlassen der sensorischen, motorischen und kognitiven Fähigkeiten im Alter wird generell als negativ empfunden. Auch die Gesellschaft, die größtenteils auf die Leistungsfähigkeit der jüngeren Menschen fokussiert ist, fördert die Inaktivität dieser Altersgruppe, deren Renteneintrittsalter momentan bei 65 Jahren liegt. Aber viele Menschen in diesem Alter sind absolut noch leistungsfähig und -willig. Lebenserfahrung, Überblick und die über die Jahre erworbenen Kenntnisse machen diese vitalen Senioren noch sehr einsatzfähig und lassen sie körperliche Defizite sehr gut kompensieren. Demgegenüber kann die Leistungsfähigkeit mancher Jugendlicher wegen fehlender Erfahrung oder spärlicher Fitness geringer sein, als man aufgrund ihres Alters erwarten würde.

Älterwerden hängt also unverkennbar mit dem Abbau der gesamten Funktionalität des Körpers zusammen. Das bedeutet zwangsläufig, dass das Alter beschwerlich wird. Wie beschwerlich, hängt sehr davon ab, wie aktiv man selbst eingreift, den Alterungsprozess zu verzögern. Der englische Begriff „healthy aging“ gibt eine falsche Vorstellung vom Älterwerden, denn gesund alt zu werden ist in den meisten Fällen eine unrealistische Vorstellung.

Gerade wegen der großen Unterschiede des Gesundheitszustandes im höheren Alter (zwischen 65 und 100 Jahren) und der damit verbundenen Selbstständigkeit bei den Aktivitäten des täglichen Lebens wird vermehrt gefordert, Menschen nicht mehr nach dem kalendarischen Alter einzustufen, sondern nach dem „Fitness-frailty Continuum“. Hier befinden sich Ältere irgendwo zwischen den Extremen „fitness“ und „frailty“ (Gebrechlichkeit, Schwäche, Fragilität). Das kalendarische Alter wird dann lediglich als ein Indikator von vielen für den individuellen Gesundheitszustand älterer Menschen herangezogen (Braun et al. 2014).

So umfasst motorische Entwicklung die gesamte Lebenszeit und ist nicht an das Kindesalter gebunden. Sie berücksichtigt nicht nur den Anstieg der einzelnen Merkmalsausprägungen in den ersten etwa 30 Jahren des Lebens, sondern auch deren danach einsetzenden allmählichen Abstieg.

Zusammenfassung

Kurzfassung der motorischen Entwicklung im Erwachsenenalter

- Zunehmende Zweckmäßigkeit der Motorik
- Automatisierung
- Allmähliche Abnahme der Leistungsfähigkeit
- Schnellerer Verlust komplexerer motorischer Fertigkeiten bei Inaktivität
- Verlust von Muskelkraft und Belastbarkeit der Gelenke
- Nachlassen der körperlichen Fitness
- Verlangsamung der Motorik
- Funktionsverlust (Arthrose)
- Zunehmende Sturzgefahr
- Nachlassen der Elastizität der Gefäße
- Geringe Ausdauer

Literatur

Ahnert J (2005) Motorische Entwicklung vom Vorschul- bis ins frühe Erwachsenenalter – Einflussfaktoren und Prognostizierbarkeit. Dissertation, Julius-Maximilians-Universität Würzburg

Albrecht CA (2015) Entwicklung und Einflussfaktoren der Entwicklung der motorischen Leistungsfähigkeit im Kindes- und Jugendalter – Befunde der MoMo-Längsschnittstudie. Dissertation, Pädagogische Hochschule Karlsruhe

Allmer H (1983) Entwicklungspsychologische Grundlagen des Sports. bps, Köln

Baur J (1989) Körper- und Bewegungskarrieren. Dialektische Analysen zur Entwicklung von Körper und Bewegungen im Kindes- und Jugendalter. Hofmann, Schorndorf

Baur J (1994) Motorische Entwicklung: Konzeptionen und Trends. In: Baur J, Bös K, Singer R (Hrsg) Handbuch Motorische Entwicklung, 2. Aufl. Hofmann, Schorndorf

Baur J, Bös K, Conzelmann A, Singer R (Hrsg) (2009) Handbuch Motorische Entwicklung, 2. Aufl. Hofmann, Schorndorf

Beck J, Bös K (1995) Normwerte motorischer Leistungsfähigkeit. Berichte und Materialien des Bundesinstituts für Sportwissenschaft, 5. Verlag Sport und Buch Strauß, Köln

Berk L (2005) Entwicklungspsychologie, 3. Aufl. Pearson, München

Binkofski F, Dafotakis M, Werner CJ, Maaß S, Danek A (2017) Welche Ursache haben unwillkürliche Spiegelbewegungen? InFo Neurologie Psychiatrie 19(6)

Birbaumer N, Schmidt RF (2010) Biologische Psychologie. Springer, Berlin/Heidelberg, S 266–267

Bonjour JF, Theintz G, Buchs B, Slosman D, Rizolli R (1991) Critical years and stages of puberty for spinal and femoral bone mass accumulation during adolescence. J Clin Endocrinol Soc 73:555–563

Borms J, Hebbelinck M, Duguet W (1974) On the variability of some physical fitness parameters in boys 6–13 years of age. J Sports Med Phys Fitness 14:263–265

Botden ET, Kemper HC (1996) Invloed van lichamelijke activiteit op osteoporose. Geneeskunde en sport 29(4):1996

Bouckaert J, Van Uytvanck P, Vrijens J (1974) Anthropometrical data, muscle-strength, physical and selected motor ability factors of 11 year old boys. Acta Paediatr Belg 28(suppl):60–67

Bower E, McLellan D, Arney J, Campbell LM (1996) A randomized controlled trail of different intensities of physiotherapy and different goal-setting procedures in 44 children with cerebral palsy. Dev Med Child Neurol 38:226–237

Braun T, Thiel C, Grüneberg C (2014) Frailty – ein wichtiges Handlungsfeld für die Physiotherapie. Zeitschrift für Physiotherapeuten, Juli 2014, S. 17

Burini A (2008) Erheben von Normdaten der Körperhaltungsvariablen für den zukünftigen Vergleich mit Schwindelpatienten. Masterarbeit. ETH, Zürich

Carrillo Varela HJ (2005) Untersuchungen zur konditionellen und koordinativen Leistungsfähigkeit bei 17–18-jährigen Kindern und Jugendlichen im Distrikt Pamplona-Kolumbien. Dissertation, Technische Universität München. S 21

Clasen A (2017) Bluthochdruck (Hyperetonie, hoher Blutdruck) – eine Volkskrankheit. Omneda.de für meine Gesundheit, https://www.onmeda.de/krankheiten/bluthochdruck.html. Zugegriffen am 22.12.2017

Connolly KJ, Bishop DV (1992) The measurement of handedness: a cross-cultural comparison of samples from England and Papua New Guinea. Neuropsychologia 30(1):13–26

Danek A (1997) Spiegelbildliche Mitbewegungen: Phänomenologie und kortikale Mechanismen, Habilitationsschrift, Universität München

Darwin CR (1877) A biographical sketch of an infant. Mind 2((7) (July)):285–294

Dennis WW (1940) The effect of cradling practices upon the onset of walking in Hopi children. J Gen Psychol 56:77–86

Dennis WW (1960) Causes of retardation among institutional children: Iran. J Gen Psychol 96:47–59

Epstein D (2014) The sports gene: inside the Science of extraordinary athletic performance. S 65. USA: Current (Penguin Group)

Erickson KI, Raji CA, Lopez OL, Becker JT, Rosano C, Newman AB, Gach HM, Thompson PM, Ho AJ, Kuller LH (2010) Physical activity predicts gray matter volume in late adulthood – the Cardiovascular Health Study. Neurology 75(16):1415–1422. https://doi.org/10.1212/WNL.0b013e3181f88359. PMCID: PMC3039208, PMID: 20944075

Faurie C, Raymond M (2005) Handedness, homicide and negative frequency-dependent selection. Proc Biol Sci 272(1558):25–28. https://doi.org/10.1098/rspb.2004.2926

Faurie C, Schiefenhövelvel W, Le Bomin S, Billiard S, Raymond M (2004) Variation in the frequency of left-handedness in traditional societies. Curr Anthropol 46

Fischer R (2011) Kriterien zur Beobachtung von Instrumentalunterricht – Grundlagen aus Theorie und Praxis. Schott music GmbH & Co KG, Mainz

Gabler H, Röthig P (1980) Psychologische Grundfragen der Leibeserziehung und des Sports. In: Gruppe O (Hrsg) Einführung in die Theorie der Leibeserziehung und des Sports. Schorndorf, S 111–141

Gesell A (1971) The first five years of life. Oxford University Press, London

Gied JN, Blumenthal J, Jeffries NO, Rapoport J (1999) Brain development during childhood and adolescence: a longitudinal MRI Study. Nat Neurosci 2(10):861–863. https://doi.org/10.1038/13158. Source: PubMed

Grätze P (2016) Macht den Kindern Beine! Was täglicher Schulsport bewirkt. https://www.kardiologie.org/praevention%2D%2D-rehabilitation/40. Wissenschaftlicher Kongress der Deutschen Hochdruckliga, 1.–3. Dezember 2016, Berlin. Zugegriffen am 12.03.2017

Grosser M (1997) Motorische Entwicklung und Leistungsfähigkeit im Kindes- und Jugendalter. Blv, München

van Grunsven W, Njiokiktjien C (2017) Het schrijven: didactiek en behandeling van stoornissen – Meskers ontwikkelingsneuropsychologische concepten. SUYI publications, Amsterdam

Havighurst RJ (1948/1972) Developmental tasks and education. McKay, New York

Haywood KM, Getchell N (2005) Life span motor development, 5. Aufl. Human kinetics, Champaign

Heck H, Liesen H, Otto M, Hollmann W (1982) Das Verhalten spiroergometrischer Messgrößen im Ausbelastungsbereich bei ABC-Kaderuntersuchungen. Deutsche Zeitschrift für Sportmedizin 33(4):105–111, Lit

Herpertz-Dahlmann B, Resch F, Schulte-Markwort M, Warnke A, Minde K, Sartorius N (Hrsg) (2007) Entwicklungspsychiatrie: Biopsychologische Grundlagen und die Entwicklung psychischer Störungen. Schattauer

Hetzer H, Todt E, Seiffgekrenke I, Arbinger R (Hrsg) (1995) Angewandte Entwicklungspsychologie des Kindes- und Jugendalters. Quelle & Meyer, Heidelberg

Hillman CH, Erickson KI, Kramer AF (2008) Be smart, exercise your heart: exercise effects on brain and cognition. Nat Rev Neurosci 9(1):58–65

Holtschke S (2007) Prinzipien der Trainingssteuerung. Lutherstadt Wittenberg. Docplayer, http://docplayer.org/30005288-Prinzipien-der-trainingssteuerung-dr-sven-holtschke-lutherstadt-wittenberg.html/. Zugegriffen am 12 Januar 2016

Homburger A (1922) Über die Entwicklung der menschlichen Motorik und ihre Beziehungen zu den Bewegungsstörungen der Schizophrenen. Zeitschrift für die gesamte Neurologie und Psychiatrie, Berlin Band 78(4/5):562–570

Joch W, Schroeter M (1976) Zur Entwicklung der Motorik im Kindes- und Jugendalter am Beispiel der vertikalen Sprungkraft. Leibesübungen Leibeserziehung Graz 30(2):33–39, 4 Darst., Lit

Kenyon LK, Blackinton MT (2011) Applying motor-control theory to physical therapy practice: a case report. Physiother Can 63(3):345–354. https://doi.org/10.3138/ptc.2010-06. PMCID: PMC3157995; PMID: 22654241

Klemt U (1987) Die kardio-pulmonale Leistungsfaehigkeit im Kindes- und Jugendalter. Querschnittsuntersuchung an Koelner Schulkindern im Altern von 6 bis 18 Jahren. Deutsche Sporthochschule Köln, Köln, 127 S., Lit

Klemt U, Rost R (1984) Kardiopulmonale und metabolische submaximale und maximale Leistungsparameter bei Mädchen und Jungen zwischen 6 und 10 Jahren. Stellenwert der Sportmedizin in Medizin und Sportwissenschaft. Springer, Berlin, S 229–236, Lit

Kroll C (2018) Grundlagen Anatomie S01VMOLMED01, Eberhard Karl Universität Tübingen. https://www.studocu.com/de/course/eberhard-karls-universitaet-tuebingen/grundlagen-anatomie/2247303. Zugegriffen am 14.09.2019

Krombholz H (1988) Sportliche und kognitive Leistungen im Grundschulalter – Eine Längsschnittuntersuchung. Frankfurt am Main, (Krombholz 1988, N > 700, Alter: 6–9 Jahre). Staatsinstitut für Frühpädagogik (IFP), München

Krombholz H (1998) Theorien, Modelle und Befunde zur motorischen Entwicklung im Kindesalter. Sportonomics 4(2):55–76

Krombholz H (2005) Bewegungsförderung im Kindergarten – Ein Modellversuch. Hoffmann, Schorndorf

Largo R (2007) Entwicklung der Motorik: Zusammenhänge zwischen der Sprachentwicklung und der motorischen Entwicklung. SAL Bulletin 123 März 2007

Maaß S (2003) Spiegelbildliche Mitbewegungen bei Kindern und Jugendlichen mit infantiler Zerebralparese. Dissertation, Universität München

Marchant LF, McGrew WC, Eibl-Eibesfeldt I (1995) Is human handedness universal? Ethological analyses from three traditional cultures. Ethology 101:239–258

Martini FH, Nath JL, Bartholomew EF (2012) Anatomy & physiology, 9. Aufl. Edition Pearsons education, San Francisco

McGraw MB (1935a) Growth: a study of Jonny and Jimmy. Appleton-Century, New York

McGraw MB (1935b) Growth: a study of Johnny and Jimmy (Preface by F. Tilney; introduction by J. Dewey.). Appleton-Century, Oxford, UK. PsycINFO Database Record (c) 2016 APA, all rights reserved

Meinel K, Schnabel G (2007) Bewegungslehre – Sportmotorik: Abriss einer Theorie der sportlichen Motorik unter pädagogischem Aspekt. Meyer und Meyer, Aachen

Meißner T (2011) Deutscher Kongress für Orthopädie und Unfallchirurgie (DKOU). Berlin, publiziert am 13.11.2011. Portal German Medical Science, Köln

Mertens K (1999) Körperwahrnehmung und Körpergeschick, 5. Aufl. Modernes Lernen, Deutschland

Mesker P (2016) De Menselijke Hand. Suyu Publications, Amsterdam. (Print on demand)

Mester L (1962) Grundfragen der Leibeserziehung. Georg Westermann, Braunschweig

Möckelmann H (1952/1981) Leibeserziehung und jugendliche Entwicklung. Hofmann, Schorndorf

Oppelt PG, Dörr HG (Hrsg) (2014) Kinder- und Jugendgynäkölogie. Thieme, Stuttgart

Pieber K (2011) Altersassoziierte Veränderungen der Muskulatur. Manuelle Medizin 49:469–470. https://doi.org/10.1007/s00337-011-0876-1, Springer

Prechtl HF (1974) The behavioural states of the newborn infant (a review). Brain Res 76(2):185–212

Prokop L (1996) Die Verhütung vorzeitiger Alterserscheinungen. Springer, Wien

Prokop L, Bachl N (1984) Alterssportmedizin. Springer, Wien. https://doi.org/10.1007/978-3-7091-8776-0

Rohlfs BP (2010) Erfahrungen mit dem Bobath-Konzept – Grundlagen – Behandlung – Fallbeispiele, 3. Aufl. Thieme, Stuttgart

Schmidlin A (2007) Der Anfang der Geburt – Ein Wunder der Natur. Abschlussarbeit, Berner Fachhochschule Gesundheit Studiengang Hebamme HF

Schönau E, Fricke O (2006) Muskel und Knochen – eine funktionelle Einheit (Muscle and Bone: a Functional Unit) – Paradigmenwechsel bei Skelettuntersuchungen von Kindern und Jugendlichen. Dtsch Arztebl 103(50):A-3414/B-2970/C-2849

Shumway-Cook A, Woollacott MH (2007) Motor control: translating research into clinical practice, 3. Aufl. Lippincott Williams & Wilkins, Philadelphia

Siefer A, Ehrenstein WH, Arnold-Schulz-Gahmen BE, Sökeland J, Luttmann A (2003) Populationsstatistik und Assoziationsanalyse sensumotorischer Seitenbevorzugung und deren Relevanz für verschiedene berufliche Tätigkeitsfelder. Zbl 53:346–353

Singer RN (1980) Motor learning and human performance. McMillan, New York

Smith PJ, Blumenthal JA, Hoffman BM, Cooper H, Strauman TA, Welsh-Bohmer K, Browndyke JN, Sherwood A (2010) Aerobic exercise and neurocognitive performance: a meta-analytic review of randomized controlled trials. Psychosom Med 72(3):239–252. https://doi.org/10.1097/PSY.0b013e3181d14633. Epub 2010 Mar 11

von Soosten C (2004) Die „bessere" Hälfte? Pressereferat, IfADo – Institut für Arbeitsphysiologie an der Universität Dortmund. https://idw-online.de/en/news84498. Zugegriffen am 15.09.2019

Specker B, Thiex NW, Sudhagoni RG (2015) Does exercise influence pediatric bone? A systematic review.

Clin Orthop Relat Res 473(11):3658–3672. https://doi.org/10.1007/s11999-015-4467-7

Stangl W (2018) Stichwort: ‚*Reifung*'. Online Lexikon für Psychologie und Pädagogik. http://lexikon.stangl.eu/1842/reifung/. Zugegriffen am 16.07.2018

Strassburgh HM (2015) Frühe motorische Förderung – was hilft und warum? Neuropaediatrie 14:76–81, © Schmidt-Roemhild-Verlag, Luebeck, Germany: ISSN 1619-3873; NLM ID 101166293; OCoLc 53801270

Theintz G, Buchs B, Rizolli R, Slosman D, Clavien H, Sizonenko PC, Bonjour JPH (1992) Longitudinal monitoring of bone mass accumulation in healthy adolescents is an evidence for a marked reduction after 16 years of age at the levels of lumbar spine and femoral neck in female subjects. J Clin Endocrinol Metabol, 1992, 75, 1060-1066

Voelcker-Rehage C (2005) Motorische Vielseitigkeitsschulung ist wichtiger als massives Üben. Sportpädagogik 4/2005. Friedrich, Hannover

Wagner H (1950) Schulsport. Grundriss der Methodik. Schöningh, Paderborn

Wagner MO (2009) Motorische Leistungsfähigkeit von Kindern und Jugendlichen in Luxemburg – Eine repräsentative Querschnittstudie für die Altersgruppen 9, 14 und 18 Jahre. Dissertation, Universität Karlsruhe

Winter R, Hartmann C (2004) Die motorische Entwicklung (Ontogenese) des Menschen von der Geburt bis ins hohe Alter. In: Meinel K, Schnabel G (Hrsg) Bewegungslehre – Sportmotorik. Südwest, München, S 237–349

Winter R, Hartmann C (2007) Die motorische Entwicklung des Menschen von der Geburt bis ins hohe Alter (Überblick). In: Meinel K, Schnabel G (Hrsg) Bewegungslehre – Sportmotorik. Meyer & Meyer, Aachen, S 243–373

Wolanski NL (1979) Biologische und soziale Komponenten der motorischen Entwicklung. In: Willimczik K, Grosser M (Hrsg) Die motorische Entwicklung im Kindes- und Jugendalter. Hofmann, Schorndorf, S 324–341

Wollny R (2007) Bewegungswissenschaft: ein Lehrbuch in 12 Lektionen. Meyer & Meyer, Aachen

Zahl T, Steinsbekk S, Wichstrøm L (2017) Physical activity, sedentary behavior, and symptoms of major depression in middle childhood. Pediatrics 139(2):e20161711

Zech A, Venter R, de Villiers JE, Sehner S, Wegscheider K, Hollander K (2018) Motor skills of children and adolescents are influenced by growing up barefoot or shod. Front Pediatr. https://doi.org/10.3389/fped.2018.00115

Motorische Steuerung

2

Inhaltsverzeichnis

Spektakulär raffiniert

Motorik ist planmäßig organisiert und basiert auf dem Nervensystem als Leitschema für sensorische und motorische Reize. Denn ohne ein funktionstüchtiges Nervensystem bewegt sich der Körper nicht! Aufgrund sensorischer Anlässe im „Geist" des Menschen ist das zentrale Nervensystem in der Lage, spontane und zielgerichtete Motorik zu erzeugen.

Infolge der neuesten Einsichten ist das, was heute als Seele oder Geist betrachtet wird, Ergebnis nervlicher Aktivitäten auf molekularem, zellularem und anatomischem Niveau. Seele und Leib sind nicht voneinander zu trennen, genauso wie Tänzer und Tanz untrennbar sind. So hat jeder Mensch ein individuelles Gangbild, einen motorisch eigenen Stil. Auch ist Haltung unverbrüchlich mit Persönlichkeit verbunden. Und in der Konsequenz auch der Geist mit der Motorik.

Unser normales gesundes Gehirn ist ein komplexes und ingeniös gestaltetes Organ, das uns befähigt, einerseits die Wunder der Musik, Wissenschaft, Kunst, Technik, Politik und Wirtschaft schöpferisch hervorzubringen und zu genießen, andererseits spektakuläre motorische Leistungen zu erbringen. Es ist ein ungemein adaptives Organ: intellektuelle und körperliche Belastung fördern seine weitere Entfaltung, während geistige und/oder körperliche Inaktivität es verkümmern lässt. Jeder gesunde Mensch verfügt über ein solches Organ und kann selber jederzeit, in jedem Alter bis zu einem bestimmten Maß entscheiden, wie sich das Gehirn weiterentwickelt.

Motorische Kontrolle basiert auf verschiedenen Mechanismen.

2.1 Verschiedene Mechanismen motorischer Kontrolle

- **Feedforward-Kontrolle**: Eine mentale Vorstellung einer bewusst gewollten Bewegung entsteht zunächst im Gehirn, der Bestimmungsort der Bewegung wird fixiert. Erst daraufhin erfolgen Pro-

P. Geraedts, *Motorische Entwicklung und Steuerung*, https://doi.org/10.1007/978-3-662-58296-1_2

grammierung und Ausführung der Bewegung. Beim Fangen eines Balles müssen die Flugbahn und Geschwindigkeit des Balles zunächst visuell wahrgenommen und interpretiert werden. Aufgrund dieser Information werden nun die Hände in die Flugbahn des Balles gebracht und fangen ihn ab. Diese zielgerechte und genaue motorische Handlung ist nur möglich, wenn die sensorische Information aus den Propriozeptoren in Muskeln, Sehnen und Gelenken und aus dem Vestibularorgan sowie die visuelle Information andauernd an die motorische Reaktion gekoppelt wird. Es findet insbesondere aufgrund der visuellen und vestibulatorischen Kontrolle eine Voreinstellung der motorischen Neuronen zur Erleichterung der nachfolgenden Muskelaktivität statt.

Soll der Ball nun in eine andere Richtung wieder weggeworfen werden, so läuft dies nach derselben mentalen Vorgabe ab. Bei geübteren Sportlern, insbesondere bei Teilnehmern einer Mannschaftsportart wie Basketball, Fußball, Volleyball oder Baseball kann man beobachten, dass beide Aufgaben zu einer einzigen verschmelzen. Der Körper wird schon vor dem Fangen des Balles in die Richtung des folgenden beabsichtigten Wurfes ausgerichtet. Der Spieler nimmt beim Fangen den nächsten Schritt vorweg, weil er infolge vorheriger Erfahrung weiß, wohin der Ball geworfen werden soll (Birklbauer 2006).

Eine besondere Form der Feedforward-Kontrolle ist das Konzept einer Efferenzkopie, die zu einer Verfeinerung der motorischen Steuerung führt. Die über die sensorischen Feedforward-Informationen erworbene Voreinstellung der sensorischen Areale des Frontallappens im Großhirn wird verglichen mit den durch die motorische Handlung erzeugten Feedback-Signalen. Somit kann im Voraus die motorische Aktion verfeinert und zielgerichteter nachjustiert werden.

▶ Feedforward ist die ständige beabsichtigte Verlaufsplanung und Verlaufssteuerung, die vor (und während) der Ausführung einer Bewegung/Handlung abläuft. Das System ist darauf vorbereitet, die laufende Bewegung bewusst zu verändern (Gampp Lehmann 2011).

- **Feedback-Kontrolle** beginnt, nachdem die motorische Aktivität beendet wurde. Sie kontrolliert das Ergebnis und überprüft, ob die motorische Aufgabe erreicht worden ist. Das Ergebnis wird im Gehirn abgespeichert und beim nächsten Versuch wird das berücksichtigt. Die motorische Aktivität wird korrigiert.

  „Feedback is a central feature of life. The process of feedback governs how we grow, respond to stress and challenge, and regulate factors such as body temperature, blood pressure and cholesterol level. The mechanisms operate at every level, from the interaction of proteins in cells to the interaction of organisms in complex ecologies“ (Hoagland und Dodson 1998).

  Feedback und Feedforward sind wichtige Mechanismen des **motorischen Lernens**: der Erwerb, Erhalt oder die Veränderung von Bewegungen, auch als Teil einer größeren motorischen Aktivität oder Handlung.

  Die **sensorische Steuerung** der Motorik: Sensorik und Motorik formen gemeinsam den sensomotorischen Regelkreis. Akustische, optische, taktile und propriozeptive Reize werden beispielsweise durch das Gleichgewichtssystem verarbeitet und analysiert und lösen eine korrigierende motorische Reaktion zum Erhalt des sowohl statischen als auch dynamischen Gleichgewichts aus, entscheidend für eine glatt verlaufende Bewegung (Mansion 1998).
- Die **posturale motorische Kontrolle** (Gleichgewichtsregulation) hat eine überragende Bedeutung, indem sie die statische Körperhaltung sichert und zur gleichen Zeit sichere lokomotorische Aktivität ermöglicht. Posturale Kontrolle sichert die aufrechte Körperhaltung entgegen der Schwerkraft.
- **Die phasische motorische Kontrolle** ermöglicht die Zielmotorik. So können Bewegungen geplant, koordiniert, korrigiert und richtig ausgeführt werden (Karch et al. 1989).
- Die **führende Gelenkhypothese** („leading joint hypothesis“, LJH) basiert auf der Annahme, dass das zentrale Nervensystem die biomechanischen Verhältnisse der Glieder für Bewegungssteuerung nutzt. Die wichtigste biomechanische Eigenschaft der Glieder besteht darin, mehrere Gelenke miteinander zu verbinden.

Diese multigelenkige Struktur mit sich gegenseitig beeinflussenden Drehmomenten (Interaction Torque, INT) führt zu bewegungsabhängigen mechanischen Interaktionen zwischen den einzelnen Gelenken und damit zu einer komplexen motorischen Steuerung, die alle Gelenke in Abhängigkeit voneinander richtig bewegen lässt. Schon die geringste Beschleunigung erschwert die motorische Steuerung erheblich. Die Hypothese des führenden Gelenks betrachtet die INT als äußerst zweckvoll für die Arm- oder Beinbewegung und vertritt die Idee, dass die einzelnen Gelenke gemäß ihrer biomechanischen Unterordnung in der gelenkigen Gliederung unterschiedliche Rollen bei einer Bewegung spielen. Ein führendes Gelenk schafft die Basis für die Bewegung des ganzen Gliedes. Die gegenseitigen Drehmomente (INT) der untergeordneten Gelenke lösen bei Aktivierung des führenden Gelenks eine effektive Bewegung des untergeordneten aus. Die Muskeln der untergeordneten Gelenke kontrollieren die Drehmomente dieser Gelenke, wodurch eine spezifische Bewegung des Gliedes genau abgestimmt auf die motorische Aufgabe entsteht.

Als führende Gelenke kommen wegen des größeren Muskelvolumens und der größeren Trägheit die proximalen Gelenke in Betracht. Sie haben wesentlich mehr Einfluss auf die Bewegung der distalen Gelenke als umgekehrt die distalen auf die proximalen Gelenke.

Aber die Art der motorischen Aufgabe (beispielsweise Feinmotorik) kann auch ein distales Gelenk führend machen: wenn nämlich die ROM (Bewegungsumfang) gering ist und daher weniger Kraft gebraucht wird.

In beiden Fällen löst Bewegung in einem Gelenk motorische Aktivität in den anderen Gelenken aus. So entsteht eine dynamische Basis für die Bewegung des ganzen Gliedes, wobei die Drehmomente sofort auf die anderen Gelenke übertragen werden

- **Reziproke Motorik** basiert auf einer gegensinnigen Innervation von Muskeln. Die Innervation eines Antagonisten, und damit die Muskelkraft dieses Antagonisten, lässt in dem Maße nach, in dem die des Agonisten zunimmt. Um beispielsweise das Strecken eines Armes zu ermöglichen, muss die entgegengesetzte Bewegung, nämlich das Beugen dieses Armes, gehemmt werden. So stellt sich zu jeder Zeit durch präzise Hemmung und Erregung ein muskuläres Gleichgewicht ein.

  Feldman und seine Mitarbeiter bezeichneten diese Sichtweise über das funktionelle Zusammenspiel mehrerer Muskeln als das „mass-spring-modell“ (Masse-Feder-Modell). Demgemäß steuert die ständige Änderung der Gleichgewichtsposition Körperhaltungen und Bewegungen. Feldman definierte diese Gleichgewichtsposition auf Strukturebene des Muskelgewebes und der Gelenke als diejenige Muskellänge oder Winkelstellung des Gelenks, an der sich innere und äußere Kräfte gegenseitig aufheben. Anders gesagt: Wenn sich die entgegengesetzten inneren Kräfte der Agonisten und Antagonisten aufheben, wird eine stabile Gleichgewichtsposition erreicht. Die Verlängerung eines Muskels durch Spannungsverminderung führt wegen der stärkeren Kontraktion automatisch zur Verkürzung des Antagonisten. So wird in der gegensinnigen Aktivität der Muskelpaare das Gleichgewicht erzielt. Die Muskelspannungen des Agonisten und Antagonisten werden durch Hemmungsmechanismen ständig aufeinander abgestimmt. So ergeben sich in jedem Gelenk viele Möglichkeiten von Gleichgewichtspositionen und in mehreren Gelenken etliche Kombinationsmöglichkeiten, welche dann die Alltags- oder reziproke Motorik bestimmen (Feldman 1966a, b)

  Der Neurowissenschaftler J. Dudel spricht in diesem Zusammenhang von Koaktivierung der Agonisten und Antagonisten oder muskulärer Stabilität (Dudel et al. 2000).

- **Synergetische Motorik** ist ein von Horak und Nashner erstelltes anderes Modell für die intermuskuläre Zusammenarbeit, bei der verschiedene Muskelgruppen über mehrere Gelenke zusammenarbeiten, indem sie sich gegenseitig verstärken und so funktionelle Motorik ermöglichen (Horak und Nashner 1986).

  Dieses Arrangement der Muskeln findet meist in erster Linie auf Reflexebene im Rückenmark und Hirnstamm statt. Das Großhirn kontrolliert dann das Gesamtergebnis der Bewegung. Bei der rein automatischen, reflexartigen Motorik ist die Bewegung förmlich vorprogrammiert und die Ausführung als Reaktion auf einen (Schmerz-)Reiz erfolgt sofort und ohne Überlegung (Naish und Syndercombe Court 2015).

Horak und Nashner (1986) führten ein Experiment zur Gleichgewichtskontrolle durch. Hierbei wurde die Synergetik zwischen Fuß- und Hüftgelenk ersichtlich. So war bei größeren Standflächen eher die Fußmuskulatur aktiv, bei kleinen Standflächen (z. B. einem dünnen Querbalken) dominierte primär die Hüftmuskulatur die Gleichgewichtskontrolle.

Weiterhin übernahm die das Gleichgewicht störende Schnelligkeit eine Rolle. Bei langsamerer Störung versuchte der Proband überwiegend über die Fußmuskulatur das Gleichgewicht zu halten, während bei größerer Störgeschwindigkeit die Hüftmuskulatur die Gleichgewichtskontrolle ausübte. Änderung der Störungsgeschwindigkeit von schnell nach langsam führte zu längerer Dominanz der Hüftmuskulatur, bei Änderung von langsam nach schnell konnte sich die Fußmuskulatur durchsetzen.

Wie diese synergetische Muskelarbeit noch funktioniert, kann man schon bei Säuglingen beobachten. Für eine zielgenaue Greifbewegung ist eine gute Haltungskontrolle des Rumpfes unentbehrlich. Wenn ein Kind noch nicht gut sitzen kann, hat es auch keine gute Balance, es braucht die Arme, um das Gleichgewicht zu halten. Sobald es den Rumpf halten kann, werden die Arme sofort zum Greifen oder Langen eingesetzt. Ist das Kind noch nicht in der Lage, den Oberkörper ausreichend aufzurichten, kann manuelle Unterstützung das Greifen ermöglichen.

2.2 Interaktion verschiedener Kontrollmechanismen der Motorik

Bei funktionellen motorischen Aktivitäten greifen diese Modelle der Koaktivierung und Synergetik in der Praxis sehr eng ineinander (Dudel et al. 2000). Beim Erlernen motorischer Fertigkeiten sind diese Steuerungssysteme auch gut zu erkennen. Denn wer erinnert sich nicht an die ersten Schritte auf Roll- oder Schlittschuhen, dem Skateboard oder den Skiern? Zunächst werden alle Beinmuskeln angespannt, um das Gleichgewicht zu halten; sogar die Rumpfmuskulatur und die Arme werden dazu eingesetzt. Die Verlagerung des Gleichgewichts auf ein Bein ist vorerst nicht möglich. Mit zunehmender Erfahrung gelingt die motorische Fertigkeit jedoch immer besser, die Koaktivierung der Agonisten und Antagonisten wird geringer, der Bewegungsablauf immer runder und flüssiger.

Das Phänomen der Koaktivierung und der Synergetik kann möglicherweise auch erklären, warum jüngere Menschen geschmeidiger laufen als ältere: Bei älteren Menschen findet nämlich das aufeinander abgestimmte Anspannen der Agonisten und Antagonisten mit Verzögerung statt. Die Standphase dauert länger, die Beugung im Knie während der Schwungphase nimmt wegen der verlangsamten Anspannung der Kniebeuger allmählich ab. Hierdurch erscheint die Motorik steifer, hölzerner.

Komplexere Motorik zu kontrollieren ist nur möglich, wenn all diese Mechanismen eng zusammenspielen. Posturale Steuerung beschränkt sich ausschließlich auf statische motorische Aktivitäten wie Sitzen oder Stehen. Jede dynamische Bewegung kann nur optimal ausgeführt werden, wenn diese durch posturale Aktivität stabilisiert wird. Die Koordination zwischen statischer und dynamischer Motorik stellt einen komplexen interaktiven Handlungsprozess dar gerade wegen der ständigen Nachjustierung des Gleichgewichts bei dynamischer Motorik. Auch müssen koordinative Regulierungsprozesse der dynamischen Zielmotorik wie Feedback, Feedforward und Synergie antizipatorisch eingeleitet werden (Massion et al. 2004).

Lalonde, Strazielle, Moss, Milton u. a. vermuteten, dass vor allem die antizipatorische Gleichgewichtskontrolle durch Training beeinflusst werden kann (Lalonde und Strazielle 2007; Moss und Milton 2003). Bewegungserfahrung ruft Lernprozesse hervor, welche im lernfähigen Gehirn festgelegt werden.

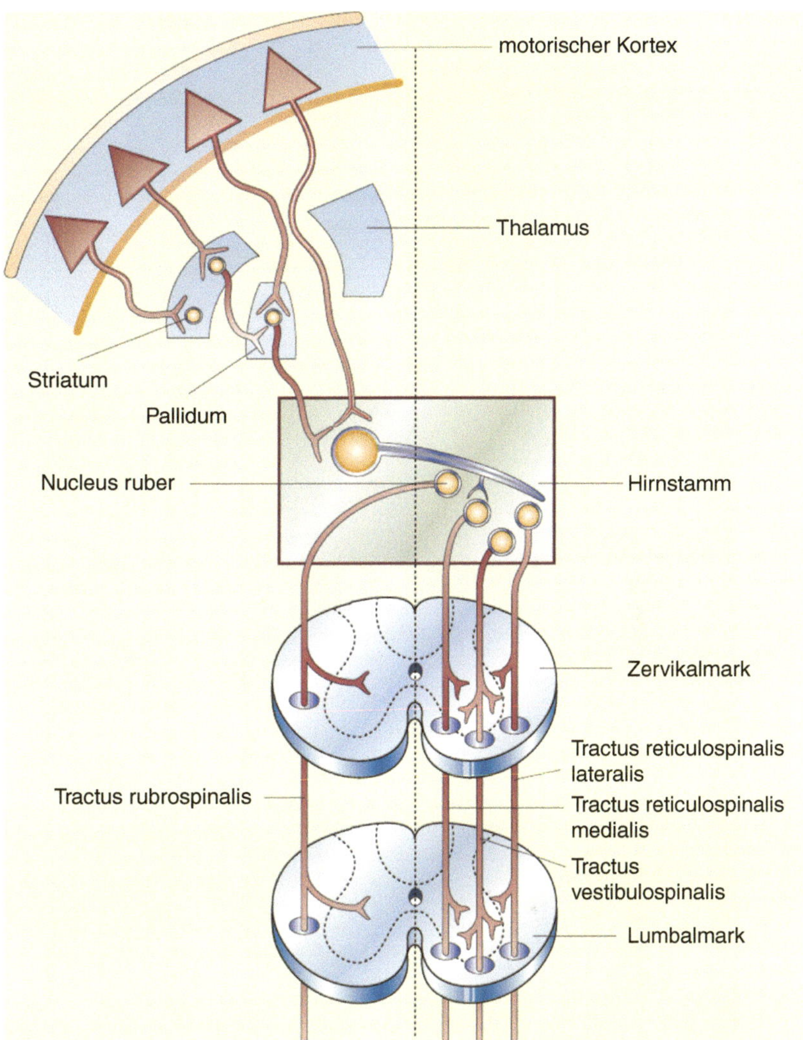

Abb. 2.1 Extrapyramidales System: Schema der Bahnen der Willkürmotorik

Eine strikte Trennung der Steuerung der posturalen (Stütz-) Motorik durch das extrapyramidale System (unbewusste Steuerung) (Abb. 2.1) und der Steuerung der Zielmotorik durch das pyramidale System (bewusste Steuerung, Abb. 2.2) gilt wegen der engen Verflechtung bei komplexerer Motorik als überholt. Denn beide Steuerungssysteme bedienen sich derselben sensorischen Einflüsse und Bausteine des zentralen Nervensystems (Brooks und Stoney 1971).

Dennoch zeigen Untersuchungen, dass spezifische Trainingsreize auch ganz spezifische Reaktionen im pyramidalen oder extrapyramidalen System nach sich ziehen (Schubert et al. 2008).

2.3 Zusammenhang zwischen unwillkürlicher und bewusst gesteuerter Motorik

Verschiedene Pioniere auf dem Gebiet der Neurophysiologie beschäftigten sich im 19. Jahrhundert schon mit dem Zusammenhang zwischen der eindeutigen unwillkürlichen und der offenkundig willensabhängigen motorischen Steuerung:

- Der berühmte englische Neurologe Marschall Hall (1790–1857), einer der großen Pioniere auf diesem Gebiet in England, beschäftigte sich im 19. Jahrhundert schon mit dem Zu-

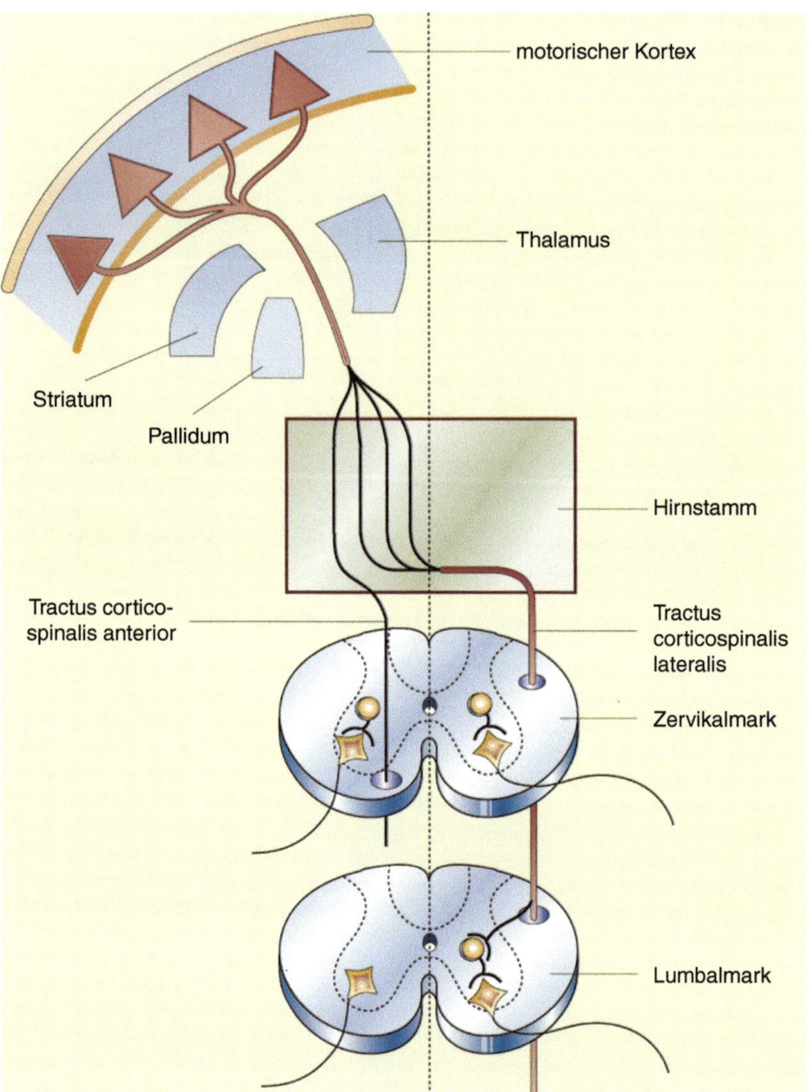

Abb. 2.2 Pyramidales System: Schema der Bahnen der Unwillkürmotorik

sammenhang zwischen der eindeutigen unwillkürlichen und der offenkundig willensabhängigen motorischen Steuerung. So schrieb er: *„die Aufgaben des Gehirnsystems (d. h. des Gehirns) sind Empfindung, Wahrnehmung, Urteil, Willensbekundung und willkürliche Bewegung. Das Cerebrum selbst kann als Organ des Geistes angesehen werden. Es ist der Sitz der Psyche, gewissermaßen ihr Thron. Alle seine Funktionen sind streng psychischer Natur. Sie setzen Bewusstsein voraus. Empfindung ohne Bewusstsein wird als Widerspruch in sich empfunden. Wie sehr unterscheiden sich von den oben aufgezählten die dem eigentlichen Rückenmarksnervensystem zugehörigen Funktionen! In ihnen ist keine Empfindung, kein Bewusstsein, überhaupt nichts Psychisches“* (Miller 1998).

- Der englische Physiologe Thomas Laycock dagegen meinte, ein Großteil des Gehirns diene, genauso wie das Rückenmark, der motorischen Reflexaktivität. Laycock postulierte bezüglich der Reflexaktivität des Gehirns, der Reflex sei eine intelligente, aber unbewusste Reaktion auf sensorische Reize.

- Der englische Physiologe Benjamin Carpenter meinte ebenfalls, ein Großteil des Gehirns diene, genauso wie das Rückenmark, der motorischen Reflexaktivität. In seinen Augen stellte diese Reflexaktivität eine hochinteressante Funktion des Gehirns dar. Er zeigte, wie viel unwillkürliche Koordination erforderlich ist, um einen bewussten Akt, eine willkürliche Bewegung auszuführen. 1876 formulierte er dies folgendermaßen: Selbst bei den ganz und gar willentlichen Bewegungen bewirkt der Wille das Ergebnis nicht unmittelbar, sondern bedient sozusagen den unwillkürlichen Apparat, mit dem das erforderliche Zusammenwirken von Nerven und Muskeln „in Gang gesetzt wird". Für jeden dieser Akte ist die Koordinierung zahlreicher Muskelbewegungen erforderlich. Ihre Kombinationen sind derart komplex, dass der berufsmäßige Anatom nicht imstande wäre, die genaue Lage jedes einzelnen an der Erzeugung eines bestimmten Musiktons oder der Aussprache einer Silbe beteiligten Muskels anzugeben. Wir stellen uns den Ton oder die Silbe, die wir hervorzubringen wünschen, lediglich vor und befehlen unserem unwillkürlichen Ich: Tu dies, und der gut geübte Automat gehorcht. Wir versetzen nicht diesen oder jenen Muskel in Aktion, sondern erzielen vielmehr ein vorausgedachtes Erlebnis.
- Der große englische Neurologe John Huglings Jackson machte diese Überlegung, die von Carpenter beschrieben wurde, in einer etwas anderen Form berühmt. Sie besagt, dass die Großhirnrinde Bewegungen und nicht etwa Muskeln abbildet, das heißt, wir machen uns eine bestimmte Vorstellung und setzen daraufhin das unwillkürliche Ich in Gang (Miller 1998).

▶ Das Gehirn steuert Bewegungen, keine Muskeln.

Literatur

Birklbauer J (2006) Modelle der Motorik – eine vergleichende Analyse moderner Kontroll-, Steuerungs- und Lernkonzepte; Band 5 aus der Reihe Spektrum Bewegungswissenschaft. Meyer & Meyer, Aachen

Brooks VB, Stoney SD (1971) Motor mechanisms: the role of the pyramidal system in motor control. Annu Rev Physiol 33:337–388

Dudel J, Menzel R, Schmidt RF (2000) Neurowissenschaft – vom Molekül zur Kognition, 2. Aufl. Springer, Berlin/Heidelberg, S 42

Feldman GA (1966a) Functional tuning of the nervous system with control of movements or maintenance of a steady posture. II. Controllable parameters of the muscle. Biophysics 11:565–578

Feldman GA (1966b) Functional tuning of the nervous system with control of movements or maintenance of a steady posture. III. Mechanographic analysis of execution by man of the simplest motot task. Biophysics 11:667–675

Gampp Lehmann K (2011) Motorische Kontrolle und motorisches Lernen in der F.O.T.T. In: Nusser-Müller-Busch R (Hrsg) Die Therapie des FAcio-Oralen Trakts F.O.T.T. nach Kay Coombes. Springer, Berlin/Heidelberg

Hoagland M, Dodson B (1998) The way life works: The science Lover's illustrated guide to how life grows, develops, reproduces, and gets along. Three Rivers Press, New York

Horak FB, Nashner LM (1986) Central programming of postural movements: adaptation to altered support-surface configurations. J Neurophysiol 55(6):1369–1381

Karch D, Michaelis R, Rennen-Allhoff B, Schlack HG (1989) Normale und gestörte Entwicklung – kritische Aspekte zu Diagnostik und Therapie. Springer, Berlin

Lalonde R, Strazielle C (2007) Brain regions and genes affecting postural control. Prog Neurobiol 81:45–60

Mansion J (1998) Postural control systems in developmental perspective. Neurosci Biobehav Rev 22:465–472

Massion M, Alexandrov A, Frolov A (2004) Why and how are posture and movement coordinated? Prog Brain Res 143:13–27

Miller J (1998) In: Sachs O, Gould SJ, Miller J, Kevles DJ, Lewontin RC (Hrsg) Verborgene Geschichten der Wissenschaft, Knaur, Hrsg. Von Robert B. Silvers. Knaur Verlag, München

Moss F, Milton JG (2003) Medical technology: Balancing the unbalanced. Nature 425:911–912

Naish J, Syndercombe Court D (2015) Medical Sciences, 2. Aufl. Saunders Elsevier, S 344, 369–372

Schubert M, Beck S, Taube W, Faist M, Gruber M (2008) Balance training and ballistic strength training are associated with task-specific corticospinal adaptations. Eur J Neurosci 27:2007–2018

Zentralneurologische Steuerung der Motorik

3

Inhaltsverzeichnis

P. Geraedts, *Motorische Entwicklung und Steuerung*, https://doi.org/10.1007/978-3-662-58296-1_3

Die motorische Entwicklung des Menschen verläuft parallel zur Entwicklung des Gehirns. So wie das zentrale Nervensystem sich zeitlich vom Rückenmark und Hirnstamm über das Kleinhirn und die basalen Ganglien zur Gehirnrinde entwickelt, entfaltet sich die motorische Steuerung hierarchisch überwiegend von der Reflexmotorik auf Rückenmarksebene, über weitgehend automatisierte, auf Hirnstammebene gesteuerte Motorik, hin zu bewusst gelenkter Motorik auf kortikaler Ebene. Die automatische Motorik bildet hierbei immer die Basis für die Gesamtmotorik, wenn auch nicht immer sichtbar.

Einen großen Anteil an unseren Bewegungsabläufen hat die „halbautomatische" Motorik. Müsste man sich bewusst auf jede motorische Handlung konzentrieren, käme unser alltägliches Leben zum Stillstand. Denn die neuronalen Verbindungen in der Hirnrinde reichen bei Weitem nicht aus, eine jegliche Bewegung intentional zu kontrollieren: unser Kopf müsste dann zumindest doppelt so groß sein.

Ist das zentrale Nervensystem vollständig entwickelt, kann man es aus funktioneller Sicht grob in drei verschiedene Systeme aufteilen:

- An vorderster Stelle ist das Rückenmark zu nennen, das sich zeitlich zuerst herausbildet und größtenteils verantwortlich ist für die spinale, automatische Motorik.
- Als Zweites bilden sich der Hirnstamm und die basalen Ganglien, direkt unter der Hirnrinde gelegen. Von hier aus werden die komplexere, automatische vitale Motorik und die erlernte, bereits automatisierte (extrapyramidale) Motorik gesteuert.
- Als Drittes wäre da das sich noch später entwickelnde Großhirn, überwiegend zuständig für die bewusst gesteuerte Willkürmotorik.

Die motorischen Steuerungssysteme greifen komplex ineinander und beeinflussen sich gegenseitig. So können Rückenmarkreflexe und die weitgehend automatisierte Motorik auf Hirnstammebene die Willkürmotorik hemmen. Und umgekehrt kann die Willkürmotorik aus dem Großhirn einen hemmenden oder erregenden Einfluss auf die reflexartige und automatisierte Motorik aus Rückenmark, Hirnstamm und Basalganglien ausüben. Denn Fasern dieses bewussten motorischen Systems haben Verbindungen mit allen anderen Teilen des zentralen Nervensystems (Lanz und Wachsmuth 2004).

So konnten Neurowissenschaftler vom Leibniz-Institut für Primatenforschung durch Studien mit Rhesusaffen nachweisen, dass sich Nervenzellengruppen im Gehirn arealübergreifend organisieren. Bei Greifbewegungen der Hände findet beispielsweise intensive Kommunikation zwischen Nervenzellen der verschiedensten Hirnareale statt. Außerdem konnten die Forscher zeigen, dass das Netzwerk der unterschiedlichen Gruppen von einigen wenigen Nervenzellen gesteuert wird (Dann et al. 2016).

Demgemäß ist das Gehirn in der Lage, Motorik aktiv zu gestalten, ähnlich wie ein Architekt ein Haus entwirft. Äußeres motorisches Verhalten wird also nicht von einer einzigen Stelle im Gehirn gesteuert. Die verschiedenen Teile fügen dem motorischen reflexartigen Verhalten des Rückenmarks eine weitere Dimension zu, wobei das Großhirn die Kontrolle übernimmt: im richtigen Augenblick und am richtigen Ort.

Das Endziel *aller* motorischen Steuerungsprozesse sind die letzten motorischen Neuronen, deren Fasern in der (Skelett-)Muskulatur enden, wo sie ihre erregenden oder hemmenden Aufgaben erfüllen.

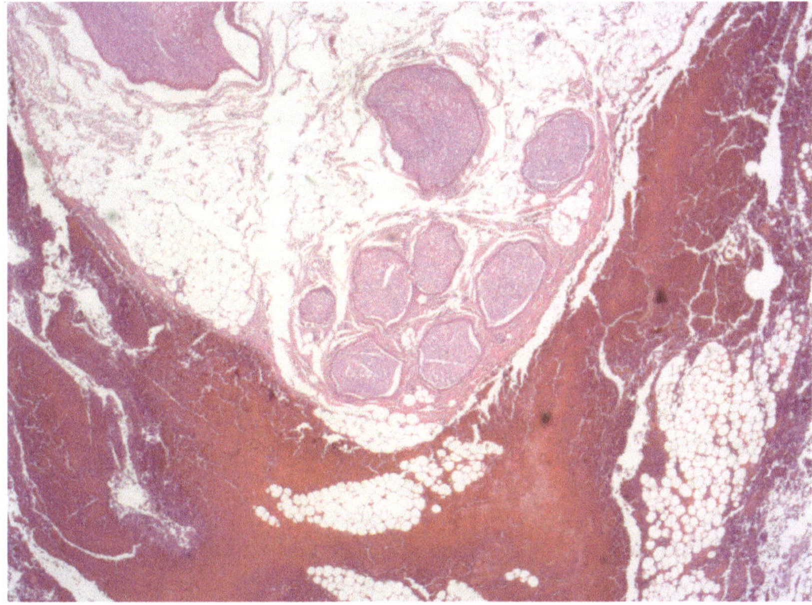

Abb. 3.1 Nerv, Querdurchschnitt, Vergrößerung: 2,5-fach

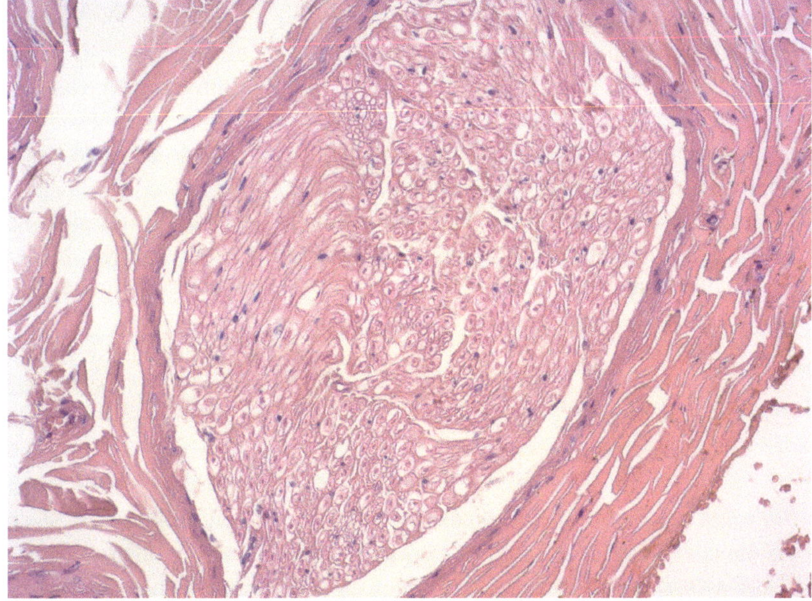

Abb. 3.2 Nervenfaserbündel, Querdurchschnitt, Vergrößerung: 20-fach

3.1 Der Nerv als Reizüberträger

▶ Motorische Aktivität ist das Resultat weiterleitender und verarbeitender Prozesse bei sensorischer Reizung.

Jede motorische Aktivität, welcher Art und Form auch immer, basiert auf der Weiterleitung von Information über Nervenfasern, sei es von einem sensorischen Organ zum Gehirn oder vom Gehirn zu den Muskeln (Abb. 3.1 und 3.2).

3.1.1 Hormonelles Informationssystem

Zur Informations- oder Reizübertragung verfügt der Mensch über zwei Informationssysteme:

Zum einen kann die Informationsübermittlung über körpereigene Hormone oder andere Botenstoffe, die über das Blut zu den Zellen gelangen, auf chemischem Wege stattfinden. Müssen diese Botenstoffe unter Umständen noch „zusammengestellt“ werden, ist dieses System langsamer als die Informationsübertragung auf elektrischer Basis. Dafür können aber *alle* Zellen erreicht werden. Sind die benötigten Botenstoffe vorhanden, ist die hormonelle Informationsübertragung auch blitzschnell und vor allem vielseitig und vollständig. In Ausnahmesituationen wie bei einem Kampf oder bei Flucht reagiert das Gehirn mit einer kaskadenartigen Ausschüttung von Botenstoffen, um den Körper sekundenschnell in Handlungsbereitschaft zu versetzen: Das Herz schlägt schneller und lässt somit auch das Blut schneller fließen, der Blutdruck schnellt nach oben, die Atemfrequenz beschleunigt sich und die Leber stellt vermehrt Blutzucker zur Verfügung, um die Muskeln und das Gehirn mit zusätzlicher Energie zu versorgen. Die Schweißdrüsen werden angeregt, damit der Körper nicht überhitzt wird (Shafy 2011).

Ein Botenstoff oder Neurotransmitter führt über eine chemische Synapse zu einer elektrischen Spannungsveränderung der Zellwände derjenigen Neuronen, die miteinander in Verbindung stehen. Diese Spannungsveränderung bewirkt somit die Weiterleitung elektrischer Signale. So aktiviert das hormonelle System das elektrische, um eine effektive Informationsübertragung zu gewährleisten.

3.1.2 Elektrisches Informationssystem

Zum anderen kann Information über das Nervensystem auf elektrischer Basis weitergegeben werden, was bedeutend schneller geht. Nur die Zellen werden erreicht, die mit dem Nervensystem verschaltet sind.

In spezifischen, kontraktilen Geweben wie dem Herzmuskel, den Wänden der Blutgefäße und der Gebärmutter können zwischen elektrisch aktiven Muskelzellen offene Querverbindungen, Gap-Junctions vorkommen, welche nur für K^+- oder Ca^{++}-Ionen durchlässig sind. Tight Junctions dagegen laufen kreisförmig um die gesamten Zellen und schließen den Raum zwischen den Zellen ab. Der Ionentransport löst elektrische Ströme aus. Auf diese Weise können sich Muskelzellen gegenseitig aktivieren und die unabhängige Funktion dieser Gewebe (Herzmuskel!) sichern (Naish und Syndercombe Court 2015).

- Für die Informations- oder Reizübertragung verfügt der Mensch über ein schnelles elektrisches und ein trägeres hormonelles System.

Über die zentrale Schaltstelle im Gehirn, den (Hypo-)Thalamus, werden das chemische und das elektrische System aufeinander abgestimmt. Die Wahrnehmung der sensorischen Information aus der Peripherie des Körpers (u. a. aus Haut, Ohren, Augen, den inneren Organen) und die Aktivität der Blutgefäße und der Muskulatur werden hauptsächlich über Nervenbahnen reguliert. Obwohl alle Zellen des menschlichen Körpers über elektrisch geladene Zellwände verfügen, können nur Sinneszellen Reize aufnehmen, Neuronen und Muskelfaserzellen leiten die Reize in Form von elektrischen Signalen weiter, sogar über große Entfernungen. Das heißt, dass auch nur durch das Gehirn oder das Rückenmark die Muskelfasern neurologisch zur Kontraktion angeregt werden.

- Nur Sinneszellen können Reize aufnehmen, Nervenfasern dienen lediglich ausschließlich der Weiterleitung der Reize.

- Saltatorische Erregungsleitung führt zu einer erheblichen Beschleunigung der Weiterleitung von Information.

Damit die elektrische Weiterleitung der Impulse optimal gesichert ist, sind die Nervenfasern von unterstützenden Gliazellen, den sogenannten Schwann-Zellen ummantelt, die aus einer Isolierschicht, dem aus Proteinen aufgebauten Myelin bestehen. Einschnürungen in dieser Schutzschicht, die Ranvier'schen Schnürringe, sind verantwortlich für die Weiterleitung der Aktionspotenziale oder Nervenimpulse entlang der Nervenzelle, weil das elektrische Signal von Schnürring zu Schnürring springt: die sogenannte saltatorische Erregungsleitung. Je weiter die einzelnen Schnürringe voneinander entfernt sind, desto größer ist auch die Leitungsgeschwindigkeit. Der Myelinmantel der markhaltigen Nervenfasern (Abb. 3.3) mit seinen

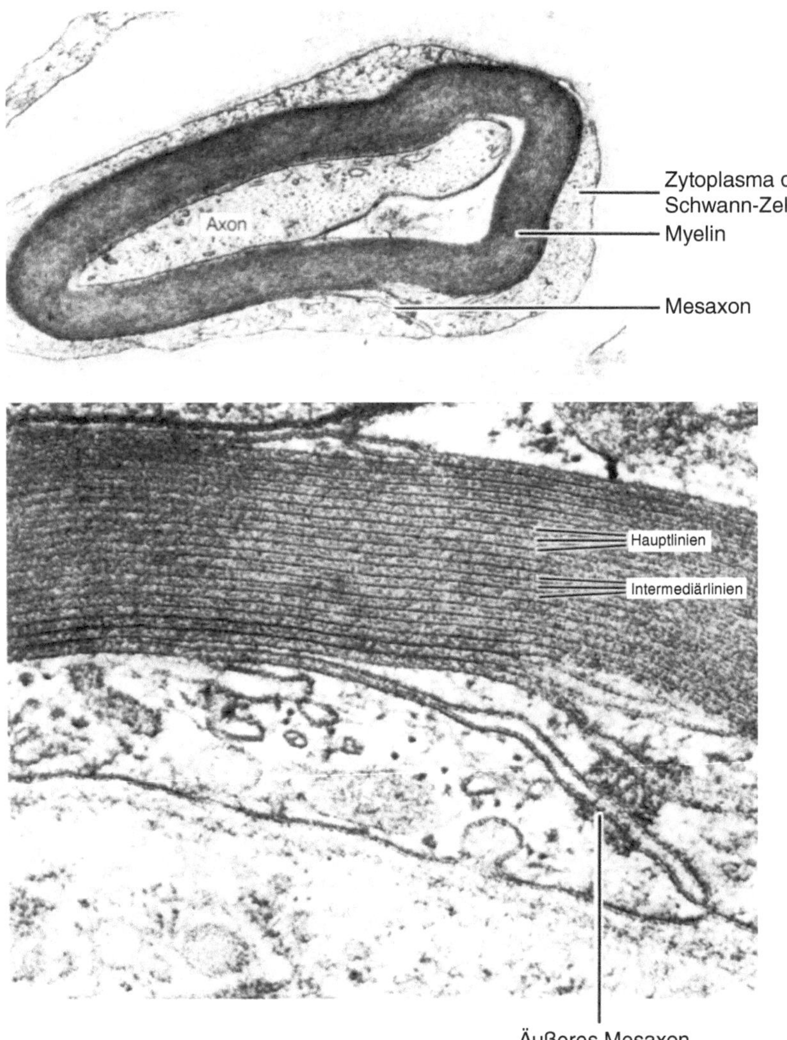

Abb. 3.3 Elektronenmikroskopische Aufnahmen markhaltiger Nervenfasern. Oben: Vergr. 20.000-fach. Unten: Vergr. 80.000-fach

Schnürringen macht so eine immense Leitungsgeschwindigkeit möglich, die in Gefahrensituationen notwendig ist, um z. B. schnellstmöglich mit Flucht oder Kampf oder auf Schmerz zu reagieren. Auch bei schnellen motorischen Aktionen wie beispielsweise beim Geräteturnen werden schnelle Reaktionen gefordert. Nervenimpulse können so mit fast 400 km/h übermittelt werden. Das ist schneller, als der schnellste Rennwagen fahren kann. Die geringste Geschwindigkeit beträgt ungefähr 3,6 km/h – im Vergleich zu einem durchschnittlichen Schritttempo von 4–5 km/h sehr langsam.

Die weiße Substanz unterhalb der Hirnrinde, das Myelin, verdoppelt sich im Lebensalter zwischen 10 und 20 Jahren. Allerdings hat diese Effizienz auch ihren Preis: Einmal hergestellte Gehirnverbindungen sind zwar schneller, aber zur gleichen Zeit auch starrer und unflexibler. Hier mag auch der Grund dafür liegen, warum Jugendliche, im Gegensatz zu Kleinkindern, größere Schwierigkeiten haben, beispielsweise schwierigere motorische Aufgaben wie Geräte- oder Bodenturnen zu erlernen. Kleinkinder lernen spielend und haben nicht die geringste Schwierigkeit, neue motorische Aufgaben zu bewältigen (Dudel et al. 2000).

Neben der verbesserten Weiterleitung sensorischer und motorischer Informationen sind die Schwann-Zellen ebenfalls für die –wenn auch sehr begrenzte Regenerationsfähigkeit der Axone nach einer Verletzung des peripheren Nervensystems von Bedeutung.

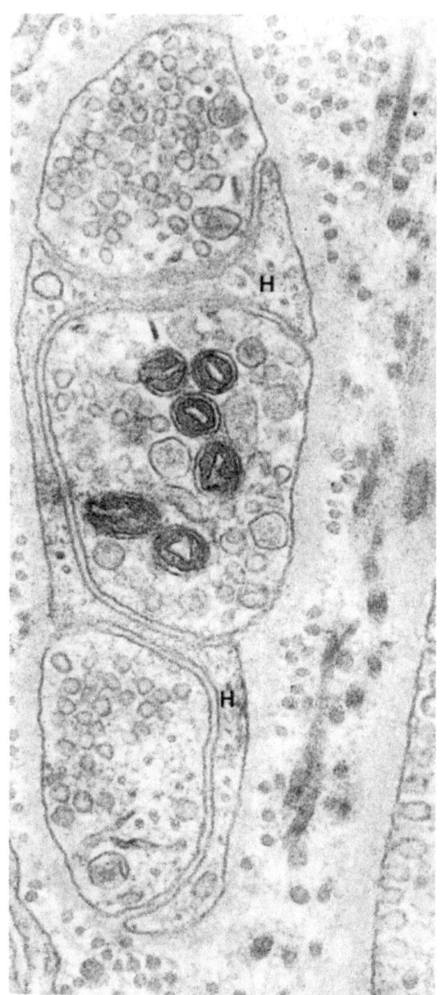

Abb. 3.4 Marklose Nervenfasern an der Wand einer Arteriole im Kniegelenk einer Katze. Im Bereich der Synapsen treten die Hüllzellen *(H)* als Vorläuferzellen des Myelingewebes zurück. Zu beachten sind die synaptischen Bläschen. Vergr. 100.000-fach. (Aufnahme: Neiss W.)

▶ Nervengewebe kann nach Schädigung zwar wachsen, Wiederherstellung seiner Funktion (Erregungsweiterleitung) ist hingegen (noch) nicht möglich

Nicht alle Axone werden von den Schwann-Zellen umhüllt. Marklose Nervenfasern (Abb. 3.4) mit geringerer Isolierung sind bedeutend langsamer. Sie haben eine fast 10-mal niedrigere Leitungsgeschwindigkeit, da das Aktionspotenzial nicht sprunghaft, sondern über die Zellwand gleitend weitergeleitet wird. Das macht sie so geeignet für die Übermittlung von (Schmerz-)Reizen aus den inneren Organen.

Nicht nur die Myelinschicht erhöht die Leitungsgeschwindigkeit. Auch der Durchmesser der Axone trägt zur Beschleunigung bei. Dicke Axone leiten schneller als dünne, denn dicke Axone haben eine größere Membrankapazität. Dementsprechend nimmt der Innenwiderstand längs des Axons ab und die Leitungsgeschwindigkeit zu.

Der Dicke der Nervenfasern sind allerdings Grenzen gesetzt, denn die bessere Signalleitung durch den geringeren Membranwiderstand wird durch die Zunahme des Längswiderstands zunichte gemacht. Außerdem benötigt mehr Gewebe auch mehr Energie. Dies gilt sowohl für myelinisierte als auch nichtmyelinisierte Nervenfasern. Ein drittes Merkmal für die elektrische Signalleitung ist der Widerstand der restlichen Zellmembran des Neurons (Dudel et al. 2000).

Alle diese Faktoren bestimmen, ob das ausgelöste Aktionspotenzial in einem Dendriten mittels der Amplitudengröße und Dauer der synaptischen Spannung dann groß genug für die Reizschwelle in dem Axonhügel ist und so einen Reiz in dem leitenden Axon auslösen kann (Kandel et al. 2000).

3.2 Medulla spinalis – Rückenmark

Das 45 cm lange und 1 cm breite Rückenmark entwickelt sich zeitlich zuerst aus dem Neuralrohr, der embryonalen Anlage des Zentralnervensystems sowohl bei den Wirbeltieren als auch beim Menschen. In diesem Neuralrohr entstehen paarige Blöcke von Mutterzellen für u. a. die Knochen und die Muskeln (Mesodermzellen), Somiten genannt, welche sich seriell fortsetzen. Die auf diese Weise gebildeten segmentalen Gewebeeinheiten des Rückenmarks stimmen mit der Gliederung der einzelnen Wirbel der Wirbelsäule überein (Abb. 3.5).

Das Rückenmark liegt sehr gut geschützt in dem knöchernen Wirbelkanal der Wirbelsäule. Aus jedem Segment tritt ein Rückenmarksnervenpaar aus, das für die sensorische und die motorische Versorgung bestimmter Körperpartien zuständig ist.

Das Rückenmark (Abb. 3.6) besteht einerseits aus den die graue Substanz bildenden motori-

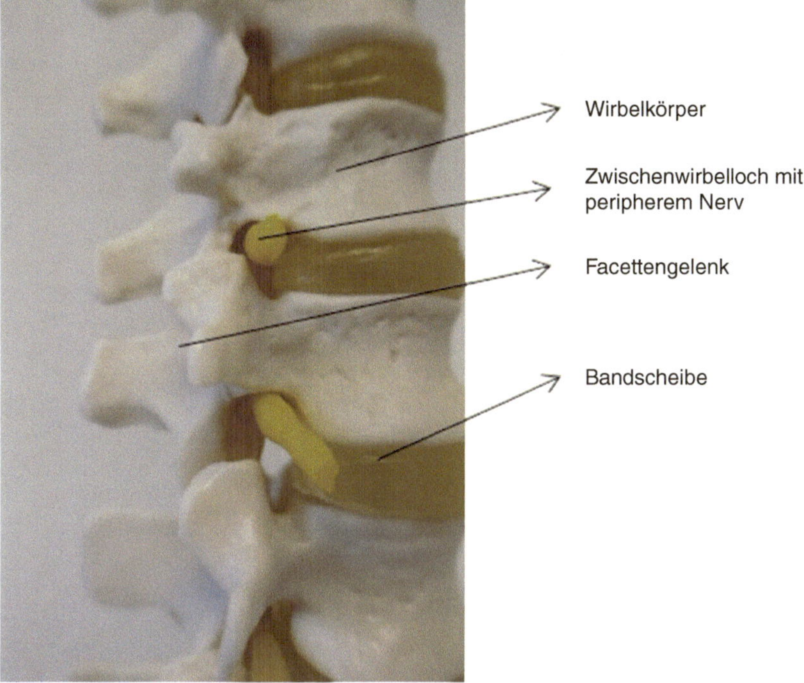

Abb. 3.5 Die Lendenwirbelsäule mit ihren Bandscheiben und den austretenden peripheren Nerven

schen und sensorischen Nervenzellkörpern und andererseits aus myelinisierten Nervenfasern, welche die weiße Substanz hervorbringen. Die zentral im Rückenmark gelegene und von der weißen Substanz umgebene graue Substanz hat die Form eines Schmetterlings. Der vordere Teil birgt die motorischen Zellkörper, und im hinteren schmaleren Teil, dem Hinterhorn, sind die sensorischen Nervenfasern beheimatet. Die Zellkörper der sensorischen Nervenzellen dagegen liegen außerhalb des Rückenmarks in den Spinalganglien, welche in einer Reihe gegliedert sind. Da die Zahl der längsverlaufenden Fasern in der weißen Substanz von kranial nach kaudal abnimmt, nimmt auch die Proportion der weißen Substanz ab. Dagegen nimmt dann die Proportion der grauen Substanz zu (Abb. 3.7).

3.2.1 Plexus brachialis

Aus den vorderen Ästen der Spinalnerven der letzten vier Halssegmente und des ersten Brustsegments (C5–Th1) bildet sich ein Geflecht von Nervenbündeln, das Armgeflecht (Plexus brachialis, Abb. 3.8).

- Aus den oberen Teilen des Geflechtes entspringen größtenteils diejenigen Nerven, die die Schulterblatt- und Oberarmmuskeln innervieren *(supraclaviculäre Äste aus C5, C6 und teilweise C7: N. suprascapularis, N. dorsalis scapulae, N. thoracicus longus, N. subclavius, R. musculares).*
- Aus den unteren Teilen entstehen die Mittelarm-, Ellen- und Speichennerven, die den Unterarm versorgen *(infraclaviculäre Äste, teilweise C7, C8 und Th1: N. pectoralis medialis und lateralis, N. musculocutaneus, N. medianus, N. ulnaris, N. cutaneus brachii medialis, N. cutaneus antebrachii medialis, N. axillaris, N. radialis, N. subscapularis, N. thoracodorsalis).*

Einige Fasern des oberen Teils fügen sich durch Querverbindungen zu den Fasern des unteren Teils und umgekehrt. Die so entstandene komplexe überschneidende Innervierung der Schulter-Arm- und Schulterblattmuskulatur garantiert im Falle einer Verletzung einzelner oder mehrerer Nervenfasern, die gesamte sensomotorische Funktion des Armes so gering wie möglich zu beeinträchtigen (Martini et al. 2012; Naish und Syndercombe Court 2015).

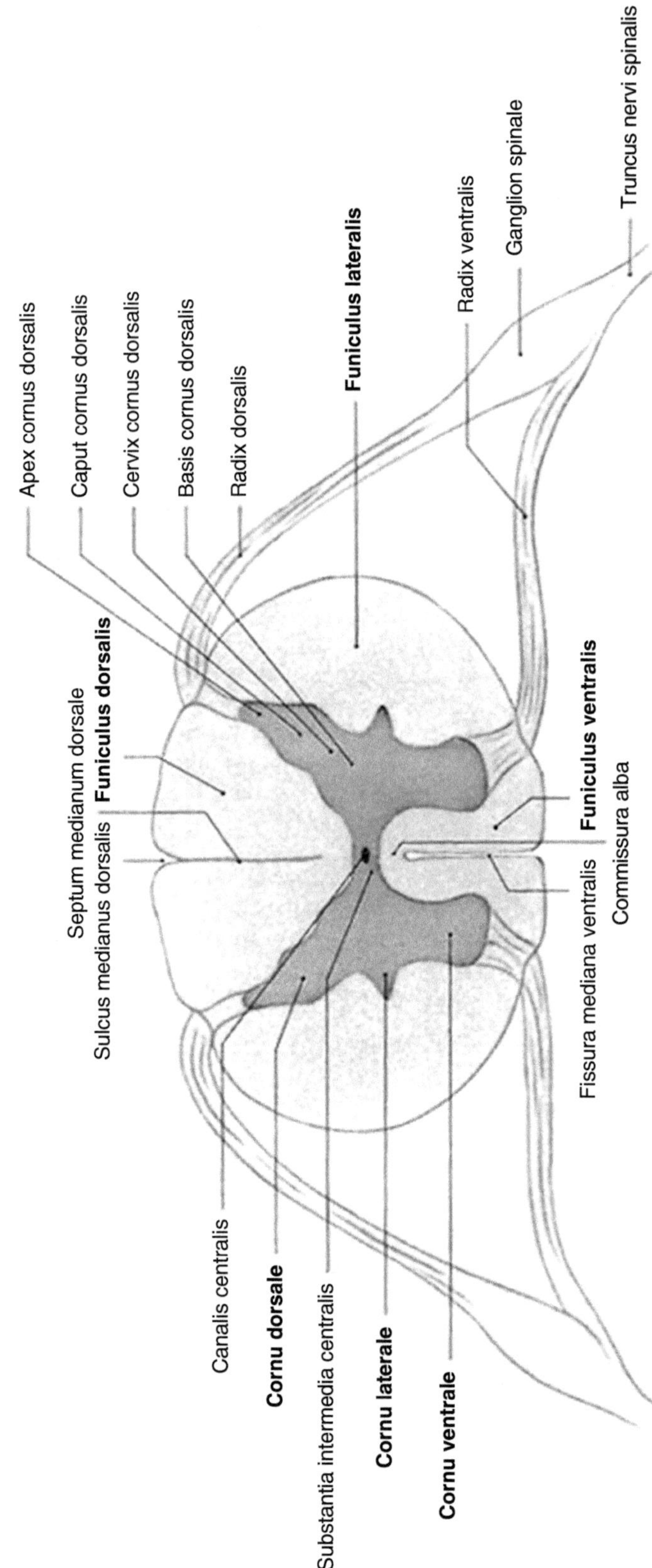

Abb. 3.6 Gliederung des Rückenmarsquerschnittes

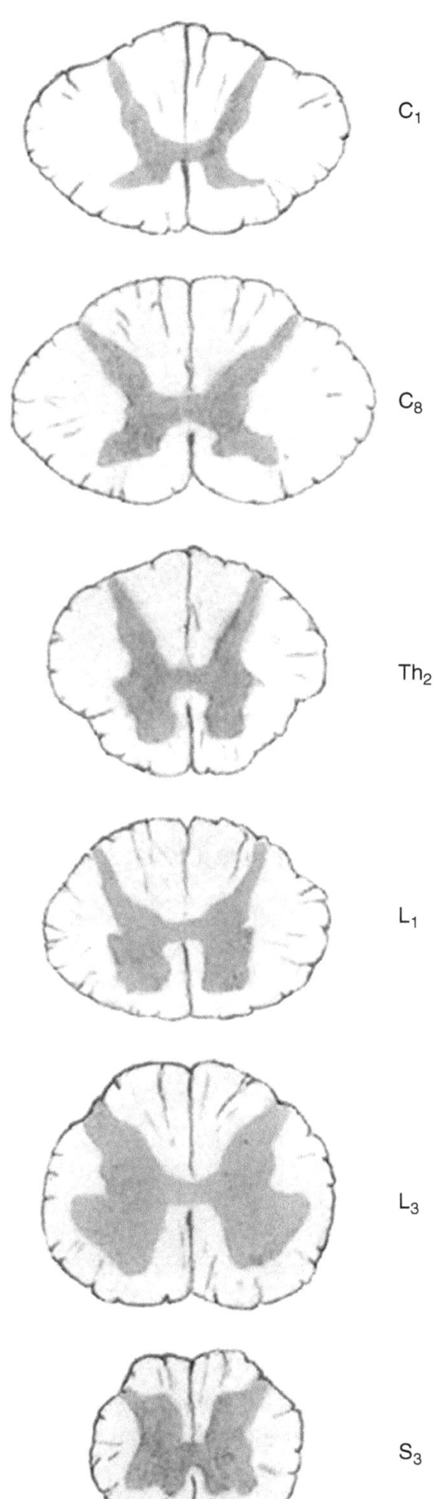

Abb. 3.7 Querschnitte durch das Rückenmark in verschiedenen Höhen

3.2.2 Plexus lumbasacralis

Im unteren Rücken findet sich ein ähnliches Geflecht. Dieses Beingeflecht (lat.: Plexus lumbosacralis) besteht aus einem oberen Teil, dem Plexus lumbalis, und einem unteren Teil, dem Plexus sacralis (Abb. 3.9).

- Aus den vorderen Ästen der Spinalnerven des Lenden- und Kreuzabschnitts der Wirbelsäule bildet sich das obere Beingeflecht, der Plexus lumbalis, dessen Geflechtcharakter schwächer ausgeprägt ist als der des Plexus sacralis.
- Nerven aus der Lendenwirbelsäule, die den oberen Teil des Beingeflechts, den Plexus lumbalis, formen (N. iliohypogastricus [Th12–L1], N. ilioinguinalis [L1], N. genitofemoralis [L1–L2], N. cutaneus femoris lateralis [L2–L3], N. femoralis [L1–L4], N. obturatorius [L2–L4]) innervieren schwerpunktmäßig die Hüftbeuger, den vorderen Teil des Oberschenkels und das Becken mit der unteren Bauchwand (Martini et al. 2012; Naish und Syndercombe Court 2015).
- Die Querverbindungen zwischen den Nerven aus dem Kreuzbeinbereich, des Plexus sacralis, sind stärker ausgebildet als die des Plexus lumbalis. Die Nerven, welche aus dem unteren sakralen Teil des Rückenmarks austreten (Plexus sacralis: N. gluteus superior [L4–S1], N. gluteus inferior [L5–S2], N. cutaneus femoris posterior [S1–S3], N. ischiadicus [Ischiasnerv, L4–S3]), zweigen sich auf in den N. tibialis und N. peroneus (fibularis) communis, N. pudendus (S1–S4) und die Nn. anococcygei und sind maßgeblich für die Motorik und Sensorik der hinteren Seite des Oberschenkels (Gesäß- und hintere Oberschenkelmuskulatur) und des gesamten Unterschenkels (Martini et al. 2012, Naish und Syndercombe Court 2015).

▶ Die letzten Segmente der Lendenwirbelsäule (L4, L5) und das Übergangssegment zwischen Lendenwirbelsäule und Kreuzbein (L5, S1) werden aufgrund bildgebender Diagnostik meist als Ursache für ausstrahlende sogenannte ischialgische Beschwerden im Bein durch Reizung der Nervenwurzeln des Beingeflechtes angesehen. Klinische Befunde stimmen aber selten mit diesen anatomischen Gegebenheiten überein.

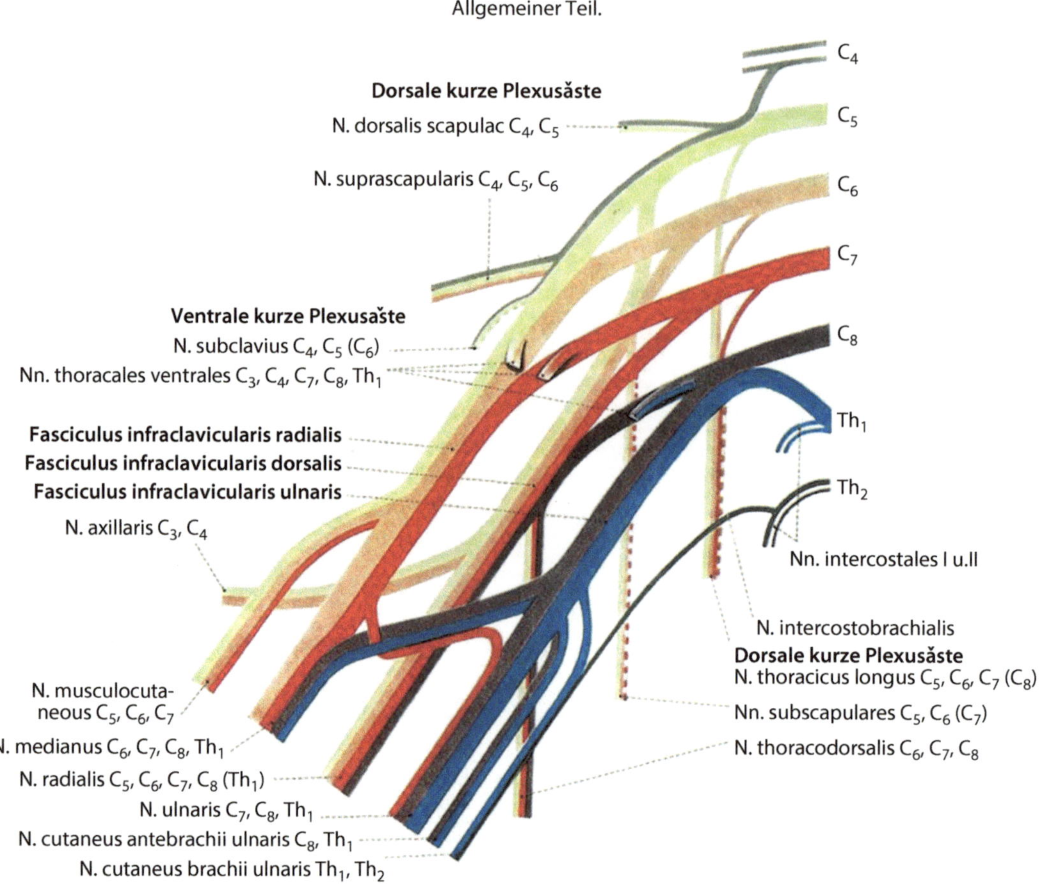

Abb. 3.8 Plexus brachialis (Armgeflecht): Die Beteiligung der einzelnen Segmente bei der Bildung des Armgeflechts

3.2.3 Rückenmark als Durchgangskanal

Die unteren Wurzeln der sensorischen Ganglienreihe nehmen Impulse aus der Haut und der Muskulatur von Armen und Beinen auf, und die Wurzeln der oberen Ganglienreihe kontrollieren den sensorischen Input aus Kopf und Rumpf. Im Rückenmark schalten diese sensorischen peripheren Nerven zum ersten Mal auf ein zweites Neuron um, dessen Zellkörper in der grauen Substanz liegt, oder sie ziehen ohne umzuschalten direkt über die aufsteigenden Bahnen der weißen Substanz zum Gehirn, wo dann die sensorischen Informationen wie Temperatur, Berührung, Druck und Schmerz verarbeitet werden (Purves et al. 2008). Für die bewusste Motorik werden Signale aus der Hirnrinde über das absteigende Pyramidalbahnsystem zu diesen Motoneuronen geleitet. Signale aus tiefer gelegenen Teilen des Gehirns wie dem Hirnstamm und den basalen Ganglien werden über das absteigende Extrapyramidalbahnsystem zu den Motoneuronen geführt und lösen (halb-) automatisierte und reflektorische Motorik aus.

Das Rückenmark dient also als Durchgangskanal für sensorische, nach oben zum Gehirn aufsteigende und motorische, vom Gehirn zurück in die Glieder absteigende Nervenbahnsysteme der Arme, Beine, des Rumpfes und der inneren Organe. Dazu

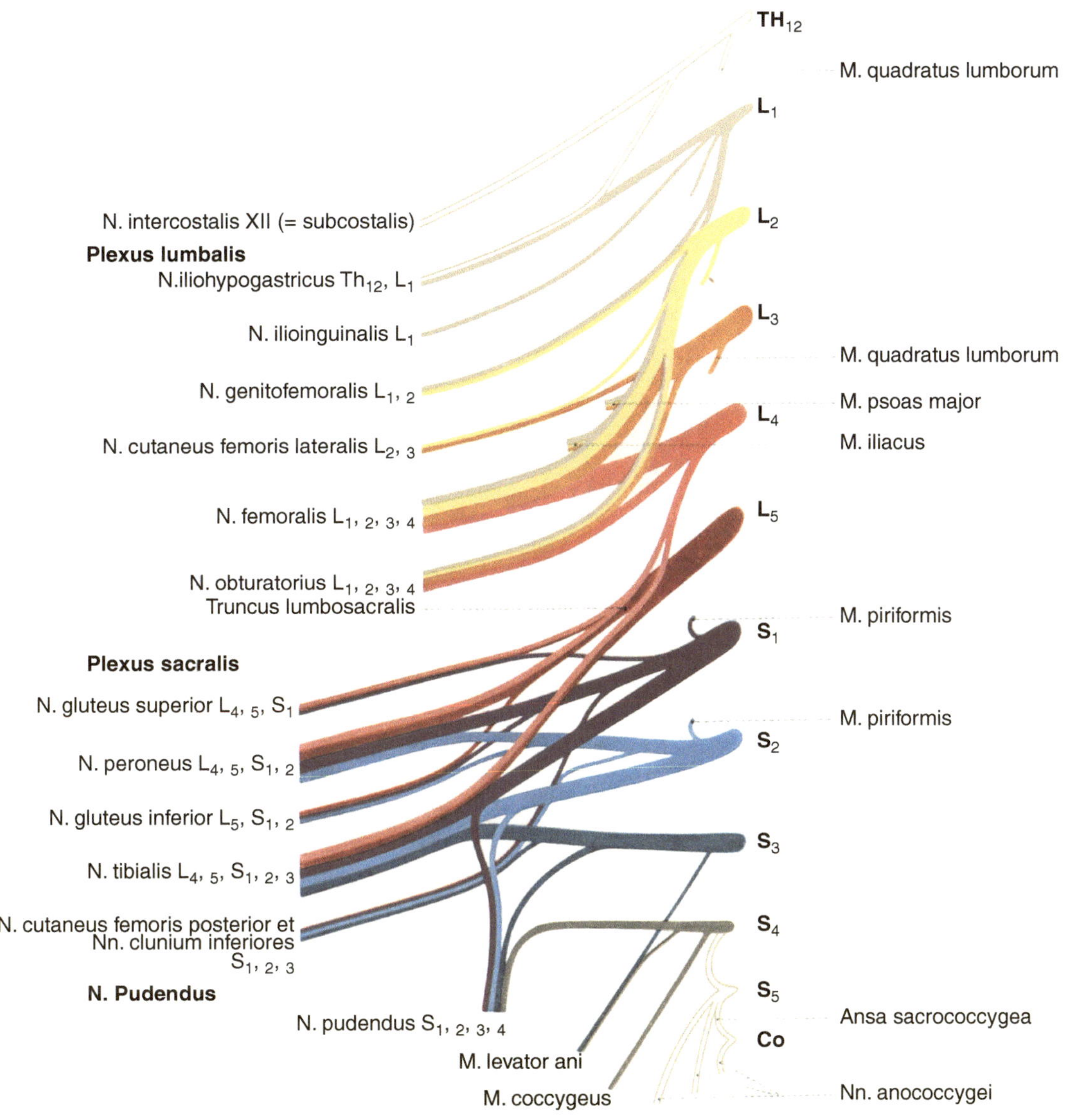

Abb. 3.9 Plexus lumbosacralis (Beingeflecht): Die Beteiligung der Segmente bei der Bildung des Plexus lumbosacralis

fungiert das Rückenmark ebenfalls als Umschaltstation für sowohl die aufsteigenden sensorischen als auch für absteigende motorische Fasern.

Nervenfasern, die nicht im Rückenmark umschalten, können sehr lang sein. Sensorische Nervenfasern, welche direkt aus dem Arm oder Fuß zum Hirnstamm oder Mittelhirn führen, sind bisweilen über 1,50 m lang. Umgekehrt können die Fasern eines motorischen Neurons, dessen Nervenkörper sich in der grauen Substanz im Rückenmark befinden und direkt mit einer motorischen Endplatte verschaltet sind, ebenfalls über 1 m lang sein (Susky 2010)

Zwischenneurone, die im Rückenmark von einem zum anderen Segment führen und dort mit anderen Neuronen verschalten, sind nur einige Zentimeter lang. Diese Neuronen sind mitverantwortlich für die Feinabstimmung der Motorik der

Glieder und außerdem unverzichtbar für die reflexartige motorische Steuerung über das Rückenmark (Purves et al. 2008).

Die über das Rückenmark gesteuerte Motorik beschränkt sich vorerst auf die unwillkürlichen Vorgänge ohne Einwirkung aus Gehirn oder Hirnstamm, obwohl Einflüsse aus diesen höheren Zentren die Reflexe modifizieren können.

3.2.4 Spinale Steuerung

Die aus dem Rückenmark austretenden (spinalen) Nerven steuern alle Muskeln eines jeden Körpergliedes. Als Reflexmotorik auf Rückenmarksebene bilden sie die Grundspannung der Muskulatur: Bei Eigenreflexen sind der Reiz- und Reaktionsort identisch. So ist der Dehnungsreflex im Sinne eines **Eigen- oder monosynaptischen Reflexes** (Abb. 3.10) eine sehr schnelle Muskelkontraktion als Reaktion auf die Dehnung desselben Muskels oder derselben Sehne.

Eigenreflexe verlaufen über das Rückenmark und dienen der sofortigen Anpassung der Muskelspannung an Veränderungen der Gelenkstellung und damit an die Muskeldehnung.

Bei einem **Fremd- oder polysynaptischen Reflex** (Abb. 3.11) löst die Reizung eines Sensors in Haut, Muskeln, Sehnen, Gelenken, Knochen und inneren Organen eine automatische motorische Reaktion in demselben Segment aus, die dann schnell, effizient und immer gleich verläuft (Martini et al. 2012; Naish und Syndercombe Court 2015).

3.2.5 Propriozeption

Der britische Physiologe C. Bell und der französische Physiologe F. Magendie stellten fest, dass 40 % der dicken Fasern in einem peripheren Muskelnerv motorischer Art und 60 % der hauptsächlich aus den Muskelspindeln stammenden Fasern sensorischer Art sind. Dieses Wissen ist bekannt als das Bell-Magendie-Gesetz (Kolb und Whishaw 2009).

Im Jahr 1826 machte Bell eine weitere interessante Entdeckung: Mit dem Bewegen der Gelenke konnte die Wahrnehmung für die Position des Körpers getestet werden. Er nannte diese Fähigkeit den „sechsten Sinn", was heute als Propriozeption gedeutet wird (Freeman und Okun 2002).

Neben anderen Sensoren, welche die Gelenkstellung „messen", sind vor allem die Muskelspindeln und die Golgi-Sehnenorgane von Bedeutung für die Selbstwahrnehmung (Propriozeption). Die Muskelspindeln (Abb. 3.12) befinden sich in unseren Skelettmuskeln und sind parallel zu den Muskelfasern angeordnet. Sie bestehen aus spezialisierten Skelettmuskelfasern und sind von einer Nervenfaser umgeben, die Längenveränderungen durch die Dehnung der Muskelfasern registrieren kann.

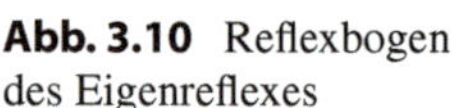

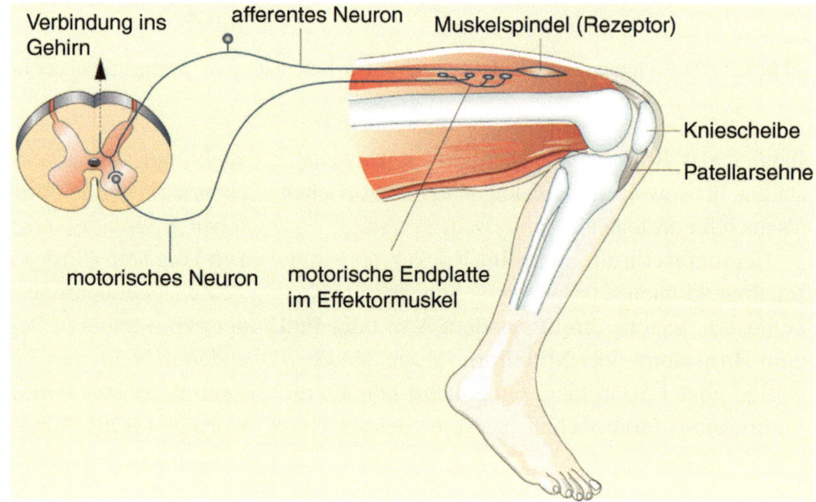

Abb. 3.10 Reflexbogen des Eigenreflexes

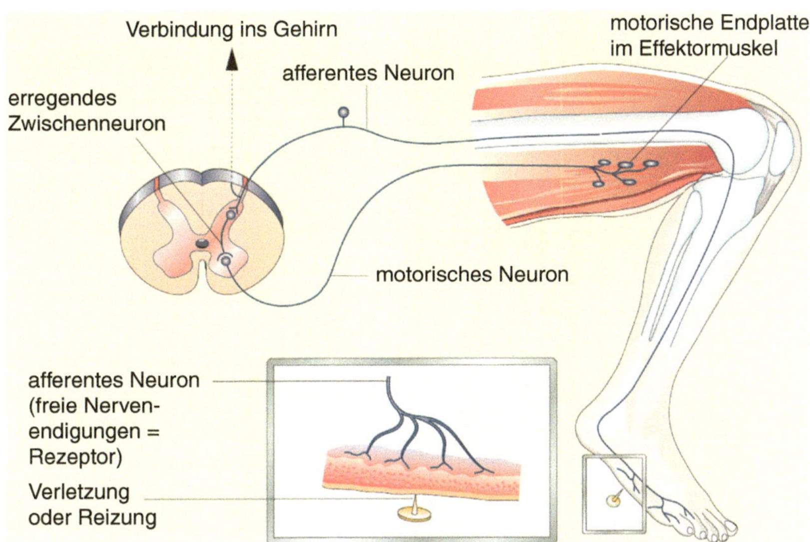

Abb. 3.11 Reflexbogen des Fremdreflexes

Eine Verlängerung des Muskels, ob durch Lageveränderungen des Körpers, Schlag auf die Sehne oder Kontraktion des Antagonisten, führt zu Dehnung des mittleren Teils. Die Ia-sensorischen Nervenfasern der Muskelspindel nehmen die Dehnung wahr, leiten diese Information weiter an das sensorische Hinterhorn im Rückenmark, wo auf die spinalen motorischen α-Nervenfasern, die eine Kontraktion des Muskels auslösen, umgeschaltet und die Dehnung wieder aufgehoben wird. Andererseits können durch Hirnaktivität die kontrahierbaren Gammafasern aktiviert werden, um so ebenfalls die Ia-Fasern durch Dehnung mit derselben Reaktion auf die Muskelspannung zu erregen. So können über die α- und γ-Motoneurone Muskelkontraktionen willkürlich und unwillkürlich gesteuert werden und komplexe alltägliche Bewegungsabläufe glatt verlaufen.

Golgi-Sehnenorgane haben dieselbe Funktion. Der adäquate Reiz für diese Golgi-Sehnenorgane ist Zug durch Muskelspannung oder die Dehnung eines Muskels, wodurch die sensorischen Ib-Nervenfasern erregt werden. Die Golgi-Sehnenorgane sitzen nicht in den Skelettmuskeln, sondern am Übergang vom Muskel zur Sehne. Im Unterschied zu den Muskelspindeln sind sie hintereinander zu den Muskelfasern angeordnet. Außerdem verfügen sie nicht über eine efferente Innervation. So können sie die Muskelspannung überwachen.

- Muskelspindeln und Golgi-Sehnenorgane sind die wichtigsten Vertreter des sechsten Sinnes.

3.2.6 Bedeutung der Rückenmarksreflexe

Beispiele für die generell dem Schutz des Körpers dienenden Fremdreflexe sind die meistbekannten schmerzbedingten Rückzieh- oder Beugereflexe, die Bauchhaut-, Cremaster- und Analreflexe, aber auch andere Sicherungsreflexe, wie Pupillen-, Korneal-, Würge-, Husten- und Niesreflexe. Das gereizte Organ und das Zielorgan sind verschieden, und sie verlaufen über mehrere Schaltstellen (Martini et al. 2012; Naish und Syndercombe Court 2015).

Über das Rückenmark verlaufende Fremd- und Eigenreflexe wie beispielsweise der Knie- oder Achillessehnenreflex haben in der Medizin einen hohen diagnostischen Wert wegen ihrer stereotypen Reaktionsweise. Zeigen sich Abweichungen, so mag das auf eine Erkrankung hindeuten. Störungen wie verstärkt aufkommende Reflexe oder Reflexe aus der Kleinkindzeit, die erneut in Erscheinung treten, oder geschwächte oder gar fehlende Reflexe können in Zusammenhang mit fehlendender oder reduzierter Hemmung in den höheren zentralneurologischen Zentren stehen.

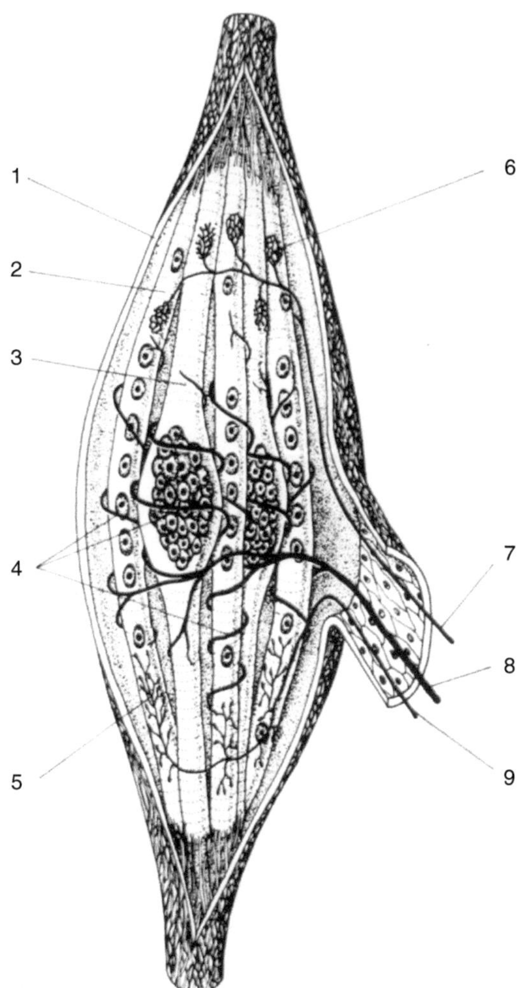

Abb. 3.12 Schematische Darstellung einer Muskelspindel. *1* Kapsel, *2* Kernkettenfasern, *3* Kernsackfasern, *4* anulospiralige Endigung, *5* blütendoldenförmige Endigung, *6* motorische Endplatte, *7* efferente Aγ-Fasern, *8* afferente Aα-Fasern, *9* afferente Aβ-Fasern

Beim gekreuzten Streckreflex wird nach einer schmerzhaften Reizung der betroffene Arm oder das Bein zurückgezogen (Rückziehreflex) und gleichzeitig der kontralaterale Arm oder das Bein gestreckt. So kann z. B. das nicht gereizte Bein die plötzliche Übertragung des Körpergewichts auffangen. Wenn ein Erwachsener über einen sehr heißen Boden geht, geht er wesentlich schneller, ohne darüber nachzudenken. Die schnellere Streckung und Beugung der Beine verlaufen reflexartig (Martini et al. 2012, Naish und Syndercombe Court 2015).

Die Rückenmarksreflexe basieren auf dem Prinzip der intermuskulären reziproken Innervation, einer gegensinnigen Innervation von Muskeln nach dem Gesetz von Sherrington (Paeth-Rohlfs 2010). Dieses Gesetz besagt, dass die Innervation eines Antagonisten, und damit die Muskelkraft dieses Antagonisten, in dem Maße nachlässt, in dem die des Agonisten zunimmt. Um beispielsweise das Strecken eines Armes zu ermöglichen, muss die entgegengesetzte Bewegung, nämlich das Beugen dieses Armes, gehemmt werden. Auf Rückenmarksebene sind diese Bewegungen stereotyp, das heißt, motorische Reaktionen auf einen Reiz finden rasch und immer gleich statt. In die normale alltägliche Motorik integriert, führt reziproke Innervation zu einem ineinander übergehenden Kontrollmechanismus, an dem Agonisten, Antagonisten und die dazugehörenden Synergisten beteiligt sind, um eine zielgerechte Bewegung zustande zu bringen. Will man einen Gegenstand ergreifen, müssen nicht nur der Arm, sondern auch die Finger gestreckt und die Schulter gebeugt werden. Bei plötzlichen reflexartigen Bewegungen, wie z. B. in einer Auffangreaktion, reagiert das reziproke System blitzschnell, um den Körper vor Schlimmerem zu schützen.

3.2.7 Sensorisches Beugereflexsystem

Die isolierte motorische Steuerung des Rückenmarks wird erst recht sichtbar, wenn das Rückenmark vom Gehirn getrennt wird. Im Experiment kann durch ein Stück schwach säurehaltiges Löschpapier auf der Haut des Vorderbeines eines spinalisierten Frosches, wobei Rückenmark vom Gehirn getrennt wurde, eine zielgerichtete, spontane Bewegung des Hinterbeines auf derselben Seite ausgelöst werden: das Bein bewegt sich zur Reizstelle (Vorderbein) hin. Bei einer Lageänderung des Vorderbeins ändert sich auch die Bewegungsbahn des Beines. Wird das Bein behindert, bewegt sich das gegenüberliegende Bein zu der Reizstelle hin (Wischreflex). Das bedeutet, dass auf Rückenmarksebene nicht nur ein Reflex, sondern sogar ein ganzes, wenn auch geringes, reflexartiges motorisches Programm ausgelöst werden kann. Die Verschaltung verläuft nur über die Interneuronen im Rückenmark mit ihren vielfältigen Schaltmöglichkeiten, da das Gehirn ja vom Rückenmark getrennt ist (Diebschlag 1937).

Dieses Schaltsystem wird sensorisches Beugereflexsystem genannt und bildet die Grundlage für rhythmische motorische Systeme wie das Gehen oder Laufen, welche aus eigener Kraft des Rückenmarks ausgelöst werden können: Jeweils andere Reflexbögen führen zu anderen Bewegungsmustern und lassen so eine Art rhythmische Motorik entstehen. Kleine zu diesem System gehörende Gruppen von Neuronen, die selbsttätig das sich wiederholende Grundmuster erzeugen, bilden einen zentralen Mustergenerator (ZMG) und werden Schrittmacherneuronen genannt. Bei einer ganz normalen motorischen Bewegung (wie beim einfachen Gehen) muss für alle Muskeln eines jeden Beines eine Vielzahl optimal aufeinander abgestimmter Beuge- und Streckspannungsmuster festgelegt werden. Diese erfolgen in dem zum Bein gehörenden Mustergenerator und den daran beteiligten Interneuronen des sensorischen Beugereflexsystems.

So zieht beispielsweise bewusst schnelleres Laufen automatisch eine sprunghafte Beschleunigung des gesamten Beuge- und Streckphasenmusters zwischen den Beinen auf Rückenmarksebene nach sich. Schon eine geringe unspezifische Erhöhung des Antriebsniveaus durch übergeordnete Zentren im Hirnstamm oder Gehirn genügt, um diese Änderung auszulösen. So können relativ wenig efferente Neuronen im Gehirn oder Hirnstamm komplexe motorische Aktivitäten, z. B. der Beine beim schnelleren Laufen, steuern. Der gerade gefasste Wille, ein wenig schneller zu laufen, führt unmittelbar zu einer Aktivierung des gesamten motorischen Apparates, sodass sich im Zuge dessen die Beine auch schneller bewegen.

Durch elektrische Stimulation von solchen motorischen Programmen kann ein spinalisierter Fisch schwimmen und eine spinalisierte Katze auf dem Laufband laufen, sobald ihre Beine Kontakt mit dem Boden haben und Gewicht tragen. Diese künstlich ausgelösten Bewegungsmuster stimmen ziemlich genau mit den üblichen, normalen Bewegungsmustern intakter Tiere überein. Wenn ein Dauerläufer in Trance läuft, wird die Laufmotorik überwiegend über dieses System fast voll automatisch gesteuert. Demzufolge ist naheliegend, dass eine gezielte elektrische Stimulation bei Menschen mit bestimmten Rückenmarksverletzungen (Querschnittslähmungen) Gehbewegungen auszulösen vermag. Denn die Verbindungen der Nerven mit den Muskeln unterhalb der Verletzung sind intakt, nur die Befehle aus dem Gehirn fehlen.

Das Gleichgewicht zu halten und andere zielgerichtete Bewegungen sind so allerdings nicht möglich, weil bei derartigen motorischen Bewegungsmustern die korrigierenden Einflüsse des Gleichgewichtsorgans und steuernde Reize aus Hirnstamm und Hirnrinde fehlen.

Im Tierversuch koppeln Sensoren in Gelenken die Aktivität der Mustergeneratoren an die Bewegung des Tieres. Wird bei einer spinalisierten Katze ein Bein in der Mitte der Standphase angehalten, wobei das Bein weiterhin Gewicht trägt, erfolgt keine Beugung des Beines, unabhängig davon, ob die anderen Beine weiter bewegt werden. Der zu dem Bein gehörende Mustergenerator wird gebremst und verhindert die Beugung, denn das gewichttragende Bein zu beugen würde zweifellos zum Sturz führen. Es können nur die Sensoren im Hüftgelenk sein, die durch die Veränderung der Belastung des Körpergewichts wahrnehmen, ob eine Standphase (Streckung) des Beines zu Ende geht und eine Schwungphase (Beugung) angefangen werden kann.

Höhere Zentren im Gehirn oder Hirnstamm können erregende oder hemmende Effekte auf absteigenden motorischen Fasern auslösen, wodurch, je nach Bedarf, neuronale Schaltkreise auf Rückenmarksebene öffnen oder schließen („Gating"). Die Belastung des Beines während der Stand- und Schwungphase, also eine Einflussnahme auf die Interneuronen des zentralen Mustergenerators, bewirkt eine Synchronisation der Gelenksensoren. Und so können diese zentralen Mustergeneratoren an die motorischen Bedürfnisse, beispielsweise bei gelenkigen Einschränkungen, angepasst werden (Dudel et al. 2000)

Übertragen wir diese Kenntnisse auf die Motorik älterer Menschen (ab etwa 50 plus), lässt sich womöglich das vermehrte Aufkommen der Stolperfälle erklären (in diesem Alter meist noch

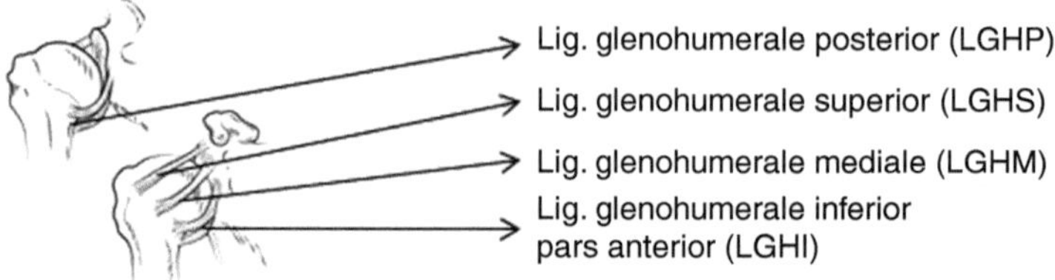

Bei 0° Abduktion sind das LGHS und in geringerem Maß das LGHM gespannt während das LGHI entspannt ist.

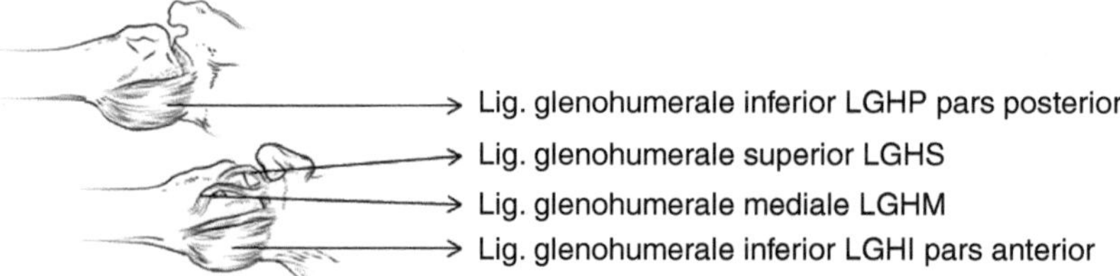

Bei 90° Abduktion sind das LGHS und das LGHM entspannt und das LGHI angespannt.

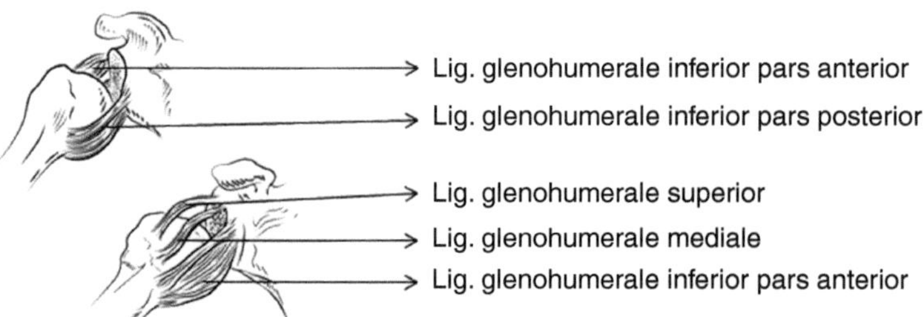

Bei 45° Abduktion sind alle Bänder entspannt

Abb. 3.13 Verhalten der Bänder des Schultergelenks bei der Abduktionsbewegung des Armes. Sensoren in der Kapsel und in den Bändern nehmen diese Bewegungen war und leiten die Information weiter zum Gehirn oder lösen sofort über das Rückenmark einen Respons aus.

ohne große Folgen wie Brüche, da die Auffangreaktionen noch ausreichend sind). Wenn die Sensoren im Hüftgelenk aufgrund normaler Alterung des Gelenkes und/oder wegen motorischer Inaktivität nicht schnell genug reagieren, wird die Anpassung des Mustergenerators unvollständig und die Erregung des Beugemusters des schwingenden Beines unzureichend: das Bein wird ungenügend und verzögert angehoben. Herausragende Wurzeln, hervorstehende Platten und sonstige Unebenheiten werden dann zu einer Stolperfalle.

Bei Gelenken finden wir einen ähnlichen über das Rückenmark gesteuerten Reflexmechanismus in unterschiedlicher Form vor. Die Bänder und Kapsel des Gelenks (Abb. 3.13) enthalten viele Gelenkafferenzen, wichtig für die Haltungs- und Bewegungsfunktion der Wirbelsäule und die Bewegungsfunktion der Glieder.

Außerdem enden in der äußeren Knochenhaut (Periost) sowie in der inneren Knochenhaut, dem Endost, welch die Havers-Kanäle in den Bausteinen (Osteonen) des Knochens bekleiden, in der Gelenkkapsel und in den Bändern viele und ausgesprochen schmerzempfindliche Nervenfasern.

Sie sind in erster Linie mit dem Rückenmark verbunden, obwohl (bewusste) Einflüsse aus dem Hirnstamm oder sogar der Hirnrinde ebenfalls möglich sind. So führen Schmerzen in einem Gelenk wegen der reflexartigen Hemmung der dieses Gelenk bewegenden Muskeln sofort und unwillkürlich zu verminderter Aktivität in dem Gelenk. Außerdem werden Muskeln, die andere Gelenke bewegen, sofort und unbewusst mit aktiviert, damit ein Ausgleich entsteht, um die gewollte Bewegung doch noch zu gewährleisten.

3.2.8 Adaptationsfähigkeit des peripheren Nervensystems

Luria (1963) und Cotman (1978) beobachteten bei Tierversuchen eine erstaunliche Fähigkeit zur Wiederherstellung und Adaptation der nervlichen Versorgung des Muskelgewebes. Nerven, die den Beuger und Strecker eines Gelenkes versorgen, wurden abgetrennt und überkreuzend wieder miteinander verbunden. Nach einer vollständigen Heilungsphase des Nervs waren die Muskeln seitenverkehrt mit den Muskeln verwachsen: der Nerv, der den Strecker innervierte, innervierte jetzt den Beuger und umgekehrt. Nach kurzer Zeit entstand bei einem Beugungsversuch statt einer Streckung dennoch eine Beugung.

Zu beachten ist, dass eine normale Beugebewegung ein komplexer Vorgang ist, angefangen von der Erregung des Beugers und Hemmung des Streckers, bis endgradig die Erregung des Streckers mit gleichzeitiger geringer Hemmung des Beugers die eigentliche Beugebewegung in der Endposition abbremst. Diese Bewegungskontrolle findet teilweise auf reflexartigem Niveau im Rückenmark und Hirnstamm statt, wobei bewusste Steuerung aus der Hirnrinde die Komplexbewegung des Armes als Ganzes lenkt.

Ein illustrierendes Beispiel zeigte Luria anhand von Tierversuchen, bei denen er den 10. Hirnnerv, den N. vagus, der teilweise die Innervation des Kopfes, der Organe im Bauch und Brustkorb steuert, mit dem N. radialis, dem Speichennerv, der die Motorik des Vorderfußes bei einem Tier regelt, vertauschte. Der Vorderfuß wurde von da an also von dem N. vagus innerviert. Angeblich fing das Tier an zu husten, sobald sein Vorderfuß gereizt wurde. Nach einiger Zeit klang diese Reaktion jedoch ab und der Fuß bewegte sich völlig normal nach einer Reizung, obwohl er durch den N. vagus innerviert wurde. Eine solche Anpassung findet ebenfalls automatisch auf Reflexebene des Rückenmarks und Hirnstamms statt.

Andere Forscher (MacLean et al. 1993) konnten nur erfolgreiche Kreuzinnervationen bei jungen Tieren durchführen; bei erwachsenen Tieren blieben die adaptiven Reaktionen aus. Vorsicht bleibt daher bei Prognosen über chirurgische Reinnervationsversuche geboten.

Unser Nervensystem ist offenbar in der Lage, die Muster von Erregung und Hemmung so zu verändern, dass die gewollte Bewegung doch noch entsteht. Und Körperteile können auch durch Innervation eines anderen Nervs wieder voll ins Bewegungsbild aufgenommen werden. Diese adaptive Fähigkeit des Nervengewebes zusammen mit der adaptiven Kapazität der Muskelfasern birgt eine enorme rehabilitative Fähigkeit des menschlichen Körpers in sich (van Cranenburgh 2007).

3.3 Truncus cerebri – Hirnstamm

Der Hirnstamm (Truncus cerebri), als Fortsetzung des Rückenmarks im Gehirn, verbindet das Rückenmark mit dem Großhirn und umfasst alle unterhalb des Diencephalons (Zwischenhirn) liegenden Hirnabschnitte. Dazu gehören das verlängerte Rückenmark, die Brücke und das Mittelhirn. Das Kleinhirn setzt über drei Kleinhirnstiele am Hirnstamm an und gehört daher anatomisch auch zum Hirnstamm. Aus historischen Gründen (die eigentliche Lokalisation des Cerebellums liegt außerhalb des Hirnstamms) wird das Cerebellum jedoch nicht zum Hirnstamm gezählt (Abb. 3.14).

In dem Hirnstamm, der nicht mehr von der knöchernen Wirbelsäule geschützt wird, entspringen die 12 peripheren Hirnnervenpaare (N. olfactorius, N. opticus, N. oculomotorius, N. trochlearis, N. trigeminus, N. abducens, N. facialis, N. vestibulocochlearis, N. glossopharyngeus, N. vagus, N. accessorius, N. hypoglossus). Sie decken die

- Sensorik (Riechen, Sehen, Hören, Gleichgewicht, Sensibilität des Gesichtes) und
- Motorik (Augen- und Pupillenmotorik, Mimik, Schlucken, Stimmbänder, Kopfdrehung und Schulterhebung, Zungenbewegung und Sprachmotorik)

des Kopfes ab (Martini et al. 2012; Naish und Syndercombe Court 2015).

Der nur daumengroße Hirnstamm entwickelt sich zeitlich etwas später als das Rückenmark und ist der phylogenetisch älteste Teil des Gehirns, der bei der Geburt bereits komplett vernetzt und damit funktionsfähig ist. Er ist zustän-

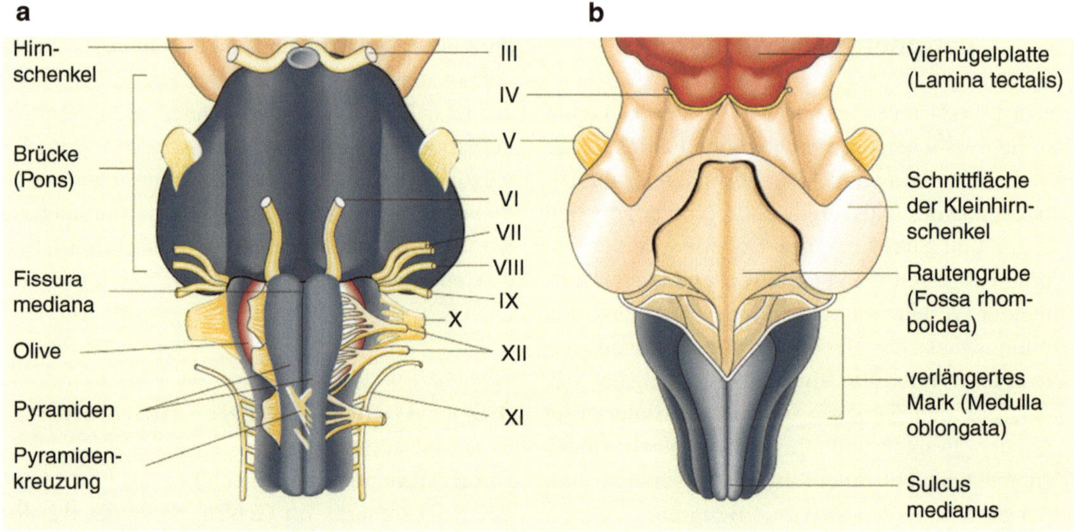

Abb. 3.14 **a** und **b** Der Hirnstamm mit den austretenden Hirnnerven

dig für die automatischen, primitiven, aber vitalen Funktionen wie Atmung, Herzschlag, Herz-Kreislauf-System und Blutdruck. Unsere Nahrungssuche und -aufnahme sowie unser Selbstschutz werden über den Hirnstamm gesteuert. Wegen der angeblich eingeschränkten Funktion der automatischen Regulierung der vitalen Funktion zur Sicherung des Überlebens und aufgrund seiner Ähnlichkeit mit dem einfachen Gehirn eines Reptils wird er oft, aber nicht ganz korrekt, das „Reptiliengehirn" genannt (Trepel 2008, Naish und Syndercombe Court 2014).

Aber dieser Teil des Gehirns ist zu viel mehr fähig. Trotz einer Fülle neuronaler Verbindungen zwischen Mittelhirn, Hirnstamm und Hirnrinde ist die emotionale Steuerung aus dem Hirnstamm deutlich stärker als die rationale, kontrollierende Steuerung aus der Hirnrinde. Die automatische Steuerung auf Hirnstammebene ermöglicht schnelles Handeln z. B. in Notsituationen. Aber auch im Alltag handeln wir oft meist wegen dieser Steuerung wider besseres Wissen unüberlegt und impulsiv.

Der Hirnstamm befindet sich unter den anderen Teilen des Gehirns nahe dem Rückenmark und wird fast vollständig von den Hemisphären umschlossen. Zusätzlich zu den Nervenfaserbahnen, welche von der Gehirnrinde zum Rückenmark verlaufen, gibt es weitere, die vom Hirnstamm zum Rückenmark gehen. Diese Bahnsysteme tragen in großem Maß zur Körperhaltung und zum Gleichgewicht bei und sind mitverantwortlich für die Funktionalität des autonomen Nervensystems.

Die erhebliche Bedeutung des Hirnstamms für die Steuerung der Motorik wurde von dem Schweizer Neurowissenschaftler Walter R. Hess (MLA style: Walter Hess 2018) in einer Reihe von Tierexperimenten nachgewiesen. Mittels Elektrostimulation im Hirnstamm konnte er fast alle natürlichen Bewegungen, die das betreffende Versuchstier normalerweise ausführen konnte, provozieren. So löste er bei einer friedlich ruhenden Katze Angstreaktionen aus. Die Reizung anderer Regionen führte zu unkoordinierten Kopf- und Armbewegungen, wieder andere zu Geh- und sogar Laufbewegungen. Demnach hat der Hirnstamm einen vielfältig hemmenden oder beschleunigenden Einfluss auf die unteren Motoneuronen im Vorderhorn des Rückenmarks. Besonders deutlich wird das bei den großen Gelenken, der Schulter und der Hüfte. Hier bestimmen die Motoneuronen größtenteils die Geh- und Laufbewegung sowie die Ausfallschritte der Beine und die Auffangreaktionen wie die Greifbewegungen der Arme bei Fallneigung.

Eine andere wichtige Funktion des Hirnstamms zeigt sich in der äußeren Körperpflege eines Tieres („Grooming"), bei der der motorische Ablauf fast immer gleich ist. Man beachte einmal bei sich selbst die motorische Reihenfolge, nach der man sich erst duscht, abtrocknet und sich dann wieder ankleidet.

In dem verlängerten Rückenmark, der Medulla oblongata, dem Übergang zwischen Rückenmark und Brücke, befinden sich Zentren von Nervenkörpern des autonomen Nervensystems für die ebenfalls automatische und unbewusste Kontrolle des Blutkreislaufs, der Atmung und für den Nies-, Husten-, Schluck- und Saugreflex sowie des Erbrechens. Hier finden sich auch Biosensoren, die beispielsweise den Säure-Basen-Haushalt des Körpers regulieren. *Alle* Nervenbahnen, die vom Rückenmark zum Gehirn und umgekehrt verlaufen, durchqueren das verlängerte Rückenmark und schalten hier auf andere Neuronen um. Der größte Teil der motorischen Pyramidenbahnen für die Willkürmotorik und ca. 80 % der sensorischen Fasern kreuzen in dem verlängerten Rückenmark zur anderen Seite des Gehirns und innervieren somit die andere Körperhälfte.

3.3.1 Medulla oblongata – verlängertes Rückenmark

Im verlängerten Rückenmark des Hirnstammes entspringen die Hirnnerven IX–XII. Die Hirnnerven III–V entspringen im Mittelhirn, V–VIII in der Brücke (Naish und Syndercombe Court 2015; Martini et al. 2012; Purves et al. 2008; Dudel et al. 2000) (Abb. 3.19).

Der IX. Zungen-Rachen-Nerv (N. glossopharyngeus) versorgt motorisch die hintere Zunge und die Muskeln des Rachens.

- Der X. „umherschweifende“ Nerv (N. vagus) ist der Hauptnerv des parasympathischen, unwillkürlichen Systems und reguliert die Tätigkeit vieler innerer Organe, insbesondere die des Darmes. So steht der Darm mit dem limbischen System des Gehirns in Verbindung, was auch erklärt, warum man bei unangenehmen Emotionen Bauchschmerzen bekommt, „Schmetterlinge im Bauch“ verspürt, wenn man überglücklich ist, in die Hose macht, wenn man Angst hat …
- Der rein motorische XI. Beinerv (N. accessorius) versorgt motorisch den Trapez- oder Kapuzenmuskel (M. trapezius) und zum Teil den Kopfdreher (M. sternocleidomastoideus). Der andere Teil des Kopfdrehers wird aus dem Armgeflecht heraus versorgt, der aus den oberen Segmenten des Rückenmarks (C1–C3, C4, evtl. C5) stammt.
- Der ebenfalls rein motorische XII. Unterzungennerv (N. hypoglossus) steuert die Zungenbewegung (Naish und Syndercombe Court 2015, Martini et al. 2012, Purves et al. 2008, Dudel et al. 2000). Ein gezielter Muskeltest hilft bei der diagnostischen Frage, ob ein Schiefhals durch Hirnnervenschaden oder durch eine Skoliose der Wirbelsäule verursacht ist!

Durch den gesamten Hirnstamm hindurch zieht sich das retikuläre System (Formatio reticularis); ein ganzes Netzwerk von zu Kernen verdichteten Neuronen, welche eng und diffus miteinander verschaltet und mit fast allen Teilen des Gehirns verbunden sind. So erhält dieses System aufsteigende somatosensorische Signale für die Schmerz-, Tast- und Druckwahrnehmung aus dem Rückenmark, aber auch absteigende motorische Signale von dem motorischen Kortex, dem Hypothalamus (Emotionen und Motivation), dem limbischen System (Emotionen), den Vestibulariskernen (Gleichgewicht), dem Kleinhirn (Koordination), den Basalganglien (Auslösen einer Bewegung) und den sogenannten oberen Hügelchen (Augenbewegung). Über die absteigenden motorischen Fasern zum Rückenmark hin wird die überwiegend automatische extrapyramidale Motorik gesteuert. Von besonderer Bedeutung sind die Neuronenkerne, welche im höheren Teil des Hirnstamms gelegenen Mittelhirn lokalisiert sind und das Weckzentrum bilden: Das aufsteigende, aktivierende, retikuläre System steigert die Aktivität in Thalamus und Kortex und erzeugt sowohl Wachheit, Bewusstsein als auch Aufmerksamkeit (Konzentration). Hierdurch ist eine schnelle reflexartige motorische Reaktion möglich, die eine automatische Anpassung der posturalen motorischen Kontrolle an die sensorische afferente Information nach sich zieht (Bizzini 2000).

Die ausgedehnte Formatio reticularis sorgt also für einen allgemeinen Zustand von Aufmerksamkeit und Bewusstsein des Gehirns.

Schädigungen im Mittelhirn- oder Großhirnbereich führen zunehmend zu Bewusstseinseintrübungen, bis hin zum Koma. Sind die tiefer gelegenen Teile der Formatio reticularis, die Atmung und Herz- und Kreislauffunktionen aufrechterhalten, nicht geschädigt, kann der menschliche Körper, unter Umständen sogar Jahre lang, am Leben erhalten werden (Naish und Syndercombe Court 2015; Martini et al. 2012; Purves et al. 2008; Dudel et al. 2000).

Die seitlichen Gleichgewichts- oder Vestibulariskerne im verlängerten Rückenmark des Hirnstamms werden vom Gleichgewichtsorgan im Ohr versorgt und stehen mit dem Kleinhirn in enger Verbindung. Diese Kerne regulieren zusammen mit dem Sinn für Tiefensensibilität im Halsbereich die Aufrechthaltung des Kopfes, wobei auch typische Aktivitäten der Arm- und Beinmuskeln ausgelöst werden. Das zeigt sich vor allem in den motorischen Haltungs- und Stellreflexen, welche, insbesondere in Bezug auf die Erdanziehungskraft, dem Erhalt des Gleichgewichtes dienen. Das Aufrichten des Kopfes führt zu einer Lageveränderung des Rumpfes. Umgekehrt kann durch Impulse aus dem menschlichen Gleichgewichtsorgan im Innenohr (Labyrinth) die Position des Kopfes wieder in die Normalstellung gebracht werden (Labyrinthstellreflexe). Auch die ruhige Kopfhaltung basiert auf ständiger Tonussteuerung durch Halssensoren, wobei Kokontraktion und Synergetik eng ineinandergreifen. Fast scheint es, als ob afrikanische Frauen über mehr Sensoren im Halsbereich verfügen und deshalb Waren auf dem Kopf tragen können, ohne das Gleichgewicht zu verlieren. Motorisches Training von Kind an könnte allerdings eher die bessere Kopfhaltung begründen (Naish und Syndercombe Court 2015, Martini et al. 2012, Purves et al. 2008, Dudel et al. 2000).

Untersuchungen zeigen, dass bei Entfernung beider Labyrinthe des Gleichgewichtsorgans die Information über die Stellung des Kopfes im Raum nicht mehr an das Gehirn weitergegeben wird. Die Sensoren des Halses melden jedoch jede relative Änderung der Kopfhaltung zur Körperstellung. Sie können auf diese Weise Teile der sensorischen Funktion der Gleichgewichtsorgane übernehmen, damit der Kopf doch noch (einigermaßen) gerade gehalten werden kann.

Auch die asymmetrischen und symmetrischen tonischen Nackenreflexe sind Halsstellreflexe, die bei Kopfbewegungen in typischen symmetrischen oder asymmetrischen Armbewegungen münden.

In der Tierwelt haben diese reaktiven Bewegungsmuster bei der Flugkontrolle von Vögeln eine ausgesprochen steuernde Funktion. Vögel fliegen, vereinfacht ausgedrückt, „ihrem Kopf nach". Will der Vogel nach rechts abbiegen, so muss zuerst der Kopf nach rechts drehen und der Körper folgt dann automatisch. Die Dehnung der linken Halsmuskulatur führt zu einer Streckung des linken und zu einer Beugung des rechten Flügels sowie zu einer Spreizung der rechten Schwanzfeder und zu einer Heranführung der linken Schwanzfeder an den Körper. Dieser Reflex läuft über das Rückenmark in den Halswirbelsäulenbereich und lässt den Vogel in eine Rechtskurve einschwenken (Dudel et al. 2000).

Andere – statokinetische – Reflexe sorgen für das Gleichgewicht und die korrekte Körperstellung beim Springen und Laufen. Demgemäß dreht sich eine Katze im freien Fall immer so, dass sie unabhängig von der Ausgangsposition immer auf ihren Pfoten landet.

Diese Hirnstammreflexe erklären möglicherweise ein von mir regelmäßig beobachtetes, aber bisher nicht gedeutetes Phänomen: Squats-Übungen, die vornehmlich in der Knie- und Hüftgelenk-, aber auch in der Rückenrehabilitation im Stehen ausgeführt werden, sind effektiver als Übungen mit demselben Bewegungsablauf, welche im Liegen auf einer Funktionsstemme stattfinden, obwohl die rein mechanische Belastung im Stehen gleich oder sogar höher ist. Wahrscheinlich erfahren die sensorischen Signale aus den Gelenken, aus der Beinmuskulatur und aus dem Gleichgewichtsorgan eine andere Steuerung aus dem Gehirn, und machen damit eine bessere Kontraktion der gesamten Beinmuskulatur und eine bessere Belastbarkeit der Knie-, Sprung- und Hüftgelenke möglich! Die reflexartigen motorischen Muster auf Rückenmarksebene, die Koaktivierung der Agonisten und Antagonisten der gesamten Beinmuskulatur, das sensorische Beugereflexsystem und der zentrale Mustergenerator spielen meiner Meinung nach eine bis heute unterschätzte Rolle in der Rehabilitation. Eins plus eins macht in diesem Fall mehr als zwei.

Bei gesunden Menschen zeigen die frühkindlichen Reflexe und die reflexartigen Bewegungsmuster im Säuglingsalter am deutlichsten, wie die Reflexmotorik über den Hirnstamm gesteuert wird (Naish und Syndercombe Court 2015; Martini et al. 2012; Purves et al. 2008; Dudel et al. 2000).

3.3.2 Pons – Brücke

Unmittelbar oberhalb des verlängerten Rückenmarks liegt die Brücke, Pons, an die sich das Kleinhirn (Cerebellum) anschließt. Sie bildet eine wichtige „überbrückende" Umschaltstelle zwischen Kleinhirn und motorischem Kortex. Dazu regelt sie einige autonome Funktionen wie die Atmung. Hieran lässt sich die Bedeutung des Hirnstamms bemessen: selbst kleinste Schäden in diesem sensiblen Gebiet können desaströse Folgen haben. Etwas weniger bedrohlich, dafür wesenseigen, ist der Fall eines Patienten, dessen Pons geschädigt war und dessen Bewegungen in der Traumphase seines Schlafes infolgedessen nicht gehemmt wurden. Er schlug um sich, trat und schrie bei lebhaften Träumen, ein Umstand, der sich nur mit schweren Medikamenten unterbinden ließ (Leyd 2011).

In der Brücke entspringen außerdem verschiedene Hirnnerven.

- Der V. Drillingsnerv (N. trigeminus) versorgt sensorisch den gesamten Gesichtsbereich und steuert motorisch die Augenbewegung und die Kaumuskulatur.
- Der VI. rein motorische Augenabziehnerv (N. abducens) steuert spezifisch die seitwärts gerichteten Augenbewegungen.
- Der vorwiegend motorische VI. Hirnnerv (N. abducens) bewegt die Augenachse zur Seite, indem er den M. rectus lateralis, den seitlichen geraden Augenmuskel innerviert.
- Der VII. Hirnnerv (N. facialis), ein wichtiger Gesichtsnerv, lenkt die Nervenimpulse für die Gesichtsmuskeln. Er steuert die Muskulatur der Mimik und den Steigbügelmuskel (M. stapedius), der beim Hörvorgang unverzichtbar ist, da er das Trommelfell spannt. Zudem übermittelt er die Geschmackswahrnehmung in den vorderen zwei Dritteln der Zunge.
- Der VIII. rein sensorische Hör- und Gleichgewichtsnerv (N. vestibulocochlearis) leitet die Informationen von der Hörschnecke und dem Gleichgewichtsorgan weiter zum Gehirn.

Hinter der Brücke befindet sich ein kleinerer Querwulst, der sogenannte Trapezkörper (Corpus trapezoideum), in dem die Hörbahn verläuft und an dem die Hirnnerven VI–VIII an die Hirnoberfläche treten. Seitlich an der Brücke tritt der deutlich sichtbare das Gesicht versorgende V. Hirnnerv (N. trigeminus) an die Oberfläche. In der Brücke kreuzen Nervenfasern aus dem Rückenmark, sodass Informationen einer Körperseite in der gegenüberliegenden Hirnhälfte verarbeitet werden (Naish und Syndercombe Court 2015; Martini et al. 2012; Purves et al. 2008; Dudel et al. 2000).

3.3.3 Mesencephalon – Mittelhirn

Den obersten Abschnitt des Hirnstamms stellt das Mittelhirn (Mesencephalon) dar. Nach unten schließt sich die Brücke an, darüber liegen bereits Strukturen des Zwischenhirns, wo der Thalamus lokalisiert ist. Wie im gesamten Hirnstamm bildet auch das Mittelhirn eine wichtige Schaltstelle für die automatische Motorik als Teil des extrapyramidal-motorischen automatischen Bahnsystems. Denn hier liegen für die motorische Steuerung bedeutsame motorische Kerne:

- Als größter Kern des Mittelhirns reguliert der eisenhaltige Nucleus ruber mit seinen ins Rückenmark ziehenden Fasern die feinmotorische Muskelaktivität der Arme und Beine und wirkt auf den Muskeltonus und die Körperhaltung ein (Naish und Syndercombe Court 2015, Martini et al. 2012, Purves et al. 2008, Dudel et al. 2000). So wird die automatisierte Motorik der Arme und Beine in die Haltung integriert und alle Elemente aufeinander abgestimmt.

- Eine andere kleine Kernregion des Mittelhirns ist die Substantia nigra. Dieser melaninhaltige Komplex von Nervenzellen produziert und nutzt Dopamin als Neurotransmitterstoff und ist maßgeblich für die Bewegungssteuerung verantwortlich. Ihre Bekanntheit hat sie der Parkinson-Erkrankung, auch „Schüttellähmung" genannt, zu verdanken. Sie ist nach Alzheimer die zweithäufigste neurodegenerative Erkrankung. Allein in Deutschland sind über 200.000 Patienten von dieser Krankheit betroffen. Funktionsstörungen oder -ausfälle der dopaminabhängigen Nigra-Zellen führen zu katastrophalen Folgen für die Bewegungseinleitung und den Bewegungsantrieb (Hypokinesie oder Bewegungsarmut). Zusammen mit einem Zittern in Ruhe (Tremor) und Muskelsteifigkeit (Rigidität) bilden sie die typischen Symptome der Erkrankung (Naish und Syndercombe Court 2015; Martini et al. 2012; Purves et al. 2008; Dudel et al. 2000).

  Morbus Parkinson tritt erst in Erscheinung, wenn bis zu 70 % (!) der Nigra-Zellen zerstört sind. Vorher ist die Erkrankung leider nicht festzustellen. Defekte im Dopamin-Mittelhirn-System führen außer zu der Parkinson-Krankheit auch zu Schizophrenie, Aufmerksamkeitsdefizit-/Hyperaktivitätssyndrom (ADHS) oder Drogensucht.
- In enger Nachbarschaft zu den schon genannten Strukturen des Mittelhirns befinden sich die Augenmuskelkerne, die für die komplexe Steuerung von sechs Muskeln pro Auge zuständig sind. Hier werden nur über den Augenbewegungsnerv (N. oculomotorius, III. Hirnnerv) die vertikalen Augenbewegungen, der Lidheber sowie die Regenbogenhaut (Iris) gesteuert. Der IV. motorische Augenrollnerv (N. trochlearis) lenkt den schrägen oberen Augenmuskel. Die horizontalen Augenbewegungen dagegen werden vor allem in der Brücke, Pons, ausgelöst (Leyd 2011).
- Im Mittelhirn liegen auch noch einige netzartig verschaltete Kerne der retikulären Formation des Hirnstammes, welche von großer Bedeutung für Wachheit, Bewusstsein und Konzentration sind. Außerdem werden im Mittelhirn auch das Hören und Sehen registriert.
- Ein neuronales Gerüst, das förmlich das Dach des menschlichen Hirnstamms bildet, ist die obere Vierhügelplatte (Colliculi superiores). Einfachste visuelle Eindrücke werden hier verarbeitet und schnelle Augenbewegungen gesteuert. Sie sind z. B. aktiv, wenn sie im Augenwinkel etwas bemerken und mit einem schnellen Reflex hinschauen. Bei Tieren funktionieren die Colliculi genau gleich. Für einige Arten ist es sogar der einzige Teil des Gehirns, der Gesehenes verarbeitet (Naish und Syndercombe Court 2015, Martini et al. 2012, Purves et al. 2008, Dudel et al. 2000).
- In den oberen Hügelchen im Hirnstamm von Affen konnte eine Arbeitsgruppe in Bochum vereinzelt Neuronen finden, die nicht nur bei Augenbewegungen, sondern auch bei der Steuerung von Armbewegungen aktiv waren. Lange Zeit wurden diese Neuronen nur bei Affen und nicht bei Menschen nachgewiesen. Wissenschaftler in Tübingen haben allerdings 2012 mithilfe der funktionellen Kernspintomografie diese Beobachtungen auch beim Menschen bestätigen können: „Wenn sie Arme und Hände bewegten, war bei den menschlichen Probanden genau an den Stellen eine erhöhte Hirnaktivität zu sehen, an denen bei Affen die Neuronen verstärkt feuerten", so Walter Linzenbold über sein Promotionsprojekt (Linzenbold und Himmelbach 2012) (Abb. 3.15)

So hat eine starke visuelle Wahrnehmung einen wesentlich größeren Einfluss auf die Steuerung der Motorik der Arme und Hände als bisher gedacht. Wenn man z. B. von dem starken hellen Licht der Sonne geblendet wird, schließt man nicht nur spontan die Augen und die Pupillen verkleinern sich, sondern man deckt auch sofort seine Augen mit den Händen ab. Ist die Sehfähigkeit z. B. im Dunkeln ausgeschaltet, streckt man sofort die Hände aus, um die Umgebung abzutasten. Die gesamte Motorik ist dann erheblich eingeschränkt.

Die Einflüsse der motorischen Zentren des Mittelhirns und der höher liegenden Basalganglien kann man durch eine Querschnittsdurchtrennung im Hirnstamm unterhalb des Mittel-

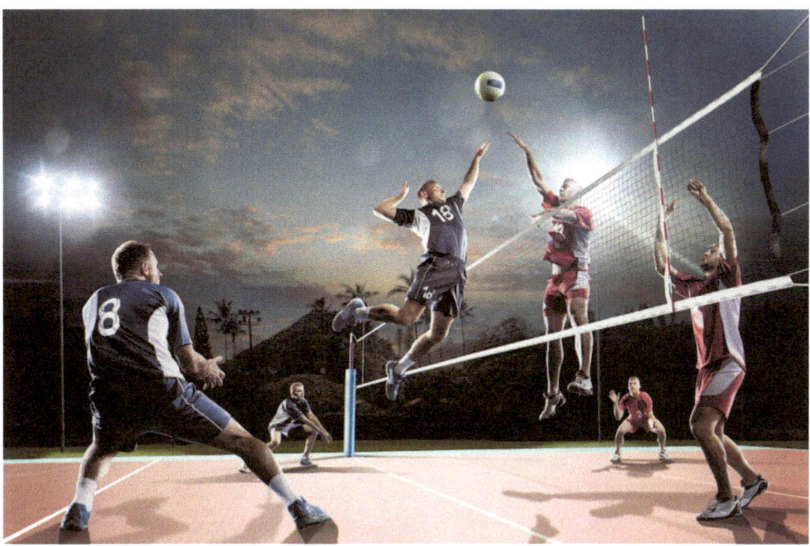

Abb. 3.15 Aktivität der Arme, Hände und Augen (Arm-Hand-Augen-Koordination): Steuerung durch Neuronen in der Vierhügelplatte (Colliculi superiores)

hirns, also zwischen Kleinhirn und Mittelhirn (niedrig dezerebriert), sichtbar machen. Die Funktion des Mittelhirns und der höher gelegene Teil des Gehirns werden so ausgeschaltet.

Die Neurowissenschaftler H. C. Bazett, Wilder Penfield und Philip Bard dezerebrierten auf diese Weise im Tierversuch Katzen, die daraufhin Störungen im Wachzustand zeigten. Die Tiere hatten kein Interesse mehr daran, sich zu bewegen, reagierten aber wohl auf Nahrung, die ihnen auf die Zunge gelegt wurde. Bei leichter sensorischer Reizung änderte sich ihre Körperhaltung von geneigter Position zu einer Hockstellung, bei starker Reizung wurden sogar instabile Gehbewegungen ausgelöst. Außerdem konnten affektive Reaktionen wie Zischen, Beißen, Knurren und Schlagen mit dem Schwanz provoziert werden (Kolb und Whishaw 2009).

Motorische Störungen äußerten sich in massiv erhöhter Anspannung der starken aufrichtenden (Streck-) Muskulatur mit gleichzeitiger Aufrichtung des Kopfes:

- Eine Beugung des Kopfes führte zur Beugung der vorderen und Streckung der hinteren Gliedmaßen.
- Beim Heben des Kopfes streckten die vorderen Gliedmaßen und beugten die hinteren.
- Einer zielgerichteten Seitwärtsdrehung des Tieres folgte unmittelbar die Streckung der Gliedmaßen derselben Seite und Beugung der Gliedmaßen der anderen Seite, bei gesunden Tieren eine normale Reaktion. Diese Motorik zeigte eine starke Ähnlichkeit mit der Hirnstammmotorik, wie beispielsweise dem symmetrischen tonischen Nackenreflex (STN).
- Wird ein dezerebriertes Versuchstier aufgerichtet, bleibt es stehen. Der hohe „enthemmte" Tonus oder die Spastik fast der gesamten Streckmuskulatur verhindert das Einknicken der Gelenke. Man spricht von einer Enthirnungs- oder Dezerebrationsstarre.

Patienten mit einer halbseitigen spastischen Lähmung, etwa hervorgerufen durch eine Blutung im Mittelhirn, können diese enthemmte Spannung funktionell zur Verbesserung der Gehfähigkeit nutzen.

Bei einem hoch dezerebrierten Mittelhirntier fehlt nach der Querschnittstrennung oberhalb des Mittelhirns, wobei die Funktion des Mittelhirns intakt bleibt, diese Starre. Denn die motorischen Zentren im Mittelhirn, der rote Kern, die Kernregion der schwarzen Substanz sowie die Vestibulariskerne – zuständig für das Gleichgewicht – enthalten hemmende Impulse. So bleibt die reflexartige Basis für die extrapyramidale Steuerung der Lokomotorik gewahrt.

Im Mittelhirn befindet sich auch die mesenzephale lokomotorische Region (MLR), ebenfalls mit einer hemmenden Funktion. Stimuliert man dieses Gebiet, löst dies bei allen Tieren lokomotorische Aktivität aus. Eine Katze fängt dann an zu gehen. Deutlich wird nun die Bedeutung des Gleichgewichts für die (Loko-)Motorik (Purves et al. 2008).

Die lokomotorische Aktivität wird auch bei höherer Frequenz erzeugt. Bei gleichbleibender Frequenz, aber zunehmender Reizintensität, werden die Bewegungen heftiger und schneller: Gehen wird zum Traben, Traben wird zum Galoppieren (Dudel et al. 2000).

Schnellere Motorik ist also eine Folge stärkerer Reizung des Nervensystems! Es findet eine starke gegenseitige Beeinflussung des zentralen Mustergenerators im Rückenmark statt, und damit eine geringe Anpassung der Lokomotion. Weitere Anpassungen der Lokomotion an die Umgebung sind nur durch gezielte hemmende oder erregende Einflüsse aus dem Kleinhirn auf den Mustergenerator eines jeden Abschnittes möglich. So kann sich ein Mittelhirntier selbstständig hinstellen, und aus allen normalen Lagen heraus wird jeweils die Grundhaltung automatisch und mit vollständiger Sicherheit eingenommen, ähnlich wie bei gesunden Tieren.

Im Mittelhirn kann aus reflexartiger Motorik ein angepasstes Verhalten modifiziert werden. Hans Kolk beschreibt hierzu, wie Frösche, Grillen, Fliegen und Mücken Beute fangen, um sich zu ernähren. Wenn ein Frosch hungrig ist, wird ein Schnapp-Reflex initiiert. Ist sein Abstand zu dem Beutetier Grille klein genug, schießt seine Zunge heraus und verschluckt die Grille. Ist die Grille zu weit entfernt, wird ein anderer Reflex initiiert: der Sprungreflex. Sobald der Frosch zur Grille hinspringt, wird sofort der Schnapp-Reflex ausgelöst. Wird der Weg von einem Gegenstand versperrt, tritt ein dritter Reflex in Erscheinung: Der Frosch hüpft automatisch zur Seite, sodass der Gegenstand nicht mehr im Weg ist. Diese reflexartige Motorik ist schon wesentlich komplexer als die Reflexmotorik auf Rückenmarksebene mit ihren stereotypen motorischen Reaktionen. Ist der Frosch satt, ruhen beide Reflexe. Alle drei Reflexe erhalten den Frosch am Leben.

Ein anderes Beispiel ist die Grabwespe. Um sich fortzupflanzen, fängt sie ihre Beute, lähmt sie und transportiert sie anschließend – oft über weite Strecken – in eine selbstgegrabene Nisthöhle im Boden. Bevor die Wespe ihre paralysierte Beute, die als Lebendfutter für ihre Larven dient, in die Erdhöhle zieht, untersucht sie die Höhle auf ihre Tauglichkeit hin. Nach der Eiablage verschließt die Wespe die Brutstätte, ohne sich weiter um ihre Nachkommenschaft zu kümmern. Was geschieht aber, wenn die Grille im Experiment immer wieder vom Nisthöhleneingang fortgezogen wird, während die Wespe die Höhle kontrolliert? Sobald die Wespe wieder in Erscheinung tritt, schiebt sie die Grille erneut nah an die Höhle heran, um die Höhle aufs Neue zu kontrollieren. Dieses stereotype Verhalten konnte bis zu 400 Mal hintereinander beobachtet werden.

Der Wespe fehlen kognitive Einflüsse aus höheren Ebenen des Gehirns, weshalb sie keine Erklärung und damit keine andere Handlungsstrategie bedenken kann. Ihr bleibt nur die Möglichkeit, ständig ihr Verhalten zu repetieren (Kolk 2012)

Bei einer Trennung des Hirnstamms von der Hirnrinde (Dekortikation), bei der die Basalganglien und der Thalamus im Zwischenhirn ebenfalls intakt bleiben, sind die Halte- und Stellreflexe gut ausgeprägt und ist das Bewegungsrepertoire der automatischen Reflexmotorik größtenteils vorhanden. Dekortierte Tiere können selbstständig überleben. Sie haben einen normalen Schlaf-Wach-Rhythmus, können selbstständig laufen, fressen, trinken, sich fortpflanzen, Nachkömmlinge erziehen. Auffällig ist ihre Unfähigkeit, automatische Motorik an bewusst gewollte Motorik zu knüpfen, um anpassungsfähig zu sein und im Voraus planen zu können. Die Basalganglien ermöglichen die Hemmung oder Erregung der bewusst gewollten Motorik. Ein Tier auf Nahrungssuche bleibt stehen, sobald es Futter gefunden hat, und nimmt die Nahrung auf. Dekortierte Tiere können nicht planen, keine Vorräte anlegen, kein Nest bauen. Sie verfügen nicht über feinmotorische Fertigkeiten und folgen lediglich einfachen sensorischen Mustern. So sind sie z. B. zwar in der Lage, zwei verschiedene Töne voneinander zu unterscheiden, aber nicht den Lärm eines Rasenmähers von dem eines Autos. Wohl aber sind sie sehr gut befähigt, operant zu lernen, also klassisch konditioniert zu werden (Kolb und Whishaw 2009).

3.3.4 Automatische Motorik des Säuglings

Ein Baby wird schon mit weitentwickelten motorischen Fähigkeiten und funktionstüchtigen Muskeln geboren. Bewegungen wie Strampeln, Treten und Boxen wurden schon vor der Geburt im Mutterleib ausgelöst (Weigert und Paky 2015).

Diese Motorik des Säuglings besteht zum größten Teil aus über den Hirnstamm gesteuerten, automatischen motorischen Mustern. Mit fortschreitender Reifung des Gehirns wird die automatische (Reflex-)Motorik in den Hintergrund gedrängt; die sich entwickelnde Willkürmotorik tritt immer mehr in Erscheinung. Hirnorganisch ist der motorische Kortex bei der Geburt des Menschen zwar schon weitgehend ausgereift, alle Schichten sind nachweisbar, und auch die Pyramidenbahn für die Willkürmotorik ist angelegt. Die Funktion der Hirnrinde, und damit die Motorik eines Säuglings, entsteht hingegen erst durch die Vernetzung der Neuronen in dem motorischen Kortex. Die Hirnstammreflexe bleiben aber die Basis für die Willkürmotorik im weiteren Leben, da die Verbindungen erhalten bleiben, während andere Reflexe wie das Atmen, Husten und Niesen konstant und sichtbar beibehalten werden. Die Grundlagen dieser reflexartigen motorischen Bewegungsabläufe können daher in der Rehabilitation und im Trainingsbereich bei Erwachsenen berücksichtigt werden. Die vitale Motorik bleibt allerdings unverändert bestehen (Keull 2006).

Die wichtigsten Hirnstammreflexe von Bedeutung für die Willkürmotorik sind:

- Beim symmetrischen tonischen Nackenreflex (STN) führt die Beugung des Kopfes nach vorne zu einer gleichzeitigen Beugung der Arme und Streckung der Beine. Kriechen ist nun nicht mehr möglich! Die Streckung des Kopfes bewirkt eine Streckung der Arme und Beugung der Beine, bis zum 3. Monat. Wird der Reflex durch weitere Reifung des Gehirns unterdrückt, kann zwischen dem 8. und 10. Monat das Kriechen motorisch gefördert werden, wenn der Kopf des Kindes vorsichtig etwas hochgehoben wird; die Arme strecken sich und die Kriechreaktion erfolgt automatisch, vorausgesetzt die Reifung des Gehirns ist weit genug fortgeschritten.
- Beim asymmetrischen tonischen Nackenreflex (ASTN) ruft die passive Drehung des Kopfes in Rückenlage die Streckung der dem Gesicht zugewandten Arme und Beine bei gleichseitigem Faustschluss und Einnehmen der Spitzfußstellung des Fußes hervor. Die dem Gesicht abgewandten Arme und Beine werden gebeugt (der Fechterstellung ähnliche Körperhaltung). Die Steuerung der Nackenreflexe findet auf Mittelhirnebene statt.
- Beim Erwachsenen ist dieses Muster beim Drehen vom Rücken auf die Seite wiederzuerkennen. Kraulschwimmen ist ebenfalls ein für sich sprechendes Beispiel (Baur et al. 2009). Auch bei anderen (sportlichen) motorischen Aktivitäten wie Klettern ist die Reflexbewegung als Basis noch zu erkennen (Abb. 3.16).

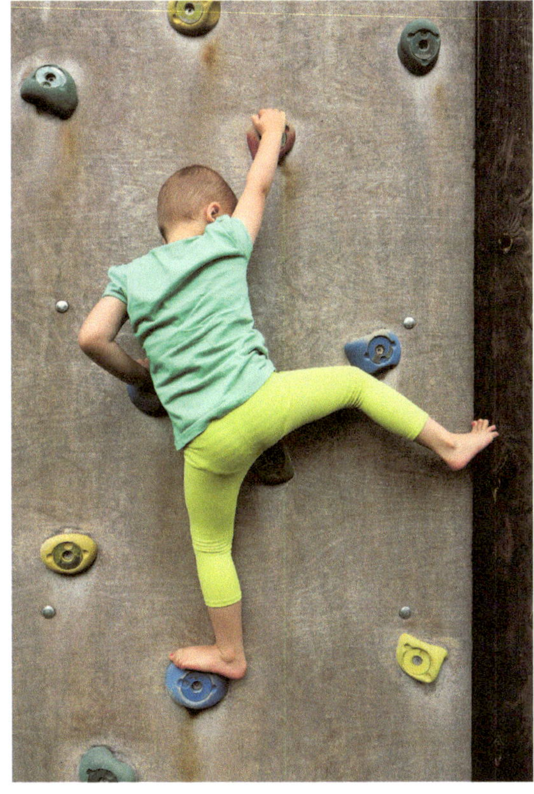

Abb. 3.16 Der asymmetrische tonische Nackenreflex als motorische Basis für die Kletterbewegung

- Der Wischreflex, der bei spinalisierten Fröschen ausgelöst werden kann, tritt auch bei Erwachsenen als Putzreflex (Fensterputzen) oder als das Schmieren mit Essensresten auf dem Tisch bei Kleinkindern auf. „Noch bevor das Kleinkind einen Stift hält, kann es schmieren", sagt der Kunstpädagoge Georg Peez, der sich mit der Frage, wie Kinder malen lernen, beschäftigt. Er beobachtete, dass immer die gleichen Bewegungsmuster ablaufen. Erstens: vorsichtige Kontaktaufnahme mit einem Finger. Zweitens: der Versuch, das Essen mit zwei Fingern zum Mund zu führen („Pinzettengriff"). Drittens: Wild entschlossenes Hin- und Herbewegen. Wenn das Kind mit etwa einem Jahr anfängt, mit Malstiften zu experimentieren, verwendet es genau diese Bewegungsmuster und malt zuerst hauptsächlich Bögen.
- Bei der Bedienung des Touchscreens eines Tablet-Computers ist die Wischbewegung gut zu erkennen, denn „die beobachteten Bewegungsmuster korrespondieren mit den Grundbewegungen, die wir auf dem Touchscreen ausführen", so Peez: Antippen zum Aktivieren, Pinzettengriff zum Zoomen, Wischen zum Scrollen. „Dieser Befund erklärt, weshalb wir für die Benutzung eines Tablet-Computers kein dickes Handbuch benötigen (Peez 2006)".
- Der frühkindliche Greifreflex der Hände (palmarer Greifreflex) und der Füße (plantarer Greifreflex) kann bis zum 11. Lebensmonat durch Berührung der Handfläche oder der Fußsohle ausgelöst werden, die Finger schließen sich und die Zehen krallen. Im Notfall kann die Greifkraft bei einem Erwachsenen so groß sein, dass man beispielsweise in den Bergen an einem Seil hängend ganz bestimmt nicht loslässt. Normalerweise wäre eine derart ungeahnte Kraft bewusst nicht auszulösen (Baur et al. 2009).
- Der Moro-Reflex, Umklammerungs- oder Schreckreflex, tritt bis ungefähr zum 4. Monat auf, wenn ein plötzliches lautes Geräusch oder eine Erschütterung das Kind trifft. Es streckt ruckartig die Arme, spreizt die Finger und öffnet den Mund. Danach kreuzt der Säugling die Arme vor der Brust so, als ob er jemanden umklammern möchte. Meist beginnt er auch, laut zu schreien.

  Eine von diesem Reflex herzuleitende motorische Reaktion ist auch dann zu beobachten, wenn ein Erwachsener einen nahestehenden Menschen spontan umarmt, nachdem etwas Tragisches, beispielsweise ein Unfall, geschehen ist (Baur et al. 2009).
- Der Galant- oder Rückgratreflex krümmt die Wirbelsäule des Kindes und beugt den Kopf zur Seite, sobald man mit den Fingern 2 cm neben der Wirbelsäule vom Schulterblatt bis zu den Beckenkamm entlang streicht. Nach ungefähr 6 Monaten erlischt auch dieser Reflex. Bei Erwachsenen ist diese motorische Reaktion fast immer noch auszulösen.
- Wird beim Traktionsversuch ein Säugling aus Rückenlage hochgezogen, so bewegt das Kind aktiv Schulter, Arme und Kopf so, als ob es sich selber hochziehen wolle. Ab einem Alter von 6 Monaten ist es in der Lage, den Kopf selbsttätig hochzuziehen und auch stabil zu halten (Baur et al. 2009).
- Der Schreitreflex des Säuglings, der nur in den ersten Wochen nach der Geburt provoziert werden kann, deutet auf eine frühe Entwicklung des Gangbilds hin, auch wenn das eigentliche Gehen noch nicht möglich ist. Die Nervenfasern, welche von den vestibulären Zentren zum Rückenmark verlaufen, sind längst nicht ausgereift, aber unerlässlich für die Haltungskontrolle. Das Kind schreitet automatisch voran, hält man es am Rumpf fest und lässt die Füßchen abwechselnd Kontakt mit dem Boden aufnehmen (Baur et al. 2009).
- Der Extensorstoß, als Erweiterung des Schreitreflexes zu betrachten, ist eine rasche Antwort des Kindes auf gleichzeitigen Kontakt beider Füße mit dem Boden durch Streckung der Beine (Knie und Hüfte) und des Rumpfes. Sowohl der Schreitreflex als auch der Extensorstoß sind mit 3 Monaten erloschen. Sie sind frühe Äußerungen der Steh- und Sprungbereitschaft (gewichttragende Funktion der Beine) und bilden die Grundlage für alle möglichen Varianten von Springen. Wird das auf dem Bauch getragene Kind zügig zur Unterlage geführt, bringt es die Arme zum Abstützen nach vorne.

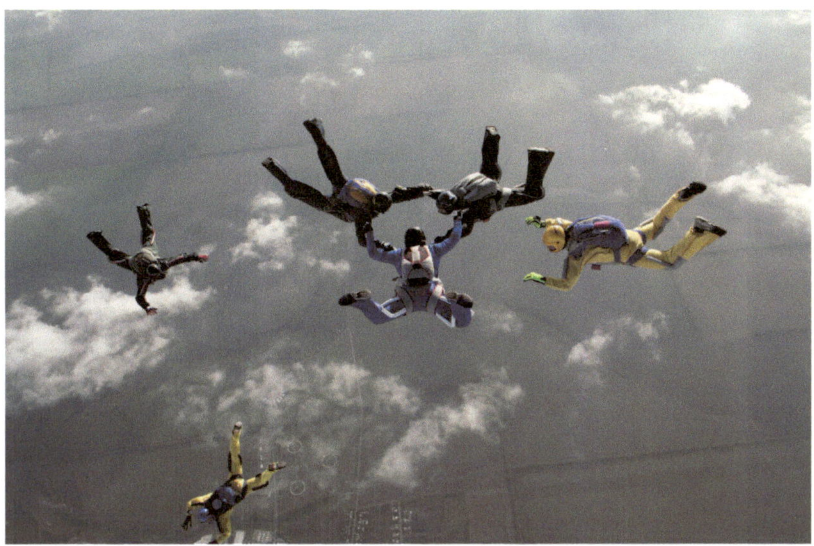

Abb. 3.17 Beim Fallschirmspringen ist die Landau-Reaktion deutlich erkennbar

- So entstehen der Parachute-Reflex und schließlich der Extensorstoß der Arme. Beides lässt sich ab dem 5. Monat provozieren (Baur et al. 2009).
- Bei dem sogenannten Landau-Reflex hebt das Kind Kopf und Beine und streckt die Wirbelsäule, sofern es in Bauchlage am Rumpf frei schwebend gehalten wird.

  Erstaunlich, dass Fallschirmspringen dieselbe motorische Reaktion auslöst (Abb. 3.17).

Über den Beginn des Auftretens und Verschwindens und die Dauer der reflexartigen Bewegungsmuster bestehen keine genauen Angaben. Einzelne primitive Reflexe können sehr inkonsistent in der Entwicklung sein. So erlöschen bei 80–90 % der Säuglinge der symmetrisch tonische Nackenreflex (STN) und der Moro-Reflex mit 6 Monaten; der asymmetrisch tonische Nackenreflex (ASTN) und der Handgreifreflex mit 10 Monaten.

In nachstehender Reihenfolge treten stattdessen der Traktionsreflex im Alter von 4 Monaten, der vollständige Landau-Reflex mit 6, der Halsstellreflex und die aktive Stehbereitschaft mit 8 und der Abstützreflex mit 10 Monaten auf (Paine und Oppé 1970)

Zudem entwickeln sich im ersten Lebensjahr des Kindes die Lage- und Stellreaktionen, erforderlich, um sich adäquat im Raum orientieren zu können. Sie dienen der Aufrichtung des Körpers gegen die Schwerkraft und bilden die Voraussetzung für die Stütz- und Gleichgewichtsreaktionen. Indem sie in die Willkürmotorik integriert werden, bleiben sie in modifizierter Form ein Leben lang erhalten.

Andere Zeugnisse primitiver, auf Hirnstammebene kontrollierter Reflexe sind die Fluchtreflexe. Als bildhafte Beispiele seien hier Knochenfische und Amphibien genannt, die sehr schnell mit ihrer Schwanzflosse wenden und beschleunigen können. Bei Fischen sind diese motorischen Reaktionen auf riesige, schnellleitende Neuronen mit einem Durchmesser von bis zu 100 µm aus dem verlängerten Rückenmark zurückzuführen, sogenannte Mauthner-Zellen. Diese Neuronen leiten sensorische taktile, visuelle und vestibuläre Informationen zum Rückenmark, wo direkt und ohne Einfluss aus dem Gehirn auf die großen primären Motoneuronen, welche aus dem Rückenmark treten und die Muskulatur aktivieren, weitergeschaltet wird (Purves et al. 2008).

Auf ähnliche Weise geschieht die Steuerung der sehr schnellen Motorik bei z. B. Hasen, die mit hoher Geschwindigkeit rechtwinklige Haken schlagen können, oder bei Greifvögeln, die mit bis zu 300 km/h ihre Beute fangen. Koordinativ schwierige und anstrengende Sportarten wie Geräteturnen, aber auch einfache Fangspiele lassen sich ebenfalls auf diese motorische Reaktionsfähigkeit zurückführen.

3.3.5 Die Rolle der Faszien

In der (paramedizinischen) Medizin wird häufig die Ansicht favorisiert, Faszien seien für derartig schnelle motorische Reaktionen verantwortlich. Robert Schleip leitet das Fascia Research Project der Universität Ulm, welches international eine führende Rolle in der Faszienforschung einnimmt (www.fasciaresearch.de). Seine Lehrtätigkeit betont die gezielte Stimulation des neuromyofaszialen Netzes und orientiert sich an psychosozialen Werten der menschlichen Wachstumsbewegung.

Schleip und sein Team sind der Überzeugung, neue revolutionäre Erkenntnisse zur aktiven Rolle der Faszien in der muskulären Kraftübertragung gewonnen zu haben. Demnach sollen sich Faszien unabhängig von den Muskeln, aber in Kombination mit Stress, aktiv und unbewusst zusammenziehen können, um so schnelle motorische Aktionen auszulösen. Mit dem bloßen Auge nicht sichtbar, aber messbar. Das Bindegewebsnetz hält demnach den Körper zusammen, der ansonsten „zusammenfalle". Die sporadische Präsenz kontraktiler Zellen in den Faszien soll dem Gewebe einen Tonus garantieren, der die muskuläre Bedeutung für Krafterzeugung in den Hintergrund drängt! Ohne diese Eigenschaft könnten Mensch und Tier sich nicht fortbewegen. Die Sprungkraft von Antilopen 3 m hoch bis 10 m weit könne nicht auf die Muskeln zurückgeführt werden, denn dafür seien sie viel zu schwach. Sie wird, wie die Sprungkraft vieler anderer Tiere, z. B. der Frösche, den Faszien und Sehnen zugeschrieben; sogar die außergewöhnliche Sprungkraft des Roten Riesenkängurus, das bis zu 13 m weit springt, weiter als jedes andere Tier, und eine Spitzengeschwindigkeit von bis zu 60 km/h erreicht. Die Verkürzung und Verlängerung der Sehnen, ähnlich einer Feder, die sich an- und wieder entspannt, soll die Energie für die immense Sprungkraft spenden. Muskeln werden hier kaum gebraucht. Nur stellt sich dann die Frage: Wozu dienen die enormen Hüftmuskeln? Durch die katapultierende Kraft der Sehnen soll der Mensch in der Lage sein, lange zu gehen, ohne zu ermüden?

Diese Auffassungen stehen im vollen Widerspruch zu den gängigen Erkenntnissen über motorische Steuerung und motorische Aktivität. Wie der Steuerungsmechanismus von Anspannen und Entspannen der Sehnen funktionieren soll, wird nicht erläutert. Ein neurologischer Steuerungsapparat, ähnlich dem der Muskeln, wurde bis jetzt nicht nachgewiesen. Rein biomechanisch ist es kaum vorstellbar, dass ein Sehnenapparat wie ein Katapult auf mechanische Art eine ähnliche Kraft auslösen kann, wie ein Nervensystem mit einer Leitgeschwindigkeit von >300 km/h! Außerdem müsste, um die Energie in dem Fasziengewebe zu speichern, dieses Gewebe verlängert und auf Spannung gebracht werden. Dazu würde man ein riesiges Volumen benötigen. Eine passive Möglichkeit ist noch schwerer vorstellbar. Denken Sie an die Feder eines Weckers oder einer Glocke: Der dazu notwendige Raum ist meist nicht vorhanden, und wie könnte diese Dehnung zustande kommen? Eine Sehne aufziehen?

Der Nachweis, wie die „aktive Steuerung" der Faszien, wenn diese überhaupt existiert, funktionieren soll, ist weiterhin nicht erbracht. Einige kleine Studien bezüglich Faszien und deren Kontraktilität, die viel höher sein soll, als die der Muskeln, sind unter der Leitung oder mit Unterstützung von Robert Schleip durchgeführt worden.

3.3.6 Automatisierte Motorik – Verhalten des Erwachsenen

Der Mensch ist ein Gewohnheitstier und die Begründung liegt im Hirnstamm. Nach Ornstein (1991) wird unser Verhalten in erster Linie viel mehr durch unbewusste Emotionen aus dem limbischen System gesteuert anstatt durch die Vernunft aus der Hirnrinde. Die Kraft dieser emotionalen Steuerung des menschlichen Verhaltens fällt besonders auf bei der Auswirkung von persönlichen Gefühlen auf Gedächtnis, Wahrnehmung und Entscheidung. Sind wir hungrig, fällt uns alles auf, was mit Essen zusammenhängt: Lebensmittelgeschäfte, Restaurants und essende Mitmenschen. Sind wir satt und unternehmungslustig, so treten beispielsweise Kinoplakate, Buchhandlungen oder Möbelgeschäfte in den Vordergrund. Eine duftende Speise bei leicht hungrigem Gefühl oder ein lockendes attraktives sexuelles Abenteuer lassen alle kritischen Verstandesargumente in einem süßen Schwindel auflösen.

Bei Rückenschmerzen sehnt man sich nach einer entspannenden Massage, die Linderung ist von kurzer Dauer und der Termin für die nächste Massage wird schon wieder geplant. An Gymnastik möchte man gar nicht erinnert werden. Zu aufwendig und kein sofortiger Erfolg!

Das glaubhafte Versprechen auf Genesung führt dazu, sich den meist unglaublichen, irrsinnigen und kostspieligen Therapien zu unterwerfen.

Das glaubhafte Versprechen auf Genesung führt dazu, sich irrsinnigen und kostspieligen Therapien zu unterwerfen. Nur unmittelbare Erfolge führen zu einer Änderung des Verhaltens. Durch kurzfristige Erfolge wird es wiederholt; führt es kurzfristig zu unangenehmen Konsequenzen, so wird es gemieden. Durch diese großen Verlockungen des kurzfristigen Erfolgs lernt der Mensch nur mühsam. Er muss lernen, sich an langfristigen Verhaltensfolgen zu orientieren. Außerdem muss er lernen, Freude zu haben an in erster Linie unangenehmen (weil anstrengenden) oder lästigen Aktivitäten wie Sport. Das kostet Denkkraft! Das alles hängt meist eng zusammen mit einer entsprechenden Unterstützung des sozialen Umfelds. Wenn die Initiative, mit dem Rad zur Arbeit zu fahren, von beispielsweise dem Partner oder dem Freundeskreis als blödsinnig abgestempelt wird, wird das gerade dafür neu angeschaffte Fahrrad mit Sicherheit zu teuer gewesen sein.

Kurzfristige Erfolge bleiben aber in heftigem Widerstreit mit der Aussicht auf einen Erfolg auf längere Sicht. Die Voraussicht, später durch das Tabakrauchen zu erkranken, kann einem bewusst sein, der kurzfristige Genuss gewinnt trotzdem immer die Oberhand. Wir wissen, dass regelmäßiges Sporttreiben gesund ist, sogar Spaß machen kann und auf längere Sicht Schlimmerem vorbeugen kann. Aber die Bequemlichkeit des warmen Zuhauses und des Fernsehers, wie uninteressant dessen Angebot auch ist, gewinnt oft die Oberhand über die Unbequemlichkeit, sich aufzuraffen, sich umzuziehen und irgendwohin zu gehen oder einfach loszulaufen. Sogar das wohltuende Gefühl nach dem Sporttreiben kommt da nur schwer gegen an. Auch wissen wir, dass es auf längere Sicht vernünftiger wäre, unsere Besorgungen mit dem Fahrrad zu machen, werden aber durch die kurzfristige Bequemlichkeit der Fahrt im eigenen Auto verführt, trotz Problemen und Kosten durch das Parken.

Die Macht der Gewohnheit hat ihren Sitz im Hirnstamm und kommt wiederum zum Ausdruck bei der Körperpflege, bei der der motorische Ablauf fast immer gleich ist. Betrachtet man einmal die Reihenfolge der einzelnen motorischen Handlungen, zeigt es sich, wie sehr dieser Ablauf automatisiert ist.

Der Philosoph und Betriebswirt Gijs van Houwelingen spricht in seiner Dissertation „Something to rely on: the influence of stable and fleeting drivers on moral behaviour" („Etwas, auf das man sich verlassen kann: Der Einfluss flüchtiger und stabiler Triebfedern auf das moralische Verhalten") von flüchtigen und stabilen Triebfedern. Flüchtige Triebfedern beziehen sich auf Verhalten mit kurzfristigen, überwiegend emotional bedingten Ergebnissen, wohingegen stabile Triebfedern Verhalten steuern mit dem Ziel, auf längere Sicht Erfolge zu erzielen. Abnehmen z. B. fordert Disziplin und führt erst auf längere Sicht zum Erfolg. Nach van Houwelingen werden stabile Triebfedern eingesetzt, wenn der Betroffene in der Lage ist, abstrakt und zielgerichtet zu denken. Dieses bewusste und überlegte Handeln wird gesteuert in der Hirnrinde.

Ist kurzfristiges emotional bedingtes Handeln denn immer so schlecht? Sich führen lassen durch flüchtige Triebfedern kann auch erfreulich sein. Mal eine Tafel Schokolade muss nicht unbedingt ein Problem sein. Und es können sich Chancen anbieten, bei denen man nicht die Möglichkeit hat, lange zu überlegen (Witteman 2015).

Die Vorstellung, wir Menschen seien einheitlich und durchgängig vernünftig, ist offensichtlich eine Illusion. Beunruhigend ist, dass wir uns dieser Verführung zum kurzfristigen Erfolg in der Regel nicht bewusst sind. Ein Umstand, der in der Werbung immer wieder geschickt ausgenutzt wird.

3.4 Diencephalon – Thalamus

Der Übergang zwischen Hirnstamm und Großhirn wird durch das Zwischenhirn (Diencephalon) gebildet, das zum größten Teil aus einem zentralen Schaltzentrum, dem Thalamus (abgeleitet von griech. thálamos= Schlafzimmer, Bett), besteht und funktionell zum Großhirn gehört.

Der Thalamus erhält als zentrale Schaltstation Signale aus dem ganzen sensorischen System des menschlichen Körpers (außer Geruch) und verknüpft diese teilweise mit kognitiven Prozessen in der Hirnrinde, wodurch die Signale bewusst wahrgenommen werden. Er wird deshalb auch das „Tor zum Bewusstsein" oder „Tor zur Großhirnrinde" genannt und ist zuständig für die aktuelle physische und emotionale Befindlichkeit des ganzen Körpers, wobei Basalganglien und Kleinhirn diese „Momentanalyse" bereitstellen. Im Schlaf verhindert er, dass sensorische Information den Kortex erreichen.

Als zentrale Schaltstelle muss der Thalamus die Flut an ankommenden Informationen und die begrenzte Rechenleistung des Gehirns in Einklang bringen. Dazu muss sensorische Information analysiert und selektiert werden. Hierbei spielen die Prozesse in den Nervenzellen am Übergang vom Thalamus zum Kortex, dem „Higher-order"-Thalamus, eine besonders interessante Rolle. Diese Zellen haben Verbindungen zu zahlreichen Bereichen des Kortex und können diese erheblich beeinflussen.

Das Berühren der Tasthaare (wichtige sensorische Organe für Mäuse) von schlafenden Mäusen und das simultane Messen der Abläufe in den Nervenzellen der kortikalen Zielgebiete, ermöglichten es Mease et al., Forscher der Technischen Universität München, die Nervenzellaktivitäten bei sensorischen Reizen an dieser Verbindungsstelle darzustellen. Die Forscher zeigten so, dass der Higher-order-Thalamus bei sensorischer Reizung zusätzliche aktivierende Signale an den Kortex sendet. Diese aktivierenden Signale konnten bereits bestehende kortikale Signale verstärken und sogar noch dann aufrechterhalten, als der eigentliche Reiz – die Berührung der Tasthaare – schon erloschen war. „Der ‚higher-order'-Thalamus dient anscheinend als Verstärker wichtiger Signale und in geringerem Maß auch als Kurzzeitspeicher. So können im Thalamus wichtige Informationen herausgefiltert und anschließend verstärkt und verlängert an den Kortex weitergeben werden" (Mease et al. 2015).

3.4.1 Epiphyse – Hypophyse

An dem Thalamus hängen die beiden größten Drüsen des Gehirns:

- Die zapfenförmige Zirbeldrüse (Epiphyse) hat sich phylogenetisch von einem lichtempfindlichen Organ, dem „dritten Auge", wie es auch in der Fachliteratur heißt, zu einer endokrinen Drüse gewandelt: Nachts produziert sie das Hormon Melatonin, das den Tag-Nacht-Rhythmus des menschlichen Körpers reguliert.
- Die Hirnanhangsdrüse (Hypophyse) hängt wie ein kirschkerngroßer Tropfen unterhalb des Hypothalamus. Sie besteht aus zwei Teilen, dem von Hormonen kontrollierten Hypophysenvorderlappen (Adenohypophyse) und dem Hypophysenhinterlappen (Neurohypophyse), der von Nerven kontrolliert wird.

▶ Die Hypophyse ist der einzige Bereich des zentralen Nervensystems, bei dem die Blut-Hirn-Schranke nicht wirksam ist und der Schutz vor im Blut zirkulierenden Krankheitserregern, Toxinen und Botenstoffen wegfällt (Wicht 2011a). Dies ist auch der Grund, warum beispielsweise Alkohol im Wachstumsalter zu Wachstumsstörungen und damit auch zu motorischen Defiziten führt.

So klein wie die Hypophyse ist, so groß ist ihre Wirkung:

- Der Hypophysenvorderlappen steuert mit seinen Hormonen nicht nur das Körperwachstum, sondern regt auch die Produktion von Geschlechtshormonen in Hoden bzw. Eierstöcken an. Gleichzeitig hemmt er den Eisprung. Im Hypophysenvorderlappen wird Prolaktin gebildet, wodurch das Wachstum der Brustdrüse und während der Schwangerschaft die Milchproduktion gefördert werden.

- Der Hypophysenhinterlappen speichert das antidiuretische Hormon (ADH) und Oxytocin, die im Hypothalamus gebildet werden und über die Nervenzellen in den Hypophysenhinterlappen gelangen. Das ADH, auch Vasopressin oder Adiuretin, ist ein gefäßverengendes und blutdruckerhöhendes Peptidhormon, das in den Nieren auf die Wasserresorption Einfluss nimmt.

3.4.2 Oxytocin

Das Hormon Oxytocin hat viele Funktionen:

- Es löst bei Schwangeren die Wehen aus, sodass sich die Muskeln der Gebärmutter zusammenziehen. Daneben gewährleistet es nach der Geburt den „Milcheinschuss" (Blank 2017).
- Eine 2005 im Fachjournal *Nature* präsentierte Studie zeigte, Oxytocin beeinflusst zudem das soziale Miteinander außerhalb von Mutter-Kind-Beziehungen und kann Stress oder Angst reduzieren. Seitdem ist es als „Kuschelhormon" bekannt.
- Aber das Hormon hat auch dunkle Seiten. Eine Studie in *PNAS* beschrieb, dass bei Rhesusaffen unter Einfluss des Kuschelhormons die Wachsamkeit schwindet.
- Psychologen der Universität Haifa fanden heraus, dass Oxytocin bei Menschen negative Gefühle wie Schadenfreude und Neid verstärken kann (Stein 2014).
- Wissenschaftler der Klinik und Poliklinik für Psychiatrie und Psychotherapie am Universitätsklinikum Bonn konnten beobachten, dass eine Oxytocingabe, in Kombination mit dem Verweis auf soziale Regeln und Normen, die Spendenbereitschaft bei Menschen, die tendenziell skeptisch gegenüber Migranten eingestellt sind, deutlich erhöhen könnte.
- Das sichtbar vorbildliche Verhalten von vertrauten Menschen aus der direkten Umgebung sozial schwächeren gegenüber (beispielsweise Geflüchteten) kann das soziale Verhalten von Menschen mit einer tendenziell negativeren Einstellung deutlich verbessern, was sich im Versuch in einer höheren Spendenbereitschaft äußerte. So könnte durch Oxytocin Vertrauen gestärkt und Angst Fremden gegenüber abgemildert werden (Marsch et al. 2017).
- Forscher um Christian Elabd von der University of California publizierten im Fachjournal *Nature Communications* ein Experiment mit Mäusen. Es zeigte, Oxytocin wirkt bei älteren Tieren dem natürlichen Muskelabbau entgegen. Gäbe es diesen Zusammenhang auch beim Menschen, könnte das Hormon möglicherweise ein neuer Ansatzpunkt für Therapien gegen Muskelschwund sein (Elabd et al. 2014).
- Außerdem wiesen die Forscher frühzeitigen Muskelschwund bei Mäusen nach, sofern aufgrund eines genetischen Defekts das Hormon fehlte. Die Wissenschaftler vermuten, dass das Hormon auch beim Menschen ein entscheidender Faktor bei der Erhaltung und Erneuerung der Skelettmuskulatur sein könnte (Elabd et al. 2014).
- Diesen Gedanken weiterspinnend, drängt sich die Frage auf, ob Oxytocin möglicherweise auch außerhalb einer therapeutischen Maßnahme Anwendung findet, um Leistungsfähigkeit zu steigern. Ein neues Dopingmittel könnte hiermit geboren sein!
- Forscher des Max-Planck-Instituts für medizinische Forschung in Heidelberg konnten im Hypothalamus ein Kontrollzentrum für Schmerzen feststellen. Zwei verschiedene Typen von Nervenzellen, welche Oxytocin produzieren, arbeiten sehr eng zusammen, um Schmerzen zu eliminieren. Bei akuten Schmerzen aktivieren die neu entdeckten Neuronen oxytocinproduzierende Neuronen im benachbarten Kern des Hypothalamus. Dieses Oxytocin wird in die Blutbahn ausgeschüttet und reduziert dadurch diffus die Schmerzempfindung, die über periphere Nervenzellen weitergeleitet wird. Die anderen Neuronen des Schmerzkontrollzentrums reichen mit langen Ausläufern bis in tiefe Schichten des Rückenmarks, wo sie die Schmerzweiterleitung hemmen, indem sie bestimmte Neuropeptide ausschütten (Eliava et al. 2016).

3.4.3 Schaltfunktion des Thalamus

Neben seiner Funktion als Transferstation kann das Zwischenhirn sensorische Informationen an andersartige, begleitende Informationen koppeln.

Eine Forschungsgruppe von Sonja Hofer am Biozentrum der Universität Basel wies in einem Mausmodell nach, dass ein spezielles großes Kerngebiet im Zwischenhirn, das Pulvinar oder Polster, optische Reize aus dem Zwischenhirn mit begleitenden, nichtoptischen sensorischen Informationen verbindet und zur Sehrinde weiterleitet. So werden die optischen Signale, also das, was wir sehen, in einen bestimmten Rahmen gestellt.

Das beste Beispiel für die Beeinflussung unserer Wahrnehmung durch zusätzliche Informationen sind optische Täuschungen.

So kann ich beispielsweise sehen, wie ein Kind die Straße überquert; wenn sich aber ein Auto mit hoher Geschwindigkeit nähert, wird die Wahrnehmung ganz anders sein, weil die Gefahr als Zusatzinformation sofort erkannt wird. Aber auch werbende Slogans oder Reklameschilder werden nach ähnlichem Muster wahrgenommen.

Es gelang den Forschern nachzuweisen, dass gerade Signale über plötzliche, unerwartet auftretende Bewegungen in der Umwelt, die nicht durch die Bewegung des Lebewesens selbst ausgelöst wurden, vom Zwischenhirn als Zusatzinformationen erkannt und mit weitergeleitet werden. So erkennt die Maus die Gefahr eines sich nähernden Raubtiers besonders effektiv (Roth et al. 2015).

Der Thalamus als zentrales Hauptschaltzentrum enthält einige Dutzend Einzelkerne, die in drei Hauptgruppen unterteilbar sind: in die sensorische und sensomotorische, die assoziative und schließlich in die unspezifische Kerngruppe, wobei jede Gruppe mit einem repräsentativen Feld in der Großhirnrinde korreliert.

Neben weiteren Hirnstrukturen spielt der Thalamus als Teil des limbischen Systems bei der Entstehung von Emotionen, Antrieb und Gedächtnisbildung eine Rolle. Wegen der stärksten Konzentration der Opioidrezeptoren im Thalamus, kann hier über eine regulierte Hormonausschüttung die Schmerzwahrnehmung beeinflusst werden (Naish und Syndercombe Court 2015; Martini et al. 2012; Purves et al. 2008; Dudel et al. 2000). Außerdem ist das Zentrum zumindest mitverantwortlich für die Kontrolle des Wachzustandes. Per Zufall haben der Hamburger Neurowissenschaftler Christian Moll und sein Team entdeckt, dass, nachdem bei einer Hirnoperation ein bestimmtes Areal im Thalamus (der Globus pallidus) stimuliert wurde, die Patientin in dem Moment die Augen aufschlug, als ihr Name genannt wurde. Nachdem man sich der adäquaten Narkosetiefe vergewissert hatte, konnte das „Erwachen" also nur durch die Stimulation verursacht worden sein. Die Patientin war während der Reizung nicht in der Lage zu sprechen. Hörte die Reizung auf, war ihr „Wachzustand" sofort beendet. Nach dem Eingriff hatte sie keinerlei Erinnerung mehr an das Geschehen (Hubert 2012).

Offenbar setzt sich unser Bewusstsein aus zwei Komponenten zusammen. Zum einen aus den bewusst erlebten Aktivitäten und den Erinnerungen an diese Erlebnisse, zum anderen aus dem sogenannten Arousal, der Erregtheit oder Wachheit, wohl zu unterscheiden vom Schlaf. Normalerweise tritt ein erhöhter Wachheitszustand gleichzeitig mit einem bewussten Erleben auf. Offensichtlich sind diese beiden Komponenten hirnanatomisch in unterschiedlichen Arealen verankert, so Christian Moll.

Könnte eine Stimulierung auch helfen, Komapatienten wieder aufzuwecken? Laut Steven Laureys von der Universität Lüttich, einem der weltweit führenden Komaforscher, ist man noch weit von der Möglichkeit entfernt, Komapatienten gezielt aufzuwecken. Aber es gibt bereits Ansätze, die Reaktionsfähigkeit der Komapatienten zu steigern (Hubert 2012).

E. Gamper observierte ein Kind, dessen Gehirn oberhalb des Zwischenhirns durchtrennt war. Die äußere Motorik ähnelte dem eines Normalgeborenen. Auffällig waren die geringe spontane motorische Aktivität und das schläfrige Verhalten, sobald das Kind allein gelassen wurde. Yvonne Brackbill beobachtete ein ähnliches Kind und stellte fest, dass dessen Reaktionen auf Schallreize nicht von den üblichen abwichen.

Aber im Gegensatz zu gesunden Babys reagierte dieses Kind auf dieselben Reize immer gleich. Es zeigte keine Anpassung oder Gewöhnung an wiederholte Inszenierungen. Brackbill folgerte daraus, dass das Vorderhirn selbst keine Motorik erzeugt, aber eine wichtige Rolle bei der Abschwächung und Hemmung spielt, wodurch die verfeinerte Motorik erst entsteht.

Walter Cannon und S.W. Britton beobachteten Katzen mit durchtrenntem Rückenmark und Vagusnerv und beschrieben sogenannte „quasiemotionale Phänomene", grundlose Wutanfälle oder auch unerschöpfliche Aktivität (Kolb und Whishaw 2009).

3.5 Cerebellum - Kleinhirn

Für die feinmotorische Steuerung auf extrapyramidaler Ebene ist das Kleinhirn (Abb. 3.18) mit das wichtigste Organ. Es ist eine walnussgroße Struktur an der Basis des Schädels unter dem Hinterhauptlappen des Großhirns. Es hat keine direkten Verbindungen zum Rückenmark, sondern ist über den Thalamus im Zwischenhirn einerseits an Hirnstamm und Rückenmark und andererseits an das Großhirn gebunden.

Musiker haben den folgenden Leitsatz: „Miss a day of practice and you're okay, miss two days and you notice, miss three days and the world notices". Dieser Spruch veranschaulicht den erheblichen Aufwand an täglicher Übung, der unumgänglich ist, um motorische Fertigkeiten zu erhalten. Das Kleinhirn übernimmt eine wesentliche Funktion beim motorischen Erlernen eines Musikinstrumentes wie auch bei sportlichen Aufgaben, sei es Basketball, Turnen oder Fußball. Auch feinmechanische Tätigkeiten, wie beispielsweise das Reparieren von Uhren, werden maßgeblich über das Kleinhirn gesteuert (Kolb und Whishaw 2009).

Die vom Kleinhirn über den Thalamus zum Rückenmark verlaufenden Nervenfasern sind mit einer Leitungsgeschwindigkeit von über 100 m/s (= >360 km/h) die schnellsten im gesamten zentralen Nervensystem. Auch die Frequenz der Aktionspotenziale, und damit des Informationsaustauschs, ist im Kleinhirn sehr hoch: Sowohl im

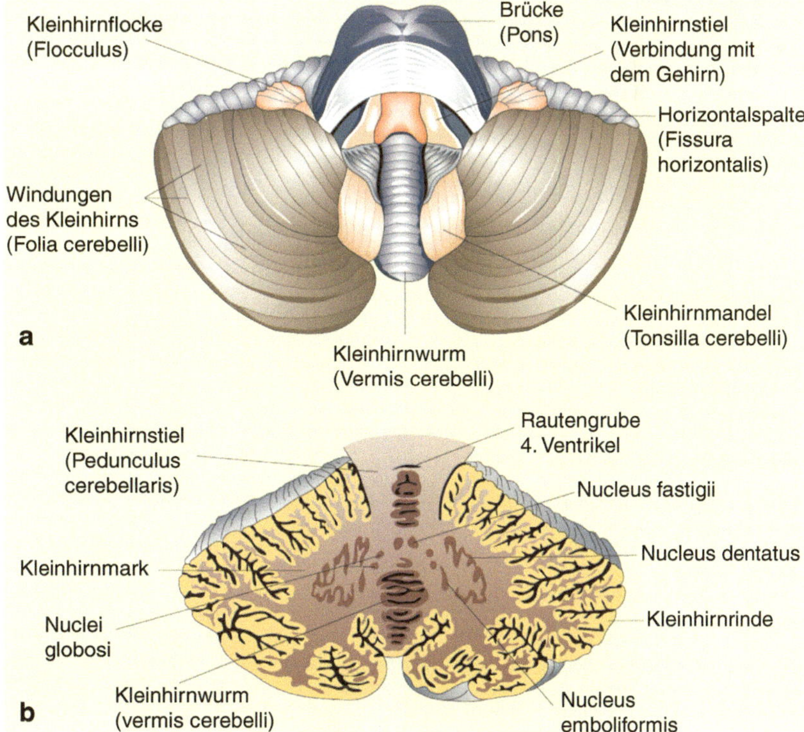

Abb. 3.18 Darstellung des Kleinhirns

Labor als in vivo wurde eine Frequenz der Aktionspotentiale von bis zu 1000 Mal pro Sekunde festgestellt (Ritzau-Jost et al. 2014).

3.5.1 Afferenzkopie – Efferenzkopie

Das Kleinhirn ist so imstande, äußerst schnell und effektiv motorisch auf (somato-)sensorische Information aus der Peripherie des Körpers zu reagieren. Nicht nur im Großhirn, sondern auch im Kleinhirn wird eine Repräsentation dieser sensorischen Information gebildet (Afferenzkopie). Das Kleinhirn verfügt damit über exakt dieselbe sensorische Information wie das Großhirn. Außerdem hat der Gleichgewichtssinn sein Zentrum im Innenohr und im Kleinhirn und ist eng mit den Augen, dem Gehör, dem Haut- und Tastsinn, der Skelettmuskulatur sowie mit Reflexen verbunden. Aber auch umgekehrt wird die Aktivität motorischer Interneurone aus dem Rückenmark wie auch der Neurone des Hirnstamms und der Hirnrinde zum Kleinhirn geleitet und hier kontrolliert (Efferenzkopie).

In Bezug auf Motorik und Sensorik hat das Kleinhirn eine ähnliche Funktionsweise wie das Großhirn und könnte deswegen auch die Aufgaben der Hirnrinde wie die Durchführung von Bewegungen mehr oder weniger übernehmen.

Das Kleinhirn kontrolliert bereits erlernte, einigermaßen automatisierte Motorik, wodurch die Hirnrinde wieder frei wird für neu zu erlernende motorische oder andere kognitive Aufgaben. Auf diese Weise wird erlernte Motorik automatisiert und im Kleinhirn fest verankert.

Man kann davon ausgehen, dass bei sportlichen Ballspielen im Kleinhirn eine schnelle Abfolge von Wurfbewegungen gesichert wird, indem ein zuvor durch wiederholtes Üben verinnerlichter, motorischer Steuerungsfahrplan abgerufen wird. Ähnlich wie die aus der Hirnrinde gesteuerte Motorik übernimmt das Kleinhirn die Rolle der sensorischen Nervenfasern, um Muskelgruppen zeitlich präzise, in der korrekten Abfolge und in angemessener Kraftdosierung zu aktivieren. Eine aktuelle sensorische Rückmeldung ist nicht mehr erforderlich.

Als weitere wichtige Eigenschaft scheint das Kleinhirn eine Art „Modell" der Arbeit des motorischen Systems zu simulieren. Es formt die Idee des eigenen Körpers im Kopf. Und zwar mithilfe der Aussprossung neuer Synapsen, die in das komplexe und komplizierte Netzwerk integriert werden. Am Beispiel des Ballwerfens geschieht eine genaue Planung der Bewegung in Relation zum sichtbaren, sich bewegenden Ball. Danach werden die Wurfrichtung festgelegt, die Bewegungsrichtung von Armen und Beinen definiert und die Stellreflexe des werfenden Armes angepasst. Die sensorische Information muss breitgefächert auf allen Ebenen bis in den Muskel weitergeleitet werden (Naish und Syndercombe Court 2015; Martini et al. 2012; Purves et al. 2008; Dudel et al. 2000).

Das Kleinhirn verfügt über wesentlich mehr Neurone als die Hirnrinde und das ganze zentrale Nervensystem zusammen. Benötigt werden diese für die ungemein vielschichtige Funktion des motorischen Lernens, der motorischen zeitlichen und örtlichen Adaption und der motorischen Kontrolle (Bizzini 2000). Eine fehlerhafte Funktion, insbesondere eine Störung in sowohl den Ausgangs- als auch Eingangssignalen der Kleinhirnrinde, führt nicht nur zu motorischen Koordinationsstörungen (Ataxien) und Beeinträchtigungen des Bewegungsablaufs (Dyskinesien), sondern auch zu den Absencen (auch Absence- oder Petit-Mal-Epilepsie genannt), die vor allem bei Kindern und jungen Erwachsenen auftreten. Wichtigstes Symptom einer Absence ist die kurzfristige Nicht-Erregbarkeit durch Umweltreize und Bewusstseinsstörungen.

Leonard et al. stellten 1998 fest, dass das Kleinhirn auch sprachliche und kognitive Funktionen durch indirekte Verbindungen mit der Hirnrinde hat (Leonard 1998).

▶ „Das Kleinhirn perfektioniert die Funktionen all derjenigen Hirnregionen, mit denen es wechselseitig in Verbindung steht" (Leiner et al. 1993).

3.6 Nuclei basales – Basalganglien

Die Basalganglien sind graue Kerngebiete, die miteinander und mit dem Großhirn in Verbindung stehen. Sie liegen unterhalb der Großhirnrinde, gehören anatomisch noch zum Hirnstamm, aber funktionell zum Großhirn. Ihre eigentliche Aufgabe besteht in der **globalen Regulation der Willkürmotorik**, wie der Lokomotorik, der Motorik des Rumpfes, der Arme und Beine sowie der Motorik der mimischen Muskulatur und der Bewegungen des Schluckens, Kauens und Redens. Sie regeln die Bewegungsfertigkeiten wie Laufen, Fahrradfahren, Klavierspielen, bewusstes Sprechen, Stirnrunzeln, Lachen usw., die wir im Laufe des Lebens erworben und inzwischen größtenteils automatisiert haben. Zudem ist das motorische Gedächtnis in den Basalganglien lokalisiert.

Zu den Basalganglien gehören folgende Kernen:

- Der schwanzförmige Kern im Endhirn (Nucleus caudatus)
- Die bleiche Kugel (Globus pallidus) bildet mit dem Nucleus caudatus den gestreiften Körper (Corpus striatum). Das Pallidum ist, so könnte man vereinfacht sagen, das „Output-Element" der Basalganglien
- Der Schalenkern (Nucleus putamen): Dieser Kern ist, um in der Analogie zu bleiben, das „Input-Element", denn über die Schale erhalten die Basalganglien ihre Informationen vom Kortex (Wicht 2011)
- Der subthalamische Kern (Nucleus subthalamicus)
- Die schwarze Substanz (Substantia nigra)

Durch ihre gegenseitige Beeinflussung (Keull 2006), ihre überwiegend hemmenden Einflüsse und damit ergänzenden Beiträge zur Steuerung der Planung, Initiierung und Ausführung von Bewegungen durch den Kortex und das Kleinhirn wird die Effizienz der Motorik optimiert (Strüder et al. 2001).

Erst bei einer Beeinträchtigung der Basalganglien (verminderte Hemmung) entsteht ein erhöhter Muskeltonus (Starre), der mit einer Bewegungsstörung, z. B. Morbus Parkinson, einhergeht, die typischerweise von Tremor (Muskelzittern) begleitet ist. Spätestens hier wird die Bedeutung der Basalganglien für die zentrale und spinale Steuerung der Motorik erkennbar, die bei Gesunden kaum in Erscheinung tritt. Schädigung des Putamens und des Caudatus führen zu den charakteristischen, zeitweise ungewollten, nicht vorhersehbaren schwingenden, choreiformen, zuckenden Bewegungen, welche zusammen mit dem unsicheren, fast torkelnden Gang und dem Grimassieren durch das unkontrollierte Anspannen der mimischen Muskulatur sehr entfernt an einen Tanz erinnern können. (Huntington-Krankheit oder Huntington'sche Chorea, von griech. choreia = Tanz).

Ein anderes Syndrom als Folge u. a. funktionsgeschwächter Basalganglien ist das Gilles-de-la-Tourette-Syndrom. Ungewollte, unwillkürliche, plötzlich einschießende und mitunter sehr heftige Bewegungen (Tics) und verbale Äußerungen sind typische, auf die soziale Umgebung irritierend wirkende Merkmale.

Hypokinetische Syndrome entstehen, wenn der Input zu den Ganglien gestört ist und gewollte Bewegungen nicht möglich sind, wie bei Morbus Parkinson.

Die Basalganglien haben indirekt über den Thalamus als Umschaltzentrum einen möglichen Einfluss auf alle peripheren sensorischen und motorischen Prozesse, die ihrerseits ebenfalls mit dem Thalamus in Verbindung stehen.

3.7 Telencephalon – Großhirn

Im Großhirn (Telencephalon) befindet sich die Großhirnrinde (Cortex cerebri, Neocortex) mit den Rindenfeldern oder kortikalen Arealen, in denen sensorische Reize in repräsentative Bilder, Geräusche, Gerüche usw. der Umgebung umgewandelt werden (Abb. 3.19).

Außerdem werden hier die willkürlichen Bewegungen gestaltet. Das motorische Rindenfeld z. B. nimmt nur etwa 5 % der Gesamtfläche der Großhirnrinde ein. Die optischen und akustischen

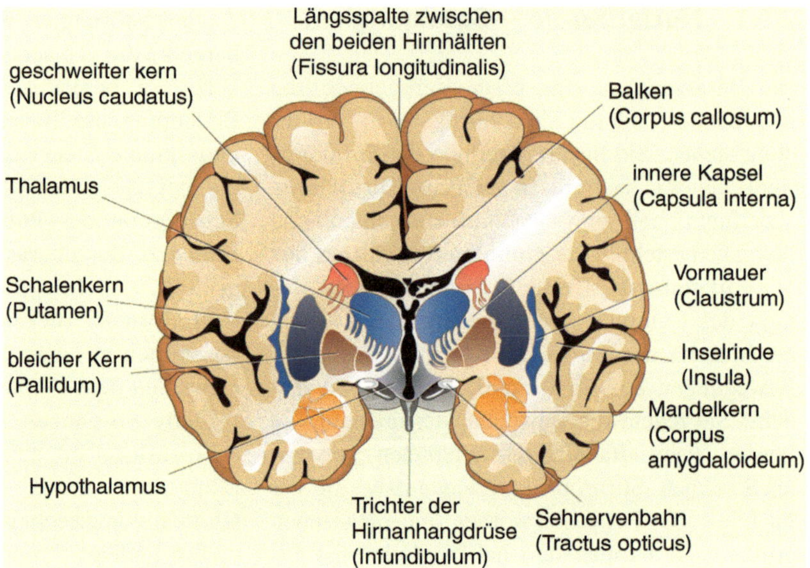

Abb. 3.19 Frontalschnitt durch das Endhirn

Rindenfelder sind beim Menschen besonders gut ausgebildet. Der kanadische Neurochirurg Wilder Penfield und Rasmussen (1950) arbeitete an der systematischen Kartierung der Hirnrindenareale und entwickelte daraus eine Homunkulus-Darstellung der motorischen und sensorischen Repräsentation der Körperteile im Gehirn.

Sinneswahrnehmungen wie Berührung, Temperatur und Druck werden hauptsächlich in den hinter der zentralen Furche gelegenen (somato-) sensorischen Kortex projiziert. Der vor der zentralen Furche gelegene motorische Kortex leitet die Signale für die Bewegungen in den Körper, welche im prämotorischen Kortex, unmittelbar vor dem motorischen Kortex lokalisiert, zusammengestellt wurden. Sowohl der sensorische als auch der motorische Kortex verlaufen wie auf einem Band nebeneinander über beide Hemisphären. Die zentrale Furche trennt so Motorik von Sensorik sowie die linke von der rechten Hemisphäre und ermöglicht damit, dass jeder Arm, jedes Bein einzeln und unabhängig voneinander bewegt werden kann. Hierbei kontrolliert die linke Hemisphäre die rechte Körperhälfte und die rechte Hemisphäre die linke (Marieb und Hoehn 2007).

Wilder Penfield konstatierte, dass die Zahl der Nervenfasern, welche von jedem Körperteil zum Kortex verlaufen, proportional nicht mit der Größe dieses Gliedes, Hautareals oder Organs, sondern mit der sensorischen oder motorischen Funktion korrespondierte. So sind die Lippen, Finger, Hände, das Gesicht und die Zunge im sensorischen Kortex überproportional dargestellt, während der Rumpf, die Arme und Beine deutlich unterproportional vertreten sind. Ähnlich sind auch in dem motorischen Kortex Kiefer, Augen, Sprunggelenke und Zehen disproportional repräsentiert. Wilder Penfields Darstellung des motorisch-sensorischen Kortex ist auf unterschiedliche Weise interpretiert worden. Die vorherrschende Auffassung besagt, dass der motorisch-sensorische Kortex mechanisch ist, das heißt, die Aktivität im Kortex gibt die Signale zur Muskelbewegung (Penfield und Boldrey 1937);

Colin Blakemore bezeichnete den motorischen Kortex kürzlich als „ein Tasteninstrument, dessen Saiten Muskeln sind, und das letztendlich die Musik der Bewegung spielt" (Blakemore 1990).

Aber diese Sichtweise wird zunehmend angezweifelt. Es gibt belastbare Hinweise darauf, dass es eher die Endzustände oder Absichten sind, die im motorisch-sensorischen Kortex kodiert und übermittelt werden. Es wurden beispielsweise unterschiedliche Bewegungen durch die Stimulationsdichte, durch die Veränderung der Ausgangsstellung eines Körperteils, durch kybernetisches Feedback von Gelenken und den Allgemeinzustand des Organismus erzeugt.

Obwohl Studien der vergangenen Jahre (Leonard 1998) zeigen, dass multiple und verstreute kortikale Areale bei der Kontrolle komplexerer Bewegungen eine Rolle spielen, hält sich beharrlich die Überzeugung, im Gehirn seien ganz bestimmte Areale hauptverantwortlich für genau festgelegte (motorische) Funktionen. Brodman konnte 1909 aufgrund neuroanatomischer Studien schon 47 somatosensorische Areale ausmachen. Von Economo und Koskinass veröffentlichten 1925 ihren eindrucksvollen Atlas mit schon 107 Arealen (Triarhou 2007). Heute sind es bereits ca. 1000 Areale (Swanson 1995).

„Das Bewusstsein ist kein Ding, sondern ein Prozess“ (William James, 1842–1910).

Die Lokalisation der unterschiedlichen sensorischen und motorischen Funktionen ist über das gesamte Gehirn in fünf verschiedenen Lappen oder „Lobi“ verteilt (Abb. 3.20).

3.7.1 Lobus frontalis – Frontal- oder Stirnlappen

Im vorderen Bereich des Großhirns befinden sich die Stirn- oder Frontallappen. Sie umfassen etwa 25 % der gesamten Gehirnmasse und bilden damit die größte Hirnstruktur des Menschen. Nach Ansicht vieler Autoren ist der Frontallappen Sitz unserer Persönlichkeit. Andere wiederum betrachten ihn als eine Art Regisseur im Gehirn oder Träger unserer Kultur. In der Tat verfügt der vorderste Bereich, der **präfrontale Kortex**, über kognitive Funktionen, allerdings ist ein ebenso großes Areal zuständig für motorische Aufgaben.

Dass psychologische Faktoren die Motorik erheblich beeinflussen können, zeigt die Konversionsstörung, bei der jedwede psychische Erregung in körperliche Symptome verwandelt wird.

Die paralympische Athletin (Handbike) Monique von der Vorst saß 13 Jahre im Rollstuhl. Ihrer Aussage nach paralysierte eine missglückte Operation am Sprunggelenk ihr rechtes Bein und zog ein komplexes regionales Schmerzsyndrom nach sich.

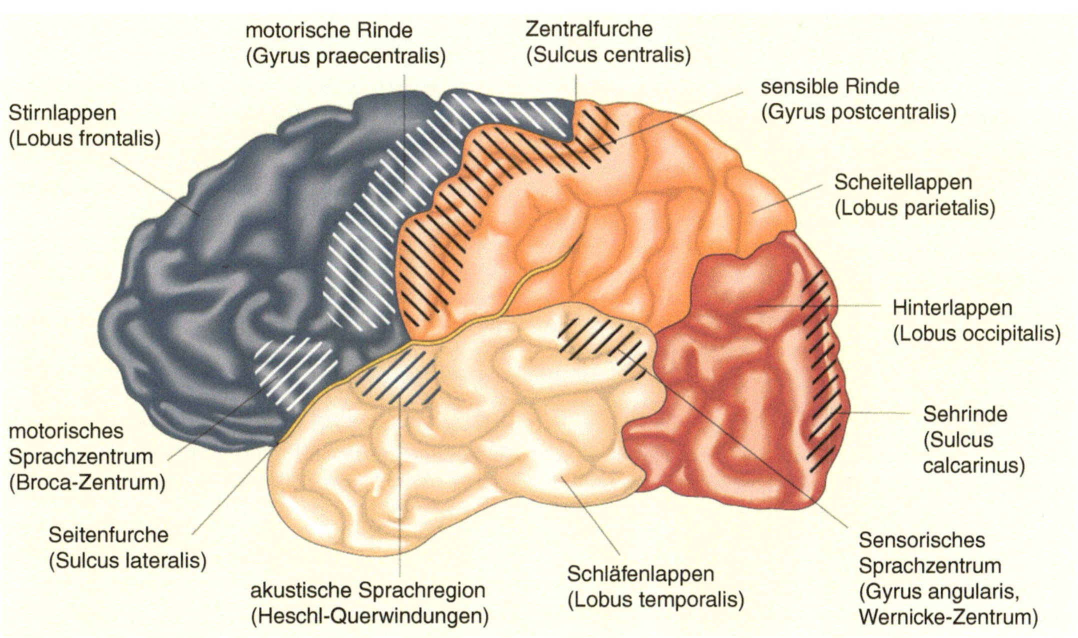

Abb. 3.20 Endhirnhemisphäre in der Seitenansicht. Vier der fünf Hirnlappen sind hier sichtbar

- Complex regional pain syndrome, CRPS, gehört zu den neurologisch-orthopädisch-traumatologischen Erkrankungen. Der Begriff fasst die synonym verwendeten Bezeichnungen Reflexdystrophie, Morbus Sudeck, Sudeck-Dystrophie, Algodystrophie und sympathische Reflexdystrophie zusammen, die nach vorliegendem Konsens nicht mehr benutzt werden.

Ein in Amerika erlittener Autounfall führte zu einer partiellen Querschnittslähmung. Offizielle Arztberichte und medizinische Befunde fehlten, weshalb ihre Aussagen als unglaubwürdig eingestuft wurden. Nach einem zweiten Autounfall kehrte das Gefühl in den Beinen zurück, sie lernte wieder laufen und erholte sich so gut, dass sie berufsmäßig Rennrad fahren konnte. 2011 wurde sie im professionellen Rabobank-Radsport-Team aufgenommen.

Marije van Beilen, Neurowissenschaftlerin am Medizinischen Zentrum der Universität Groningen und Wissenschaftsjournalistin, sah auf Gehirnscans deutliche Unterschiede zwischen Patienten mit einer psychisch verursachten Paralyse und denen, die eine Lähmung nur vortäuschten. Somit ist eine somatische Erkrankung mit psychogener Ursache nachweisbar. Der große „Vorteil" dieser Erkrankung: Sie kann plötzlich wieder geheilt werden. Als Beispiel führte Marije van Beilen die wundersamen Heilungen in Lourdes an. Auch Tränen als Äußerung von Kummer und „Schmetterlinge im Bauch" beim Ansehen eines schönen Menschen ordnet sie dem Zusammenspiel von Körper und Geist zu (van Beilen 2012).

Die Frontallappen kontrollieren die Sprachmotorik, deren sensomotorische automatische Bewegungssteuerung über die Basalganglien und auch die kognitive Verarbeitung, die Formung von Sprache im Broca-Areal. Im Stirnlappen, welcher auch das Kurzzeit- bzw. Arbeitsgedächtnis beherbergt, werden kognitive Prozesse wie das Konzentrieren, Denken, Imaginieren, Planen, Urteilen und Entscheiden gesteuert. Zudem gilt er als Sitz des Willens und der Persönlichkeit. Das eigene Sozialverhalten wird an allgemeinen moralischen Grundsätzen gemessen oder auf empathischer Grundlage geregelt. Aufgrund dieser integrativen, sensomotorischen und kognitiven Funktionen haben diese Teile des Gehirns eine zentrale führende Funktion („central governor") für den betreffenden Menschen.

Auch das Herz und andere Organe, die vom vegetativen Nervensystem gesteuert werden, senden Signale an den präfrontalen Kortex. Der „central governor" fasst auch diese Signale zusammen und produziert ein Schutzsignal, sobald die Grenze der Belastbarkeit überschritten wird: „Ich kann nicht mehr". So wird vermieden, dass körperliche Anstrengung zum Schaden des Sportlers führt (Noakes 2007).

Diese Hirnareale entwickeln sich zeitlich als letzter Teil des Gehirns, bauen aber beim Älterwerden als Erste auch wieder ab. Beginnende zentralneurologische Erkrankungen wie Demenz, Alzheimer oder Parkinson offenbaren sich mit kognitiven Störungen wie Gedächtnisstörung, Konzentrationsverlust, Vergesslichkeit, Planfehlern, allmähliche Veränderung der Persönlichkeit usw. (Marieb und Hoehn 2007; Purves et al. 2008).

3.7.2 Lobus parietalis – Scheitellappen

Am Scheitel des Kopfes, hinter dem Frontallappen liegt der Parietal- oder Scheitellappen, von wo aus der somatosensorische Input, also die Empfindungen aus dem Rumpf, den Armen und Beinen über die sensorischen Hinterstrangkerne und das Hinterhorn zusammenkommen und umgeschaltet werden.

Er ist der Ort, an dem sowohl die Wahrnehmung der Stellung oder der Lage des Körpers im Raum – die Propriozeption – stattfindet, Rückmeldungen über Bewegungen an die Großhirnrinde weitergeleitet werden und auch die visuelle Bewegungssteuerung geregelt wird. Das sogenannte Wernicke-Areal liegt innerhalb des Temporal- und in Teilen des Parietallappens. Es birgt das sensorische Sprachzentrum. Seine Funktion besteht im Verständnis der gesprochenen Sprache. Mit dem Scheitellappen werden abstrakte mathematische Probleme und Musik erfasst und kontrolliert (Marieb und Hoehn 2007, Purves et al. 2008).

3.7.3 Lobus temporalis – Schläfenlappen

Der zweitgrößte Hirnlappen ist der Schläfen- oder Temporallappen. Die Fähigkeit, Personen wiederzuerkennen, das Erinnerungsvermögen sowie Emotionen (limbisches System) sind hier lokalisiert. Der sekundäre auditorische Kortex im Schläfenlappen gewährleistet die Hörfähigkeit. Auditive Signale werden integrativ verarbeitet, damit Wörter, Melodien und Geräusche erkannt werden. In der dominanten Hemisphäre, genauer im Wernicke-Areal, wird die Sprache erkannt. Im Vorderhirn (Prosencephalon), das durch Thalamus und Großhirn gebildet wird, geschieht die Umformung der auditiven Information in Motorik (Marieb und Hoehn 2007, Purves et al. 2008).

3.7.4 Amygdala – Mandelkern

Der Mandelkernkomplex oder die Amygdala, gelegen im medialen Teil des Temporallappens des Großhirns, ist der Organisator unserer Gefühlswelt und wesentlicher Bestandteil des limbischen Systems.

Emotionen, gesteuert durch das limbische System, haben einen dominierenden Einfluss auf das motorische Verhalten im Alltag, wenn nicht wirklich rational gedacht oder gehandelt werden muss. Man kann mit Recht sagen, dass Emotionen die Menschen bewegen. Das Wort Emotion benennt ein Gefühl von innerer Bewegung und seelischer Erregung und ist dem gleichbedeutenden französischen „émotion" entlehnt, das zu „émouvoir" (dt.: bewegen, erregen) gehört. Dieses Wort wiederum entstammt dem lateinischen „emovere" (dt.: herausbewegen, emporwühlen), das auch im Wort Lokomotive enthalten ist (Duden 2007).

Der französische Arzt Paul Broca (1824–1880) postulierte 1878, es gebe in der Großhirnrinde ein grundlegend anderes Areal, das ausschließlich für das Riechen zuständig sei. Wegen seiner ringförmigen Struktur rundum den Hirnstamm bezeichnete er dieses als Limbus, was so viel bedeutet wie „Saum" oder „Rand" (Krämer 2010).

Der Mandelkern hat vielfältige Aufgaben.

- Hier findet das Lernen von Gefühlen wie Liebe, Hass, Trauer, Angst und Freude statt.
- Er vermittelt emotional ausgelöste Motorik wie Lachen und Weinen oder Flucht- und Kampfreaktionen bei drohender Gefahr.
- Auch zeigt der Mandelkernkomplex Verknüpfungen mit fast allen anderen Strukturen im Gehirn, indirekt zum Hirnstamm durch Verbindungen mit dem Hypothalamus, der Brücke, dem Tegmentum und verlängerten Rückenmark, alles Kerngebiete, die ebenfalls Gefühle mitbestimmen.
- Zudem reguliert er den Wachzustand (engl.: arousal) des Kortexes über die retikuläre Formation.
- Unbewusste Motorik wie die Körpersprache, Emotionen, Gleichgewichtsreaktionen, Augenbewegungen und Haltungsreflexe spielt sich ebenfalls auf diesem Niveau ab.

Eine Analyse der Mimik unseres Gegenübers – Blickrichtung, Ausdruck, Lippenbewegung u. a. – findet unbewusst in der sensorischen temporalen Gehirnrinde statt. Von dort gelangen die Informationen zum Mandelkern und zum multisensorischen Insellappen, die dann letztendlich den frontalen Kortex ansteuern. Mittels dieses direkten, unbewussten Verarbeitungswegs kann man sehr schnell auf seine Umgebung reagieren, besonders wenn Gefahr droht. Bereits nach 170 Millisekunden hat das Gehirn eine erste Repräsentation des gesehenen Gesichtsausdrucks erzeugt. Nach 350 Millisekunden können aufgrund der emotionalen Bewertung von Sinnesinformationen schon körperliche Reaktionen ausgelöst werden (Krämer 2012). Denn er bereitet uns schon auf eine Auseinandersetzung oder Flucht vor, bevor wir uns dieser Gefahr bewusst sind. Die Amygdala ist sozusagen die Feuerwehr der Gesichtserkennung (Krämer 2010).

Die Interaktion der Amygdala mit Arealen in der präfrontalen Hirnrinde deutet ebenfalls auf die Möglichkeit einer rationalen Bewertung emotionaler Gefühle hin. Die Verbindungen mit Teilen des Kortexes, wo auch die Motorik mit dem Kleinhirn koordiniert wird, gestatten der Rückinformation aus dem limbischen System und dem Thalamus automatisch eine emotionale Bewertung der Motorik. Körperliche Aktivität, die z. B. zu anstrengend ist, kann abhängig von dieser Einschätzung abgelehnt werden. Patienten werden sinnentleerte Übungen niemals zu Hause durchführen, wenn überhaupt! Sogar unter Anleitung fällt es ihnen schwer, derartiges Training auszuüben. Jemand, der sich wohlfühlt, ist leistungsfähiger und motivierter als jemand, der emotional belastet ist. Auch die aktuelle „Tagesform" ist wahrscheinlich auf das Urteil des limbischen Systems zurückzuführen. Wenn ein Sportler oder Patient die Behandlung oder das Training ablehnt, kann das auf eine negative Bewertung des limbischen Systems zurückzuführen sein. So spielt das limbische System eine bis jetzt unterschätzte Rolle bei der Durchführung motorischer Aktivität sowohl auf therapeutischer als auch auf sporttechnischer Basis. „Spaß an der Bewegung" bleibt Voraussetzung für Erfolg im Sport sowie in der Rehabilitation.

3.7.5 Hippocampus – Seepferdchen

Der Hippocampus (das „Seepferdchen") ist eine zentrale Struktur des limbischen Systems, zuständig für das kognitive (Langzeit-)Gedächtnis und Lernleistungen.

Der Hippocampus befindet sich am inneren Rand des Temporallappens und ist eine zentrale Schaltstation des limbischen Systems. Es gibt einen Hippocampus pro Hemisphäre.

Dem an qualvoller lebensbedrohlicher Epilepsie leidenden Amerikaner Henry Molaison, der später als „Mann ohne Gedächtnis" in die Geschichte der Hirnforschung einging, wurde 1953 ein kleiner Teil des Gehirns entfernt, einschließlich des Hippocampus. Der Eingriff war erfolgreich, die Nebenwirkung verheerend: Er konnte keine neuen Erinnerungen mehr abspeichern, einen Namen konnte er nur etwa 30 Sekunden behalten. Beispielhaft sei ein Gespräch mit ihm: „Henry, wer ist der Präsident der Vereinigten Staaten von Amerika?" „Dwight Eisenhower", antwortete er. „Nein das war 1953. Jetzt, 2004, ist George Bush der Präsident. Wie heißt der heutige Präsident?" „George Bush", lautete seine Antwort. Nach 30 Sekunden hieß der Präsident wieder Dwight Eisenhower, der in dem Jahr, als Henry operiert wurde, Präsident geworden war. Alles, was nach der Operation geschah, konnte er nicht mehr erinnern (Mudde 2013).

Ohne das Seepferdchen könnten wir keine neuen Fakten und Erfahrungen speichern, um nachfolgend darauf zurückgreifen zu können. So wäre jede wiederholte Erfahrung wie eine Neuerfahrung, ein und dieselbe Tageszeitung wäre jeden Tag aufs Neue interessant, und bekannte Menschen müssten sich uns jeden Tag neu vorstellen, da wir jegliche Information sogleich wieder vergessen würden (Walk 2011).

Der Hippocampus ist gleichzeitig Teil eines allgemeinen Bewertungssystems in unserem Gehirn. All das, was wir geschehen lassen oder was mit uns geschieht, wird danach beurteilt, ob es eine positive Erfahrung ist, die wiederholt werden sollte, oder eine negative, die man in Zukunft lieber vermeiden möchte. Es hilft uns, bewusste und unbewusste Handlungsentscheidungen auf der Folie vergangener Erfahrung zu treffen (Changeux 1984).

Motorische Gedächtnisinhalte werden kurzfristig in den Basalganglien und im sensorischen und motorischen Kortex abgespeichert, um über den Hippocampus ins Langzeitgedächtnis zu gelangen. Schlechte Erfahrungen bei der Therapie oder beim Sportunterricht oder beispielsweise im Grundschulalter werden aufgrund dieser Speicherstrategie „niemals vergessen". Aber auch eine überdosierte Behandlung selbst mit vorübergehenden Beschwerden bei Erwachsenen wird nicht verziehen! Sportlehrer, Übungsleiter sowie Physiotherapeuten sollten sich viel mehr ihrer positiven Einflussmöglichkeit auf die therapeutischen oder sportlichen Erfolge bewusst sein.

3.7.6 Lobus occipitalis – Okzipitallappen

Am Hinterkopf liegen die Hinterhaupt- oder Okzipitallappen. In diesen Lappen dreht sich alles um das Sehen, denn hier befindet sich das primäre Sehzentrum. Im sekundären Blickzentrum entstehen die Blickfolgebewegungen (van Cranenburgh 2007).

3.7.7 Lobus insularis – Insellappen

Der Insellappen oder Lobus insularis, der kleinste Abschnitt des Großhirns, ist verdeckt vom Temporallappen und den Opercula – wörtlich den „Deckeln" – des Frontal- und des Parietallappens (Leyh 2011).

Der deutsche Mediziner Johann Christian Reil (1759–1813) beschrieb ihn erstmals 1796. Daher die Bezeichnung, die dem Lobus insularis im berühmten anatomischen Grundlagenwerk *Gray's Anatomy* zuteil wurde: „The Island of Reil" (Binder et al. 2007).

Es handelt sich, phylogenetisch betrachtet, um eine sehr alte Struktur, der umfassende Aufgaben zufallen. So ist der Insellappen ein multisensorischer Kortex, der chemische Reize in das vegetative Nervensystem integriert. Primär gustatorische Informationen werden an sekundäre olfaktorische Rindenareale im orbitofrontalen Kortex weitergeschaltet, was zeigt, dass auch in der Hirnrinde Geruch und Geschmack nah beieinander liegen. Gleichzeitig findet hier auch die positive oder negative Bewertung dieser sensorischen Wahrnehmung statt, denn was gut riecht, schmeckt auch gut. Von starken Rauchern ist sogar bekannt, dass ein Schlaganfall in der Inselrinde ihre Sucht beenden konnte (Leyh 2011).

Auch Körperempfindungen wie Hunger, Durst, Schmerz, Atemnot, Übelkeit und Völlegefühl oder Blasendruck werden hier wahrgenommen. Zudem beschäftigt sich der Insellappen auch noch mit dem Gleichgewichtssinn, weil er nicht zuletzt eines der mehreren vestibulären Zentren im Gehirn ist (Textor 2010)

Das Gehirn funktioniert aufgrund der Verbindungen zwischen Neuronen in den Kernen und Teilarealen im Gehirn. Die ablaufenden Prozesse sind auf verschiedene Stellen verteilt, auf unterschiedlichen Ebenen im Gehirn lokalisiert und beeinflussen sich gegenseitig. Eine derartige Verankerung neuronaler Aktivität verschafft weitreichende Flexibilität, eine große Kontrollfähigkeit und Selbstreorganisation. Jede Änderung in der äußeren Umgebung oder in einem inneren Organ des Körpers wird registriert und beantwortet. So ist das Gehirn immer aktiv und bereit, auf jeden Reiz, den der Körper wahrnimmt, zu reagieren.

3.7.8 Tractus corticospinalis – Pyramidenbahnsystem

Noch weiter oben in der Großhirnrinde ist die Steuerung der (bewussten) Willkürmotorik über das pyramidal motorische Bahnsystem (Tractus corticospinalis) im motorischen Kortex lokalisiert. Der Einfluss der Hirnrinde ist hier am größten und kontrolliert alle anderen Niveaus der motorischen Steuerung. In der Hirnrinde wird auch die mentale Wahrnehmung reguliert und bewusste komplexe Handlungsaktionen werden geplant. Ebenso geschieht an dieser Stelle im sensorischen Kortex die sensorische Wahrnehmung.

Bei Fischen und Amphibien ziehen die meisten motorischen Fasern aus der Gehirnrinde nur bis in den Bereich des Zwischen- und Mittelhirns und in das retikuläre System des Hirnstamms. Ein motorischer Kortex und ein Pyramidenbahnsystem sind bei diesen Tieren kaum vertreten. Huftiere weisen eher diese Strukturen auf und deren pyramidales Bahnsystem erstreckt sich bis zum Rückenmark der Halswirbelsäule; bei Karnivoren und Primaten schon bis zum Rückenmark der Lendenwirbelsäule. Bei niedrigen Säugetieren sind der sensorische und der motorische Kortex noch ungetrennt und bilden eine anatomische Einheit. Hierdurch sind sehr schnelle motorische Reaktionen auf sensorische Reize möglich. Innerhalb der Gruppe der Primaten, also auch bei Menschen, vergrößert sich das prämotorische Areal fast um das Sechsfache (Toyoshima und Sakai 1982).

Die Fasern des Pyramidenbahnsystems entspringen aus der gesamten Hirnrinde, wobei 5 % aus der primären motorischen Rinde stammen, 25–45 % aus den präzentralen Arealen, 5–10 % der Fasern haben ihren Ursprung in der prämotorischen und supplementär-motorischen Rinde, und aus der somatosensiblen Rinde strahlen 20–50 % der Fasern aus. Abzweigungen dieser motorischen Neuronen führen u. a. zu dem roten Kern im Mittelhirn und zu motorischen Kernen im Stammhirn (Brücke, Olivenkerne, Thalamus und Kleinhirn) und beeinflussen so bewusst die automatische Reflexmotorik.

Insgesamt nur 2–3 Millionen motorische Neuronen von insgesamt rund 10 Milliarden Neuronen verlassen als Pyramidenbahn die Großhirnrinde, und hiervon setzt sich nur 15 % fort bis ins Rückenmark! Betrachtet man die Gesamtzahl der Neuronen für die Willkürmotorik, so ist das eine recht kleine Zahl, erklärt aber auch, warum es so schwierig ist, bestehende bereits automatisierte motorische Bewegungsabläufe zu beeinflussen (Wiesendanger 1981).

Die Fasern konvergieren pyramidenförmig in den Stabkranz (Corona radiata), ziehen in zwei Bündel aufgeteilt durch das Mittelhirn und die Brücke im Hirnstamm und treten im verlängerten Rückenmark an die Oberfläche (Pyramis), wo 70–90 % zur Gegenseite kreuzen. Man schätzt, dass ungefähr 55 % der Pyramidenfasern im Rückenmark der Halswirbelsäule, 20 % im Rückenmark der Brustwirbelsäule und 25 % im Rückenmark der Lendenwirbelsäule enden, wo Verbindungen und damit die Kontrolle auf die (α- und γ-) Motoneuronen der Muskulatur hergestellt werden. Folglich ist die kortikale Kontrolle der oberen Extremität besser ausgebaut als diejenige über die Beine, was deutlich in der Motorik wiederzuerkennen ist. Die Arme sind mehr auf bewusste, koordinativ anspruchsvolle Zielmotorik ausgerichtet, und die Beine eignen sich eher für die „einfachere" Stütz- und Lokomotorik, also Stehen, Gehen und Laufen (Lephart und Fu 2000).

Mithilfe elektrischer Stimulationen hat man kleine Gruppen von Neuronen, die zu bestimmten Muskeln projizieren, in der Hirnrinde isolieren können. Durch die vielfältigen Schaltmöglichkeiten lassen sich mehrere Muskelgruppen gleichzeitig erregen. Funktionelle Bewegungen kommen so zustande, und die motorische Effizienz wird hierdurch erheblich gesteigert.

Die Größe dieser Neuronengruppen in der Hirnrinde kann sich an körperliche Belastung anpassen. Bei intensiver motorischer Beanspruchung des Körpers oder einzelner Körperteile können sich diese Gruppen für mehrere Stunden bis zu 1 mm vergrößern. Auch im Krankheitsfall, wenn sich benachbarte Glieder nicht mehr getrennt bewegen lassen, vereinigen sich ihre Areale. Elektrische Stimulation dieser Areale ruft dann Muskelzuckungen beider Glieder hervor (Dudel et al. 2000). Das heißt, dass das Gehirn – wenn auch eingeschränkt – anpassungsfähig genug ist, um Defizite in der motorischen Steuerung zumindest teilweise zu beheben.

Besonders die Muskeln der Hand sind im Gehirn stark repräsentiert. Die hochgradige Feinmotorik der Finger und der gesamten Hand beruht auf einer sehr hohen Dichte der neuronalen Verschaltungen in der Hirnrinde, die zu deren motorischen Einheiten führen (Müller et al. 1991).

Im Sport sind die ausgeprägten Unterschiede bei der motorischen Leistung von oberer und unterer Extremität gut zu erkennen: Vergleicht man Basketball, Volleyball oder Handball mit Fußball, dann wird ersichtlich, dass die verfeinerte Motorik der Arme und Hände eine riesige Tordifferenz möglich macht. Den Ball mit dem Fuß zu schieben, ist koordinativ wesentlich schwieriger, als einen Ball mit den Händen zu werfen. Ab- und Zuspielen sind beim Fußball wesentlich ineffektiver, was im Vergleich zu Hand- oder Volleyball mehr Ballverluste bedeutet.

Von den geschätzten über 1 Million Fasern des Pyramidenbahnsystems sind 30.000–40.000 extrem dick. Sie leiten dadurch sehr schnell und sind daher bestens geeignet für die Feinmotorik der Hände. Die anderen Fasern steuern die Grobmotorik der Beine und sind zudem zuständig für die Reflexbereitschaft (Dudel et al. 2000). Wie groß oder gering der Einfluss des zentralen Nervensystems auf die Kontrolle einzelner Muskeln auch ist, sie kann nur über die motorischen Vorderhornzellen im Rückenmark wirken. Deshalb müssen die Nervenfasern sowohl im extrapyramidal motorischen als auch im pyramidal motorischen Bahnsystem im Rückenmark enden und dort auf die Motoneuronen des peripheren Nervensystems umschalten. Ohne Aktivität dieser Zellen sind die Muskeln schlaff, sie können sich nicht selbst aktivieren – sie verfügen über keine Autonomie (Dudel et al. 2000).

3.7.9 Primär motorischer Kortex

Die motorische Hirnrinde des Menschen besteht aus mehreren Elementen:

- Der primär motorische Kortex ist wichtigster Bestandteil der motorischen Steuerung, er dient der unmittelbaren Bewegungskontrolle; der supplementär-motorische Kortex und der prämotorische Kortex haben eine unterstützende, vorbereitende Funktion bei der motorischen Steuerung.

- In dem primär motorischen Areal (PMA) sind die Körperteile somatotop verkörpert, sie werden jedoch zusätzlich noch in anderen Arealen der Hirnrinde vertreten; es gibt also eine mehrfache Repräsentation der Körperteile im gesamten motorischen Kortex.
- Der vordere Teil der primär motorischen Rinde enthält Neuronen, die sensomotorische Reflexkreise wie z. B. Gleichgewichtsreaktionen oder Dehnungsreflexe beeinflussen können. Hält ein Proband im Test einen Gegenstand bewusst fest, der anschließend vom Versuchsleiter bewegt wird, löst dies eine sofortige entgegengesetzte Reaktion der Versuchsperson aus, die als spinaler Reflex zu betrachten ist. Hinzu kommt noch eine weitere, vom Gehirn gesteuerte Reaktion, die einen kortikalen Reflex darstellt: Der Proband versucht, den Gegenstand konzentrierter und länger festzuhalten. Dieser Reflex nennt sich funktioneller „Long-Loop-Reflex". Informationen aus der Körperperipherie werden zum Zentralnervensystem hin und von diesem wieder an die Peripherie zurückgeleitet. Er wirkt stabilisierend, da sowohl Agonisten als auch Antagonisten angespannt werden. Darüber hinaus ist diese Reaktion des Gehirns auf eine störende Kraft genauer und kontrollierter als die bei einem spinalen Reflex, bei dem nur „alles oder nichts" gilt (Dudel et al. 2000).
- Gruppen von Neuronen in dem hinteren Teil der motorischen Rinde enthalten motorische Neuronen, die bei Hautberührung aktiviert werden können. Elektrische Stimulation dieser Areale z. B. bei Katzen bewirkten Zuckungen genau in den Muskeln, die das Bein zu der berührten Stelle führen würden.

3.7.10 Sensomotorische Kopplung

Im Alltag gibt es viele Beispiele dieses Long-Loop-Reflexes, also die kortikale Beeinflussung eines spinalen Reflexes oder Hirnstammreflexes.

Beim Menschen erfordert das vorsichtige Greifen und Betasten von Gegenständen eine Kontrolle durch Hautsensoren. Ist die aufgewendete Kraft nur gering, so muss die Aktivität der hautsensorischen Neuronen höher sein, als die der angesteuerten motorischen Neuronen. Umgekehrt ziehen heftige, kraftvolle Bewegungen eine nur geringe sensorische Aktion nach sich. Es besteht also eine enge Kopplung zwischen hautsensorischer Aktivierung und motorischer Kontrolle bei beispielsweise der Greifkraft (Dudel et al. 2000).

Eine ähnliche sensomotorische Kopplung ist zu beobachten, sobald man barfuß auf Böden unterschiedlicher Beschaffenheit läuft: Unebene, kantige Untergründe führen zu einem anderen Gangbild als eine neutrale glatte Fläche. Indische Fakire scheinen wohl in der Lage zu sein, mit enormer Konzentration die Hautsensorik fast komplett auszuschalten. Eine gleichmäßige Verteilung des Körpergewichtes durch perfekte Körperkontrolle kombiniert mit der genauen Kenntnis und Beachtung physikalischer Gesetze (insbesondere der Dauer der Berührung) lässt sie so auf Nagelbetten und glühenden Unterböden gehen.

Das gezielte Platzieren der Beine beim Besteigen einer Leiter oder beim Balancieren auf einem Balken verlangt eine genaue optische Kontrolle, ähnlich wie präzise Greifbewegungen, für deren Gelingen ebenfalls eine genaue Abstimmung zwischen optischen und propriozeptiven Informationen Voraussetzung ist. Selbst wenn die visuelle Korrektur verhindert wird, kann sich die Zielgenauigkeit des Greifens noch verbessern. Es findet ein Rückgriff auf eine interne Repräsentation des Raumes statt: die Versuchsperson „weiß", wie sie sich bewegen muss.

3.7.11 Steuerung aus dem primären Motorkortex

Motorische Experimente bei Affen haben gezeigt, dass die Antworten aller aufgabenbezogenen Neuronen im primären Motorkortex, im parietalen und prämotorischen Kortex bei Greifbewegungen mit visueller Kontrolle von der

Greif*richtung* abhängen! Bereits in dem Stadium der Bewegungsplanung wird die Bewegungsrichtung festgelegt. Die Richtungsweisung des Armes ist auch von der Stellung im Schultergelenk abhängig. Bei Reizungen einzelner Neurone in dem Areal der motorischen Rinde, in dem die Hand repräsentiert ist, führt die Hand bei jedem gereizten Neuron komplexe Bewegungen aus, die alle zu demselben Ziel am Körper (z. B. Kopf) führen. Werden in einem Areal mehrere Neuronen gleichzeitig gereizt, endet die Hand zwar am gleichen Zielpunkt, erreicht aber dieses Ziel über einen anderen Weg und mit abweichender Geschwindigkeit (Dudel et al. 2000).

Ist die Funktion eines Schultergelenks (schmerzhaft) eingeschränkt, so ist logischerweise zu erwarten, dass auch die neuronale Kodierung der Bewegungsrichtung beeinflusst wird, und die Bewegung wird nicht nur orthopädisch, sondern auch „neuronal" limitiert!

Nervenfasern aus dem medial gelegen prämotorischen Areal (PMA) und dem supplementär motorischen Areal (SMA) in der Hirnrinde projizieren auf extrapyramidale Zentren des Hirnstamms, der Basalganglien und auf den Motorkortex. Sie sind verantwortlich für grobmotorische Massenbewegungen und haben einen hemmenden Einfluss auf die über das Rückenmark gesteuerten Dehnungsreflexe (Dudel et al. 2000).

Das supplementär motorische Areal (SMA) spielt eine spezifische Rolle bei der Planung und Durchführung neuer motorischer Aktivitäten. So ist häufig große Antriebslosigkeit bei Bewohnern in Seniorenheimen anzutreffen. Die dafür maßgebliche Region des menschlichen Gehirns hat sich als letzte entwickelt, ist aber auch als erste degeneriert.

Das Ergreifen einer Initiative hängt natürlich auch mit dem Willen zusammen. Abends, wenn es leicht regnet und man müde von der Arbeit ist, doch noch im Wald zu laufen, zeugt von Willen. Man überlegt lange hin und her, bis man sich dafür entscheidet. Aber Willenskraft kann man lernen. Ignoriert man die Widrigkeiten, wird das anschließende Wohlbefinden oder die Linderung bestimmter Beschwerden Motivation genug sein, öfters zu gehen; der Regen wird kaum noch wahrgenommen und man denkt eher an das gute Gefühl nach der Anstrengung. Willen kann man also, ähnlich wie Muskeln, trainieren.

Richard Ridderinkhof von der Universität Amsterdam weiß, dass die Entscheidung, mit einer Tätigkeit oder Gewohnheit aufzuhören, gar nicht so einfach ist. Das Gehirn hat eine Schwelle, um Initiativen zu ergreifen. Im Kopf kreisen viele Gedanken um das Thema herum, warum etwas getan werden soll oder vielleicht eben nicht. So sieht man Parkinson-Patienten, die keinen Schritt gehen, weil sie wahrscheinlich zu lange und zu genau überlegen, wie sie es anstellen müssen. Auf der anderen Seite können sie aber plötzlich über eine weiße Linie treten, ohne nachzudenken. Die weiße Linie löst eine automatische Reflexbewegung aus (Mieras 2012).

John Bargh, ein US-amerikanischer Psychologe, hat mit Experimenten zur unbewussten Beeinflussung von Verhalten bahnbrechende Arbeit geleistet und meinte, 99,44 % aller Verhaltensweisen basierten auf automatisierten Prozessen. Der amerikanische Sozialpsychologe Daniel Merton Wegner, der Experimente zu mentaler Kontrolle und freiem Willen durchführte, behauptete, der freie Wille sei eine Illusion (Kolk 2012).

So gesehen ist es schwierig, Motorik bewusst zu steuern. Sie konkurriert immer mit dem unbewussten Verhalten, das schließlich niedergerungen werden muss.

3.7.12 Feinmotorik

Koordinativ komplexe (Finger-)Bewegungen und die antizipatorischen Haltungskontrollen bei Arm- oder Beinbewegungen sind nur möglich, wenn das SMA einwandfrei funktioniert. Das SMA behält als „central governor" die Übersicht über die Motorik und korrigiert, wann und wo immer es nötig ist. Es versorgt den motorischen Kortex mit detaillierten Anweisungen über die richtige Reihenfolge der erforderlichen Bewegungen. Nervenimpulse aktivieren dann über das Rückenmark die motorischen Neuronen auf der gegenüberliegenden Seite, die ihrerseits die Muskeln, die z. B. den Arm einen Ball wegwerfen lassen, anregen. Zur gleichen Zeit werden auch das Kleinhirn und die Scheitellappen über den motorischen Auftrag für den Arm informiert. Sofort nachdem die Befehle an die Muskeln geschickt worden sind, setzt sich eine Rückkopplungsschleife in Gang. Signale aus den Muskelspindeln und den Gelenken werden zum Kleinhirn und Parietallappen geleitet mit der Frage, ob die Bewegung genau richtig ausgeführt wurde oder der Korrektur bedarf. Je nach Sachlage wird der motorische Output gedrosselt, wenn die Bewegung zu heftig war, oder erhöht, sollte sie zu schwach gewesen sein. Das Kleinhirn und der Parietallappen funktionieren quasi wie ein Thermostat in einem Regelkreis (Ramachandran und Blakeslee 2009)

In diesem Hirnareal, wichtig für sowohl die Steuerung komplexer Bewegungen als auch der Bewertung von Erwartungen, befindet sich die Langzeit-Musik-Erinnerung. Musik kann Schmerzen lindern und Ängste reduzieren, beispielsweise nach einer Operation, so britische Forscher in einer quantitativen Metaanalyse, die 6902 erwachsene Teilnehmer umfasste.

Durch die vorhandene direkte Wechselbeziehung zwischen Bewegung und Musik werden die komplexeren feinmotorischen Steuerungsprogramme benötigt, um aktiv ein Musikinstrument zu spielen. „Professionelle Pianisten können eindrucksvoll schildern, wie ihnen beim Hören von Klaviermusik die ‚Finger jucken‘ und wie andererseits beim selbstvergessenen Trommeln mit den Fingern auf der Tischplatte (lautloses Klavierspiel, Aktivierung der motorischen Handregion) vor dem ‚inneren Ohr‘ Klaviermusik erklingt“ (Aktivierung der Hörrinde) (Hole et al. 2015).

Chen und Zatorre wiesen auf den rhythmischen Aspekt dieser Gehirnregion hin, weil sich bei besonders hervorgehobenen Tönen die Aktivität in diesem prämotorischen Kortex erhöhte (Zatorre et al. 2007).

3.7.13 Motorik und Bewusstsein

Das prämotorische Areal (PMA) regelt über den Hirnstamm die Aktivität der Muskulatur, die bei Arm- und/oder Beinbewegungen den Rumpf stabilisiert. Es handelt sich hierbei also um eine unbewusste automatische Motorik. Auch bei der Planung einer Bewegung werden diese Neuronen angeregt, denn die Rumpfstabilität muss schon vorhanden sein, noch bevor sich die Glieder bewegen. Das PMA empfängt die meisten Impulse aus dem parietalen Kortex, der seinerseits somatosensorische, vestibuläre, prämotorische, limbische und auditive Signale erhält, diese integriert und weiterleitet.

Eine Unterfunktion der motorischen Kontrolle des Frontalhirns kann schwerwiegende Folgen für die Motorik haben. Beim Phänomen des Schlafwandelns beispielsweise kann unkontrollierte Motorik zu Selbstverletzung oder Verletzung anderer führen. Betroffene können sogar zu Mördern werden. So würgte 1987 der 23-jährige Kanadier Kenneth Parks seinen Schwiegervater bis zur Bewusstlosigkeit und erstach seine Schwiegermutter. Ein Jahr später wurde er von dem Gericht freigesprochen mit der Begründung, er habe geschlafwandelt.

Der Mediziner Maurice Ohayon und seine Mitarbeiter am Forschungszentrum Philippe Pinel in Montreal (Kanada) befragten daraufhin im Jahre 1997 telefonisch rund 5000 Erwachsene zu ihrem nächtlichen Schlafverhalten, mit dem Ergebnis, dass bis zu 2 % der Bevölkerung angaben, nachts bereits einmal gewalttätig geworden zu sein (Siclari und Bassetti 2011).

Claudio Bassetti konnte nachweisen, dass die normalerweise engen Zusammenhänge zwischen Bewusstsein und motorischer Steuerung bei Schlafwandlern wesentlich geringer sind. Im Jahr 2000 injizierte er einem schlafwandelnden 16-jährigen Jungen eine schwach radioaktiv markierte Substanz in die Blutbahn. Anschließend wurde dann per Emissionstomografie (SPECT) das Gehirn des Jungen während des Schlafes gescannt. Die Bilder zeigten, dass die präfrontalen sowie die parietalen Teile der Hirnrinde, zuständig für höhere, bewusste motorische Steuerung (Aufmerksamkeit, Planungs- und Urteilsvermögen), weniger erregt waren als im Wachzustand. Andere Teile des Großhirns und das Kleinhirn dagegen, welche die Motorik auf automatischer Ebene steuern, zeigten vermehrte Aktivität (Siclari und Bassetti 2011).

Ein anderer Forscher, Michele Terzaghi, und seine Mitarbeiter des Niguarda-Krankenhauses in Mailand bestätigten 2009 in einer Studie diese Ergebnisse. Bei einem schlafwandelnden Patienten mit Epilepsie wurde mittels unter der Schädeldecke platzierter Elektroden die Hirnaktivität aufgezeichnet, während sich der Patient nachts kurz aufsetzte und sprach. Auch sie stellten fest, dass Hirnareale für bewusste motorische Steuerung weniger feuerten als die Bereiche, die normalerweise die automatische Steuerung auslösten (Siclari und Bassetti 2011).

Bei gesunden Menschen werden im Schlaf die Zentren für bewusste Steuerung gehemmt, wodurch die motorische Aktivität heruntergefahren wird. Durch eine Störung dieser Kopplung können anfallartige schlafgebundene motorische Aktivtäten mit einem hohen Gewaltpotenzial entstehen. Betroffene schrecken aus dem Schlaf auf, verkrampfen sich, zucken rhythmisch mit Armen oder Beinen, sie laufen herum, strampeln mit den Beinen oder schreien und sprechen. Manchmal treten offensichtlich bewusste Bewegungen wie gezieltes Zuschlagen oder krampfartiges Festhalten auf. Obwohl es sich hier um unwillkürliche und unabsichtliche Steuerung handelt, werden solche Bewegungen dann fälschlicherweise als gewollt interpretiert. Manche Patienten sind dabei bei Bewusstsein, andere können sich nicht oder nur teilweise an die Anfälle erinnern (Siclari und Bassetti 2011).

Literatur

Baur J, Bös K, Conzelmann A, Singer R (Hrsg) (2009) Handbuch Motorische Entwicklung, 2. Aufl. Hofmann, Schorndorf

van Beilen M (2012) Ga maar eens in Lourdes kijken, Wissenschaftsmagasin De Volkskrant 7. April 2012

Binder DK, Schaller K, Clusmann H (2007) The seminal contributions of Johann-Christian Reil to anatomy, physiology, and psychiatry. Neurosurgery 61:1091–1096. discussion 1096

Bizzini M (2000) Sensomotorische Rehabilitation nach Beinverletzungen. Thieme Stuttgart, New York

Blakemore C (1990) The mind machine. BBC Books, England

Blank N (2017) Hypophyse – Hormondrüse im Türkensattel. Gesundheit.de. http://www.gesundheit.de/krankheiten/druesen-und-hormone/hypophyse/hypophyse-hormondruese-im-tuerkensattel. Zugegriffen am 23.07.2014

Changeux JP (1984) Der neuronale Mensch. Rowolth, Reinbeck/Hamburg

Cotman C (1978) Neuronal plasticity. Raven, New York

van Cranenburgh B (2007) Neurorehabilitation, 1. Aufl. Elsevier GmbH, München

Dann B, Michaels FA, Schaffelhofer S, Scherberger H (2016) Uniting functional network topology and oscillations in the fronto-parietal single unit network of behaving primates. eLife 5:e15719. https://doi.org/10.7554/eLife.15719

Diebschlag E (1937) Der Wischreflex des Frosches im Lichte ganzheitlicher Betrachtungsweise. Z vergleichende Physiol, 1937, Volume 25(2):143–148

Dudel J, Menzel R, Schmidt RF (2000) Neurowissenschaft – vom Molekül zur Kognition, 2. Aufl. Springer, Berlin/Heidelberg, S 42

Duden (2007) Das Herkunftswörterbuch: Etymologie der deutschen Sprache. Dudenredaktion, Bd 7 Mannheim, Lemma Emotion

Elabd C, Cousin W, Upadhyayula P, Chen RY, Chooljian MS, Li J, Kung S, Jiang KP, Conboy IM (2014) Oxytocin is an age-specific circulating hormone that is necessary for muscle maintenance and regeneration. Nat Commun 5:4082

Eliava M, Melchior M, Knobloch-Bollmann H-S, Wahis J, da Silva Gouveia M, Tang Y, Ciobanu AC, Triana del Rio R, Roth LC, Althammer F, Chavant V, Goumon Y, Gruber T, Petit-Demoulière BM, Chini B, Tan LL, Mitre M, Froemke RC, Chao MV, Giese G, Sprengel R, Kuner R, Poisbeau P, Seeburg PH, Stoop R, Charlet A, Grinevich V (2016) A new population of parvocellar oxytocin neurons controlling magnocellular neuron activity and inflammatory pain processing. Neuron 89(6):1291–1304. https://doi.org/10.1016/j.neuron.2016.01.041

Freeman C, Okun MS (2002) Origins of the sensory examination in neurology Semin Neurol; 22(4):. 399–408© 2002 Thieme Medical Publishers

Hess (2018) MLA style: "Walter Hess – Nominations". Nobelprize.org. Nobel Media AB 2014. Web. 22 Jun 2018

Hole J, Hirsch M, Ball E, Meads C (2015) Music as an aid for postoperative recovery in adults: a systematic review and meta-analysis. Lancet 386:1659–1671

Hubert M (2012) Manuskript: Tiefer als Schlaf. Deutschlandfunk. https://www.deutschlandfunk.de/manuskript-tiefer-als-schlaf.740.de.html?dram:article_id=227620/. Zugegriffen am 12.02.2014

Kandel ER, Schwarz JH, Jessel TM (2000) Principles of Neural Science, 4. Aufl. McGraw-Hill Verlag, USA

Keull O (2006) Altersabhängigkeit motorischen Lernens bei gesunden Kindern und Jugendlichen. Dissertation, Medizinische Fakultät der Heinrich-Heine-Universität Düsseldorf

Kolb B, Whishaw IQ (2009) Fundamentals of human neuropsychology, 6. Aufl. Worth Publishers, New York

Kolk H (2012) Vrije will is geen illusie. Bert Bakker, Amsterdam, S 24–25

Krämer T (2010) Das limbische System. https://www.das-gehirn.info/grundlagen/anatomie/das-limbische-system/. Zugegriffen am 27.12.2013

Krämer T (2012) Gesichter lesen. https://www.dasgehirn.info/handeln/mimik-koerpersprache/gesichter-lesen. Zugegriffen am 27.12.2013

Lanz T, Wachsmuth W (2004) (Hrsg) Praktische Anatomie, 2. Bd/7. Teil. Springer, Heidelberg/Berlin

Leiner HC, Leiner AL, Dow RS (1993 Nov) Cognitive and language functions of the human cerebellum. Trends Neurosci. 16(11):444–447

Leonard CT (1998) The Neuroscience of Human Movement. Mosby, St. Louis

Lephart SM, Fu FH (2000) Proprioception and neuromuscular control in joint stability. Human Kinetics, Pittsburgh

Leyd A (2011) Der Pons. https://www.dasgehirn.info/grundlagen/anatomie/der-pons. Zugegriffen am 12.06.2016

Leyh A (2011) Der Insellappen. https://www.dasgehirn.info/grundlagen/anatomie/der-insellappen. Zugegriffen am 02.01.2014

Linzenbold W, Himmelbach M (2012) Signals from the deep: reach-related activity in the human superior colliculus. J Neurosci 32(40):13881–13888. https://doi.org/10.1523/JNEUROSCI.0619-12.2012

Luria A (1963) Restoration of function after brain injury. Pergamon Press, Oxford

MacLean PD, D'Aquili EG, Turner V, Sperry RW, Trevarthen C, Ashbrook JB (Hrsg) (1993) Brain, culture, and the human mind. University press of America, Lanham/New York/London

Marieb EN, Hoehn K (2007) Human anatomy & physiology. Pearson Benjamin Cummings, San Francisco

Marsch N, Scheele D, Feinstein JS, Gerhardt H, Strang S, Maier W, Hurlemann R (2017) Oxytocin-enforced norm compliance reduces xenophobic outgroup rejection. PNAS 114(35):9314–9319. https://doi.org/10.1073/pnas.1705853114

Martini FH, Nath JL, Bartholomew EF (2012) Anatomy & physiology, 9. Aufl. Pearsons Education, USA

Mease RA, Metz M, Groh A (2015) Cortical sensory responses are enhanced by the higher-order thalamus. Cell Rep 14(2):P208–P215. https://doi.org/10.1016/j.celrep.2015.12.026; 2016

Mieras M (2012) Spontaan besluit is voorbereid. Wissenschaftsmagasin De Volkskrant 28.01.2012

Mudde T (2013) Een geheugen van 30 seconden. Wissenschaftsmagasin De Volkskrant 20.04.2013

Müller K, Hömberg V, Lenard HG (1991) Magnetic stimulation of motor cortex and nerve roots in children. Maturation of cortico- motoneuronal projections. Electroencephalogr Clin Neurophysiol 81:63–70

Naish J, Syndercombe Court D (2015) Medical Sciences, 2. Aufl. Saunders Elsevier, S 369–372

Noakes TD (2007) The central governor model of exercise regulation applied to the marathon. Sports Med 37(4):374–377

Ornstein R (1991) The Evolution of Consiousness. Prentice hall Press, New York

Paeth-Rohlfs B (2010) Erfahrungen mit dem Bobath-Konzept – Grundlagen – Behandlung – Fallbeispiele. Thieme, Stuttgart

Paine RS, Oppé TE (1970) Die neurologische Untersuchung von Kindern. Thieme, Stuttgart

Peez G (2006) Phänomenologisch orientierte Fotoanalyse – „Schmieren", der weitgehend unerforschte Beginn der Kinderzeichnung. In: Peez, Georg: Fotografien in pädagogischen Fallstudien. Sieben unterschiedliche qualitativ empirische Analyseverfahren zur ästhetischen Bildung – Theorie und Forschungspraxis. kopaed, München

Penfield W, Boldrey E (1937) Somatic motor and sensory representation in the cerebral cortex of man as studied by electrical stimulation. Brain 60(4):389–443. https://doi.org/10.1093/brain/60.4.389. Archived from the original on 8 December 2015. Retrieved 26 March 2016

Penfield W, Rasmussen T (1950) The cerebral cortex of man; a clinical study of localization of function. Macmillan, Oxford

Purves D, Augustine GJ, Fitzpatrick D, Hall WC, LaMantia A-S, McNamara JO, White LE (2008) Neuroscience, 4. Aufl. Sinauer Associates, Inc, Sunderland

Ramachandran VS, Blakeslee S (2009) Die blinde Frau, die sehen kann, 4. Aufl. Rowohlt, Germany

Ritzau-Jost A, Delvendahl I, Rings A, Byczkowicz N, Harada H, Shigemoto R, Hirrlinger J, Eilers J, Hallermann S (2014) Ultrafast action potentials mediate kilohertz signaling at a central synapse. Neuron 84(1):152–116. https://doi.org/10.1016/j.neuron.2014.08.036

Roth MM, Dahmen JC, Muir DR, Imhof F, Martini FJ, Hofe SB (2015) Thalamic nuclei convey diverse contextual information to layer 1 of visual cortex. Nature Neurosci 19:299–307

Shafy S (2011) Wenn die Hirnmasse schrumpft. http://www.spiegel.de/spiegelwissen/a-747304-2.html. Zugegriffen am 12.07.2013

Siclari F, Bassetti C (2011) Wenn Schlafende zu Schlägern werden. Spiegel Online. http://www.spiegel.de/gesundheit/psychologie/seltsame-stoerung-wenn-schlafende-zu-schlaegern-werden-a-854389.html/. Zugegriffen am 12.10.2016

Stein A (2014) Die dunklen Seiten des Kuschelhormons Oxytocin,. Die Welt. http://www.welt.de/gesundheit/psychologie/article130360396/Die-dunklen-Seiten-des-Kuschelhormons-Oxytocin.html. Zugegriffen am 23.07.2014

Strüder HK, Kinscherf R, Disersens H, Weicker H (2001) Physiologie und Pathophysiologie der Basalganglien – Einfluss auf die Motorik- Deutsche. Zeitschrift für Sportmedizin 52(12):350–360

Susky N (2010) Mathematische Modellierung der Impulsübertragung an markhaltigen und marklosen Neuronen. Technische Universität Bergakademie Freiberg. Skript – Fakultät für Mathematik und Informatik. https://studylibde.com/doc/3100218/skript----fakult%C3%A4t-f%C3%BCr-mathematik-und-informatik. Zugegriffen am 14.06.2017

Swanson LW (1995) Mapping the human brain: past, present, and future. Trends Neurosci 18:471–474

Textor MR (2010) Gehirnentwicklung im Kleinkindalter – Konsequenzen für die frühkindliche Bildung. In: Textor MR, Bostelmann A (2000–2018) Das Kitahandbuch. http://www.kindergartenpaedagogik.de/. Zugegriffen am 02.05.2013

Toyoshima K, Sakai H (1982) Exact cortical extent of the origin of the corticospinal tract (CST) and the quantitative contribution to the CST in different cytoarchitectonic areas. A study with horseradish peroxidase in the monkey. J Hirnforsch 23(3):257–269

Trepel M (2008) Neuroanatomie – Struktur und Funktion, 4. Aufl. Urban & Fischer, München, S 118

Triarhou LC (2007) The economo-koskinas atlas revisited: cytoarchitectonics and functional context. Stereotact Funct Neurosurg 85(5):195–203. https://doi.org/10.1159/000103258

Walk L (2011) Bewegung formt das Gehirn. Die Zeitschrift für Erwachsenenbildung 1 2001, S. 27–28, http://www.diezeitschrift.de/12011/walk1001.pdf. Zugegriffen am 12.01.2016

Weigert V, Paky F (2015) Babys erstes Jahr: Alles, was wichtig ist. Gräfe und Unzer, Deutschland

Wicht H (2011a) Das Diencephalon. https://www.dasgehirn.info/grundlagen/anatomie/das-diencephalon. Zugegriffen am 02.01 2014

Wicht H (2011b) Die Basalganglien. http://dasgehirn.info/entdecken/anatomie/die-basalganglien/. Zugegriffen am 02.01.2014

Wiesendanger M (1981) Organization of secondary motor areas of the cerebral cortex. In: Brookhart JM, Mountcastle VB (Hrsg) Handbook of physiology. American Physiological Society, Bethesda

Witteman J (2015) Verbeter de wereld, denk abstract. De Volkskrant, 16.01.2015, S. 23

Zatorre RJ, Chen JL, Penhune VB (2007) When the brain plays music: auditory-motor interactions in music perception and production. Nat Rev Neurosci 8(7):547–558

Peripherneurologische Steuerung 4

Inhaltsverzeichnis

Um den Rahmen dieses Buches nicht zu sprengen, beschränke ich mich auf die motorische Steuerung durch Sensoren in der Haut, in den Muskeln, Faszien, Sehnen, Gelenkkapseln und Bändern wie auch Propriozeptoren, Muskelspindeln, Golgi-Sehnenorganen und Schmerzsensoren. Besondere Aufmerksamkeit wird der Steuerung aus den Gelenken gewidmet.

Die Mechanosensoren informieren das Gehirn ständig über die Gelenkstellungen, die Orientierung im Raum, die Kräfte, welche an Muskeln, Sehnen und Gelenken wirken, und die Veränderungen der Gelenkteile zueinander, sobald die Gelenke bewegt werden.

Die so entstandene Tiefensensibilität bildet zusammen mit Informationen aus dem Gleichgewichtsorgan den „sechsten Sinn": die Propriozeption oder Eigenwahrnehmung, die über die Position des Körpers und der Glieder im Raum informiert. Im Gehirn wird diese Information an die Motorik gekoppelt.

Die Muskelspindeln (Abb. 4.1) können die Länge des Skelettmuskels erfassen und vollautomatisch beeinflussen.

Innerhalb der Sehnen und Faszien übernehmen die Golgi-Sehnenorgane dieselbe Funktion. Die Information aus den Muskelspindeln und Golgi-Sehnenorganen wird an das Rückenmark, an den Hirnstamm oder an das Gehirn weitergeleitet. In dem komplexen System der motorischen Steuerung ist ihre Aufgabe die Feinabstimmung und das Standhalten der Muskelspannung. Das nämlich sichert eine bestimmte Gelenk- oder Körperstellung. Zur gleichen Zeit schützen die Golgi-Sehnenorgane die Muskeln vor Überdehnung, dem Reißen der Muskelfaserhüllen oder der Sehnen, sollten sie zu stark durch unmittelbare Anspannung bei plötzlicher Dehnung belas-

P. Geraedts, *Motorische Entwicklung und Steuerung*, https://doi.org/10.1007/978-3-662-58296-1_4

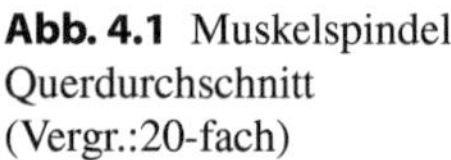

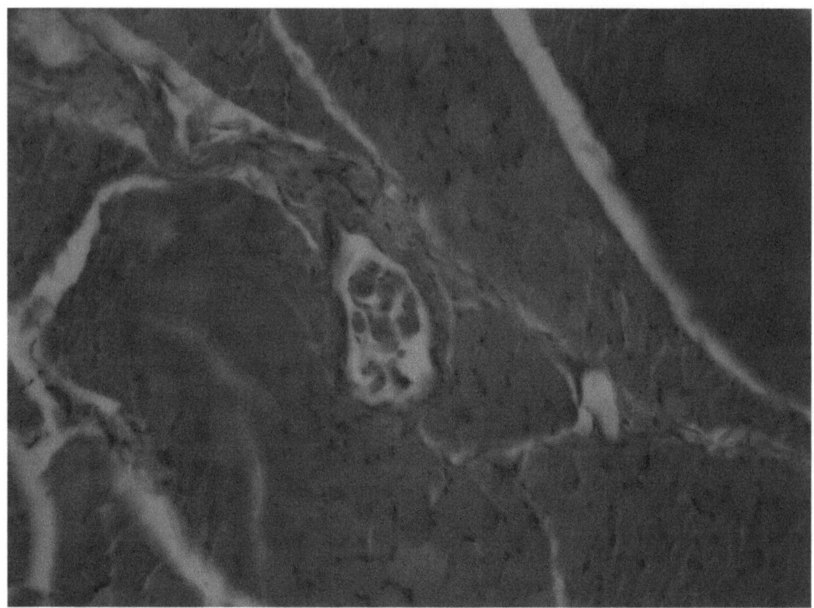

Abb. 4.1 Muskelspindel Querdurchschnitt (Vergr.:20-fach)

tet werden. Der Muskeldehnungsreflex, ein Muskeleigenreflex, der auf Rückenmarksebene stattfindet, wirkt dann unmittelbar.

Die adäquaten Reize für diese Sinnesorgane sind:

- Zug durch (bewusst gewollte) Muskelspannung
- (passive) Dehnung eines Muskels
- Druck
- Beweglichkeit des Gelenks
- (leichter) Widerstand
- Schmerzreiz (in Form extremen Druckes oder hoher Temperatur)

So können Muskelkontraktionen willkürlich und unwillkürlich gesteuert werden und komplexe alltägliche Bewegungsabläufe glatt verlaufen.

Die Gelenksensorik wurde von vielen Forschern untersucht (u. a. Boyd 1954; Schulz et al. 1984; Zimny 1988; Lephart und Fu 2000). Zu den wichtigsten Rezeptoren, die Gelenkstellungen wahrnehmen können, gehören die schnell adaptierenden Vater-Pacini-Körperchen (Abb. 4.2 und 4.3) und die langsam adaptierenden, hochempfindlichen Ruffini-Sensoren.

Die Vater-Pacini-Körperchen befinden sich in den Muskelsepten, an der Membrana interossea, im Periost und im periartikulären Bindegewebe. Die spindelförmigen Mechanosensoren für Druck (Merkel-Nervenendigungen, Meißner-Tastkörperchen und Ruffini-Rezeptoren) liegen tief zwischen den Kollagenfasern der Haut und reagieren, sobald sich diese Fasern gegeneinander verschieben, das heißt wenn sich die Haut dehnt oder die Gelenke bewegen. Schulz (Schulz et al. 1984) und Grigg (Grigg et al. 1982) fanden Golgi-Mazzoni-Sensoren in der Innenseite der Kapsel, die langsam reagieren auf Belastungen senkrecht zur Faserrichtung der Kapsel.

4.1 Artikuläre Neurologie

4.1.1 Propriozeption

Wyke (Freeman und Wyke 1967; Freeman und Wyke 1966) spricht von einer artikulären Neurologie und unterscheidet vier verschiedene Typen von Kapselsensoren, Typ I, II, III und IV, die eine ähnliche Charakteristik wie die Mechanosensoren aufweisen. Typ I und II, überwiegend lokalisiert in der Kapsel eines Gelenks, geben Aufschluss über die Positionen der Gelenkteile und ihre Veränderung im Gelenk.

Typ-III-Sensoren, lokalisiert in den Bändern eines Gelenks, informieren über zu starken Zug,

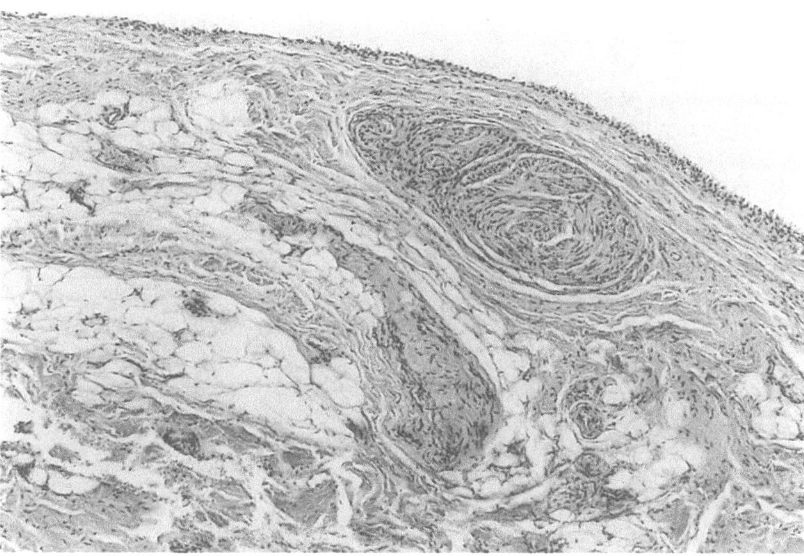

Abb. 4.2 Vater-Pacini-Körperchen direkt unter der Haut lokalisiert

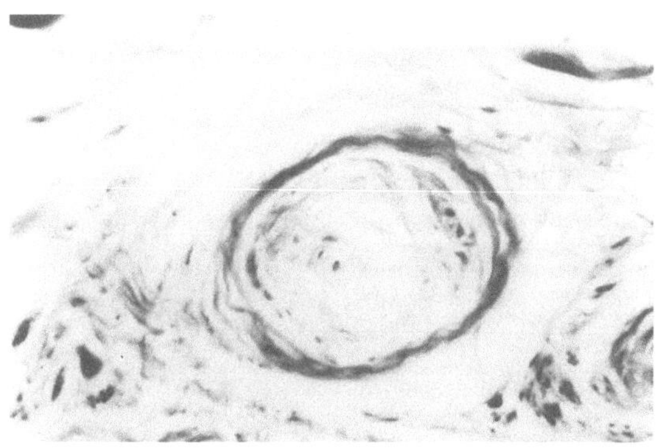

Abb. 4.3 Vater-Pacini-Körperchen in glenohumeralen Bändern mit einem Durchmesser von 150 µm

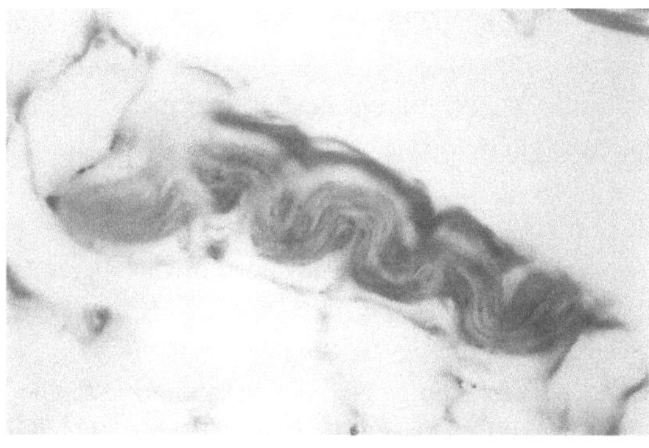

Abb. 4.4 Freie Nervenenden in glenohumeralen Bändern mit einem Durchmesser von 0,2 µm bis 70 µm

ähnlich wie die Golgi-Sensoren in den Sehnen der Muskeln. Typ-IV-Sensoren nehmen Gelenkschmerzen (Abb. 4.4) wahr, insbesondere bei Bewegungen. Die Kapsel großer, proximaler Gelenke wie die der Schulter und der Hüfte sind aus propriozeptiver Sicht empfindlicher als die Kapsel kleinerer, peripherer Gelenke wie Ellenbogen- und Handgelenke.

Das liegt an der größeren Anzahl der Sensoren, die gekoppelt ist an die Oberflächengröße der Kapsel. Außerdem werden an die großen Gelenke höhere Ansprüche gestellt. Typ-I-Propriosensoren kommen in den Zwischenwirbelgelenken der Halswirbelsäule häufiger vor, während die Typ-II-Propriosensoren in den Zwischenwirbelgelenken der Lendenwirbelsäule in größerer Anzahl zu finden sind (van der El 2000; Newton 1982).

Gardner, Skoglund, Ekholm und Appelberg stellten fest, dass eine Reizung der Gelenkrezeptoren in den Bändern und in der Gelenkkapsel reflexartige reziproke Motorik und gekreuzte Muskelreflexaktivität auslösen kann. Skoglund konnte sogar vollständige Hemmung der Hüftmuskulatur beobachten, nachdem der Nerv des Lig. capitus femoris – ein dreieckiges Band, das innerhalb des Hüftgelenks durch die Gelenkkapsel zieht und am Hüftkopf ansetzt – elektrisch gereizt worden war. Appelberg et al. sahen in der Gelenksensorik, aufgrund der auszulösenden kontralateralen Reflexaktivität, eine wichtige Funktion bei der Lokomotion, also Gehen und Laufen (Newton 1982).

Propriozeptive, kinästhetische Information stammt in erster Linie aus den Muskelspindel- und den Sehnensensoren vom Golgi-Typ sowie den sensiblen Ruffini-Kolben als Gelenksensor, in zweiter Linie erst aus den Typ-I- und Typ-II-Propriosensoren.

Propriozeption integriert also zum einen Reizungen, welche von den Muskeln, Sehnen und Gelenken weitergeleitet werden, zum anderen berücksichtigt sie den Gleichgewichtssinn und teilweise auch die Hautsensoren. Erst das Zusammenspiel all dieser Komponenten erzeugt unser Körpergefühl, sodass uns jederzeit, auch bei geschlossenen Augen, die Stellung und Lage, Bewegung und Drehung unseres Körpers und unserer Gliedmaßen präsent ist. Nur ein geringer Teil der damit zusammenhängenden Prozesse wird uns bewusst. Bei extremen Bewegungen werden allerdings auch die Schmerzrezeptoren miteinbezogen.

▶ Gelenkmobilisierung führt zu Kraftverbesserung und Verlängerung der Muskelfaszienlänge der gelenküberspannenden Muskulatur.

Insgesamt kann die Propriozeption eine beeindruckende Genauigkeit erreichen: So können wir im Schultergelenk noch Drehungen bis zu 0,2° und minimale Geschwindigkeiten bis zu 0,3°/s wahrnehmen, beim Fingergelenk sind das 1° und 0,2°/s. Der Kraftsinn ermöglicht es uns, Abweichungen von Gewicht- bzw. Kraftunterschieden in beiden Händen bis auf etwa 3–10 % genau zu spüren. Sich schneller zu bewegen oder das Bewegungsausmaß zu vergrößern, kann die propriozeptive Empfindlichkeit erhöhen (van der El 2000).

Brown und Kollegen formulierten die Hypothese, es gäbe zwei sensorische Mechanismen; einen für die Wahrnehmung passiver und einen für die Wahrnehmung aktiver Bewegungen. Der durchschnittliche Winkel, der bei dem Grundgelenk des großen Zehs (Art. metatarsophalangeale I) wahrgenommen werden konnte, betrug 4,4° bei einer Geschwindigkeit von 1,0 und 2,0°/s. Von den Teilnehmern spürten 10 % Bewegung bei einem Winkel von minimal 15°. Wurde ein Anästhetikum eingespritzt, verloren 8 von 9 Teilnehmern das Gefühl für die Gelenkposition und das Gefühl für Bewegung. Bei angespannter Muskulatur aber konnten sie durchaus Bewegung wahrnehmen. Daraus folgerten Brown et al., dass die Wahrnehmung passiver Bewegung durch eine veränderte Spannung der Gelenkkapsel ermöglicht wurde. Sensoren in den Muskelspindeln wie auch in den Gelenken erlauben hingegen das Wahrnehmen von aktiven Bewegungen, denn Muskelaktivität dehnt auch die Gelenkkapsel (Newton 1982).

Goldschneider ermittelte schon 1889, dass kleine passive Bewegungen in einem Bereich von 0,5–0,7° bei einer Geschwindigkeit von 1,0–2,0°/s wahrgenommen werden konnten, aktive schon bei weniger als 5,0° (Newton 1982).

Lichtmikroskopische Studien von O'Connor und McConnaughey haben zu den „sensorischen Hypothesen" für die Menisken im Knie geführt. Sie fanden in den ligamentären Strukturen im vorderen und im hinteren Horn des Meniskus und in den Kreuzbändern (Lig. meniscofemorale posterius und Lig. meniscofemorale anterior) Typ-I-Rezeptoren für die Wahrnehmung passiver Gelenkpositionen und Bewegungen und Typ-II-Rezeptoren insbesondere für die Wahrnehmung endgradiger Bewegung durch Dehnung der Kapsel. In dem Meniskuskörper selbst wurden keine Sensoren festgestellt (Newton 1982).

Refshauge et al. analysierten ebenfalls die Wahrnehmung von Bewegung im Hüft-, Knie-, Sprung- und Zehgelenk. Alle Teilnehmer der Untersuchung fühlten schon die Bewegung, noch bevor sie deren Richtung erkennen konnten; zwischen Beugung und Streckung konnten sie allerdings nicht unterscheiden. Die propriozeptive Genauigkeit in der Wahrnehmung der Zehe war deutlich geringer als die der Hüft-, Knie und Sprunggelenke; zwischen den Hüft-, Knie- und Sprunggelenken war kein Unterschied zu verzeichnen. Außerdem ließ sich feststellen, dass eine Wechselbeziehung zwischen der Veränderung der Muskelfaszienlänge und der Veränderung des Gelenkwinkels bei Muskelaktivität besteht. Die Schwelle für die Wahrnehmung einer Gelenkposition kann also in der prozentualen Veränderung der Muskelfaszienlänge ausgedrückt werden und die

Wahrnehmung von Bewegung in der prozentuale Veränderung der Muskelfaszienlänge pro Sekunde (Refshauge et al. 1995).

Es ließ sich auch zeigen, dass die Injektion eines Lokalanästhetikums in ein Gelenk den Positionssinn kaum beeinflusst. Auch die Implantation künstlicher Hüftgelenke verändert die Wahrnehmung der Position des Beines nur geringfügig, denn die Muskelspindeln sichern diese Wahrnehmung.

4.1.2 Schmerzsensorik

Freie Nervenenden für Schmerzwahrnehmung (Nozizeptoren) befinden sich fast in allen Strukturen der Gelenke und werden erst bei belastenden, extremen, endgradigen Gelenkstellungen aktiviert, insbesondere wenn beispielsweise durch Überbeanspruchung oder eine Erkrankung (Arthrose, Knochentumor) die Gelenke generell nicht mehr belastbar sind. Die Gelenksensoren können die Motorik erheblich beeinflussen (arthrogener Muskelreflex); insbesondere die Schmerzsensorik, aber auch die Mechanorezeptoren hemmen beträchtlich die Steuerung der Motorik auf reflexartige Weise (arthrogene Muskelinhibition). Die Informationen der Rezeptoren aus dem Gelenk, den Bändern und dem (subchondralen) Knochen ,wie beispielsweise beim Altern eines Gelenks, bei Verletzungen nach einem Trauma oder Operationen, werden zum Rückenmark geleitet, wo sofort auf motorische Axone umgeschaltet werden kann und eine reflexartige motorische Reaktion erfolgt, z. B. eine Einschränkung der Kraftentfaltung trotz angestrebter maximaler Muskelkontraktion. Ein typisches Bild einer muskulären Hemmung nach Knieverletzungen ist die ausgeprägte Muskelschwäche des Kniestreckers. Nach einer Gelenkoperation am Knie kann der Umfang des Oberschenkels aufgrund der Muskelatrophie des Kniestreckers um 4 cm geringer sein, obwohl der Muskel bei der Operation nicht betroffen war. Die Muskelschwäche wird dadurch begründet, dass weniger motorische Einheiten (also weniger Muskelfasern) mit minimaler Intensität (verringerte neuronale Feuerungsfrequenz) aktiviert werden.

Auch kann eine Abwehrspannung oder sogar eine Kokontraktionen der gesamten das Gelenk überspannenden Muskulatur bei stärkeren Belastungen krankhafter Gelenke in Erscheinung treten. Bei geringer pathologischer Gelenksymptomatik zeigt sich nur eine geringe Schwäche und/oder schnelle Ermüdbarkeit, dem Bild einer (Teil-)Lähmung ähnlich.

Wenn ein Gelenk altert oder verletzt wurde, kann sich unbemerkt eine Bewegungseinschränkung einschleichen. Auch die Steuerung aus höheren neuronalen Ebenen wie dem Hirnstamm und den basalen Ganglien, zuständig für die automatisierte Motorik und über das Rückenmark mit dem neuronalen Reflexkreis auf Rückenmarksebene verbunden, kann gehemmt werden. Gelenktraumen oder Operationen können die propriozeptiven Informationen zum Gehirn reduzieren, ziehen allerdings ein zentrales Defizit in der Wahrnehmung der Propriozeption nach sich; der Patient hat „vergessen“, wie die Muskulatur richtig beansprucht werden kann (Keller und Engelhardt 2017). Elektromyografische Arbeiten von McCouch (McCouch et al. 1951) und Wyke (1972) haben enge Beziehungen zwischen reflexartigen Steuerungsimpulsen aus den Facettengelenken (syn. Bezeichnung: Zwischenwirbel- oder auch Intervertebralgelenk) und der Steuerung aus dem Hirnstamm für den gesamten Bewegungsmechanismus nachgewiesen. Sie konnten elektromyografisch den Einfluss der oberen zervikalen intervertebralen Gelenke auf den Tonus der Haltungsmuskulatur feststellen. McCouch (McCouch et al. 1951) wiesen nach, dass tonische Nackenreflexe durch Reizung der Afferenzen in den Gelenkkapseln der intervertebralen Gelenke der Halswirbelsäule verursacht werden. Und Pawlow, der Entdecker des bedingten Reflexes, stellte aufgrund einer Bewegungsanalyse fest, dass ein unverkennbarer Zusammenhang zwischen der Muskulatur und den Facettengelenken und dem damit zusammenhängenden Nervensystem besteht, sowohl im Bereich der automatischen Reflexmotorik als auch der später erlernten, bewusst gesteuerten Zielmotorik (Kroll 1929). Die (hemmende) Steuerung aufgrund eines Schmerzes im Gelenk, auch arthrogene Muskelinhibition oder Gelenkreflex genannt, wird, gerade bei beginnenden Beschwerden, nicht immer richtig erkannt und kann zu falschen Schlüssen führen. Die Stärke der Gelenkfunktion prägt also in hohem Maß und in jedem Alter über die Gelenkreflexion die Motorik. Auch wenn eine Gelenkfunktionsschwäche nicht begleitet wird von Schmerzen, wird die Motorik langsamer, schwächer und anders: Ausgleichsmotorik.

Die bestehenden Verbindungen zu höheren Steuerungsebenen im Gehirn, wo die bewusste Steuerung stattfindet, ermöglichen jedoch eine bewusste Beeinflussung auf diese reflexartigen motorischen Reaktionen, ein Umstand, der in der Rehabilitation und im Sport nutzbringend angewendet wird. Bewegungseinschränkungen bei nicht allzu großen Schäden des Gelenks können durch bewusst gesteuerte Bewegungen gegen dosierten und richtig gelenkten Widerstand auf diesem Wege wieder aufgehoben werden. Sind sie jedoch nicht mehr zu beheben, kann ein Bild ähnlich einer Lähmung entstehen, weil die Muskulatur zu stark geschwächt ist.

4.1.3 Muskelschmerz

Schmerzende Muskeln nach zu starker Beanspruchung (Muskelkater) können in diesem Rahmen als eine reflexartige Reaktion der Muskulatur und der Faszien auf das gereizte Gelenk verstanden werden, wahrscheinlich zur Vermeidung weiterer Belastung des Gelenks und seiner möglichen, ernsthafteren Schädigung. Schnell ermüdende Muskulatur bei unbelastetem Training (wobei die Gelenke kein Gewicht tragen) gehört in die gleiche Kategorie. Das Zusammenspiel von Bandapparat und der subchondralen Knochenschicht des Gelenks ergibt sich aus den paradoxalen Ergebnissen isometrischer Befunderhebung: unbelastete, äußeren Einflüssen widerstehende Förderung der Wadenmuskulatur (im Sitzen) löst kaum Beschwerden aus, das Auftreten mit der Fußsohle (Belastung des Gelenks) dagegen führt zu Schmerzen in der Wadenmuskulatur!

Wahrscheinlich spielen hier die Faszien eine entscheidende Rolle. Denn die Häute im Muskelgewebe gehen direkt in die Sehnen über, welche ihrerseits unlösbar mit der Kapsel und den Bändern der Gelenke verknüpft sind. Und die Bänder wiederum stehen in Verbindung mit der sehr empfindlichen subchondralen Knochenschicht. Das Abtasten der Gelenkspalten verstärkt bei ausstrahlenden Muskelschmerzen diese noch weiter, was den Blick auf die Faszien lenkt.

Und so können auch Muskelfaser- oder Sehnenrisse auf geschwächtes Fasziengewebe aufgrund von Überbelastung eines Gelenks zurückgeführt werden. Die geringe Zugfestigkeit u. a. der Achillessehne in Zusammenhang mit arthrotischen Symptomen des Sprunggelenks bestätigt diese Ansicht.

Ein durch Überbeanspruchung, beispielsweise im Sport, stark gereiztes Gelenk hemmt die Muskulatur. Nach einem außerordentlich langen Lauf kann ein Sprunggelenk derartig stark belastet sein, dass ein Anheben des Fußes kaum möglich ist und man gezwungenermaßen auf dem Vorderfuß auftritt. Auch ein Hüftgelenk kann durch Überbelastung so stark gereizt sein, dass beim Auftreten das Bein kaum in der Hüfte gestreckt werden kann und man hinkt. Das Zeichen von Trendelenburg tritt sofort in Erscheinung. Beim Zieleinlauf eines Marathons sind diese Bilder häufig anzutreffen, in der Regel aber ungefährlich. Nach einer Erholungsphase kehrt das normale Gangbild wieder zurück.

Ist ein Gelenk erkrankt, z. B. durch Arthrose, wird ein solcher Gang zuweilen zum normalen Gangbild: Es scheint, als seien die Füße des Patienten gelähmt, wenn es um das Sprunggelenk geht. Bei arthrotischer Veränderung des Hüftgelenks und bei ausstrahlenden Schmerzen ins Bein kann sich ein Bein schwer und wie gelähmt anfühlen.

In der klinischen Diagnostik führen Zeichen wie Schwäche, *Gefühl von* Lähmung oder Taubheit und ausstrahlender Schmerz gelegentlich zu Verwirrung, da sie sehr den Symptomen einer Nervenschädigung ähneln, so die momentan geltende Ansicht in der Medizin. Die Gelenkprobleme rufen dann eine unzureichende motorische Steuerung des Beines hervor, und der Verdacht auf einen Nervenschaden (z. B. Verletzung einer Nervenwurzel im Rücken) liegt dann nahe.

4.2 Arthrogene Muskelinhibition (AMI)

Hurley (Hurley et al. 1994) spricht, bezogen auf diese reflexartige Reaktion, von arthrogener Muskelinhibition („arthogene muscle inhibition", AMI), d. h. einer monosynaptischen, spinalen, reflexartig veränderten Muskelaktivität aufgrund von Reizung eines Gelenks oder einer (degenerativen) Gelenkveränderung. Ein schwächerer Reflex deutet auf eine Hemmung der Muskulatur hin, ein stärkerer auf eine Anregung.

Hopkins (Hopkins und Ingersoll 2000; Hopkins 2002) hält die Untersuchung dieses sogenannten H- oder Hoffmann-Reflexes, die Muskelreaktion auf einen elektrischen Reiz eines peripheren Nerven, für eine hervorragende und zuverlässige Messmethode für die Gelenkfunktion.

In einer 36 Studien umfassenden Metastudie untersuchte Horre (2008) den Einfluss von Gelenkdysfunktionen auf die Muskelfunktion. Demnach gibt es einige Evidenz, dass Schmerz, Schwellung, Osteoarthrose und andere Gelenkdysfunktionen zu einer Hemmung oder Anregung von Muskeln führen können. Jedoch liegen keine klaren Muster vor, und die neurophysiologischen Erklärungen sind noch weitestgehend unerforscht.

Acht Studien zu Gelenkverletzungen (Osteoarthrose) zeigten Patienten mit einer muskulären Hemmung des „vierköpfigen Oberschenkelstreckers". Hurley (Hurley et al. 1994) wies sogar eine Hemmung dieses Muskels im *nicht betroffenen* Bein nach. Außerdem legten Hurley und Scott (Hurley und Scott 1989) sowie Pap (Pap et al. 2000) in anschaulicher Form einen Zusammenhang zwischen dem Ausmaß einer Hemmung des vierköpfigen Oberschenkelstreckers und der Funktion des Knies dar. Diese Erkenntnis unterstreicht die Bedeutung der reflektorischen Hemmung des Oberschenkelstreckers und damit der Kraft dieses Muskels für die Gelenkfunktion.

In sieben Studien führte eine künstlich erzeugte Kniegelenkschwellung zu einem verringerten Reflex des vierköpfigen Oberschenkelstreckers und einem erhöhten Reflex des Schollenmuskels im hinteren Unterschenkel. De Andrade und Kollegen untersuchten die Relation zwischen Infusion (künstlich erzeugte Schwellung) in das Knie auf die Aktivität des Streckmuskels (M. quadriceps femoris) bei gesunden Menschen und bei Menschen, die an der Charcot-Marie-Tooth-Atrophie, einer erblichen Erkrankung des peripheren Nervensystems mit sensorischen und motorischen Störungen, litten. Schon eine geringe Beugung des Kniegelenks (10) verursachte Schmerzen. Die Elektromyografie (EMG) zeigte eine deutliche Reduktion der muskulären Aktivität des Oberschenkelstreckmuskels, während das Knie ab 10° Beugung gestreckt wurde. De Andrade folgerte hieraus, dass dieser Hemmungsmechanismus insbesondere nach einer Knieoperation und bei Gelenkerkrankungen dominiert (Newton 1982). Iles (Iles et al. 1990), Jensen und Graf (1993) stellten ebenfalls fest, dass eine Schwellung im Kniegelenk dort einen höheren Druck auslöst, wodurch afferente Ruffini-Sensoren aktiviert werden. Hierdurch wird eine simple muskelhemmende Reflexantwort provoziert. Für die Rehabilitation bedeutet dies: Ein Gelenkerguss muss vorrangig reduziert werden, um die Muskelaktivität des vierköpfigen Oberschenkelstreckers zu fördern.

In einer Studie zum vorderen Kreuzband verdeutlichte Palmieri (Palmieri et al. 2005), dass eine Ruptur des vorderen Kreuzbandes zu einer kompensierenden Anspannung der ischiocruralen Muskulatur führt.

Eine künstlich erzeugte Schwellung im Sprunggelenk zieht, im Gegensatz zum Knie, erhöhte Muskelaktivität des vierköpfigen Oberschenkelstreckers nach sich. McVey (McVey et al. 2005) jedoch fand eine Hemmung des Schollenmuskels, der mit dem Wadenmuskel die Wade bildet, und des langen Wadenbeinmuskels.

Sowohl De Groot (De Groot et al. 2006) als auch Steenbrink (Steenbrink et al. 2006) konnten bei Patienten mit Rissen in der Rotatorenmanschette in der Schulter veränderte Aktivitätsmuster im Deltamuskel, der für die Streckung nach oben als Hauptbewegung verantwortlich zeichnet, zeigen. Nach lokaler Anästhesie normalisierten sich diese Aktivitätsmuster wieder. Anscheinend führt Schmerz zu diesen Veränderungen der Muskelaktivität. Ben-Yisha (Ben-Yisha et al. 1994) wies nach, dass Schmerzmedikation Kraft und Beweglichkeit beim Seitwärts-Abspreizen und beim Nach-oben-Strecken des Armes verbesserten.

Indahl (Indahl et al. 1997) demonstrierte, allerdings bei Hausschweinen, dass eine elektrische Reizung der lumbalen Bandscheiben die Aktivität der autochthonen aufrichtenden paravertebralen Rückenmuskeln verstärkt, während ein chemischer Reiz in Form einer in die Zwischenwirbelgelenke zwischen den Gelenkfortsätzen eingebrachten isotonischen Salzlösung (Salie) die Aktivität dieser lokalen Rückenmuskeln wieder mindert. Diesen Gelenken könnten hiermit eine kontrollierende Bedeutung in dem komplexen neuromuskulären Gleichgewicht eines lumbalen Bewegungssegments zugeschrieben werden.

Johansson et al. (2000) beschreiben ebenfalls die Beeinflussung der Aktivität der Oberschenkelmuskulatur durch vordere Kreuzbandverletzungen. Eine EMG-Untersuchung zeigte frühere und länger anhaltende Aktivität insbesondere des mittleren Teiles des Kniestreckers (Vastus medialis des M. quadriceps femoris) und des lateralen Hamstrings (M. biceps femoris) bei Patienten mit einer vorderen Kreuzbandverletzung.

Sinkjær und Arendt-Nielsen (Johansson et al. 2000) stellten fest, dass die Intensität der Belastung das Maß der elektrischen Aktivität bestimmt. Gehen im Freien zeigte keinen Unterschied, erst beim ansteigenden Gehen nahm die EMG-Aktivität deutlich zu. Sinkjær und Arendt-Nielsen (Johansson et al. 2000) konnten 1991 beobachten, dass Training des Quadrizepsmuskels zu einer besseren Stabilität des Kniegelenks führte.

Ein anderer – und vielleicht der wichtigste – Faktor für die Stabilität des Kniegelenks ist die Fähigkeit, Gewicht zu tragen. Das Kniegelenk ist aus funktioneller Sicht immer Belastung ausgesetzt, sei es durch die Schwerkraft, Muskelaktivität, Bewegung oder Haltung. Bei jeder Bewegung sind sowohl die Spieler als auch Gegenspieler (Kokontraktion) des Kniegelenks gleichzeitig aktiv und verleihen dem Kniegelenk so seine Stabilität (Johansson et al. 2000). Kreuzbandverletzungen können diese aktive Stabilität erheblich beeinträchtigen. Es liegt somit auf der Hand, dieses Phänomen beim Training zu berücksichtigen durch aktiv stabilisierende gewichttragende Übungen. Ich konnte mit solchem Training, das zwar koordinativ schwierig und anstrengend ist, gute Ergebnisse erzielen.

Auch das Schultergelenk enthält sensorische Organe wie die schnell adaptierenden Vater-Pacini- und Meissner-Körperchen, die langsam adaptierenden, hochempfindlichen Ruffini-Sensoren und freie Nervenenden für die Schmerzwahrnehmung. Jarosch et al. (Allen 2000) fanden Nervenfasern unterschiedlicher Durchmesser, welche nicht mit den Blutgefäßen in Verbindung gebracht werden konnten.

In den Sehnen und Muskeln des Schultergelenks wurden auch Golgi-Sensoren und Muskelspindeln festgestellt. Sowohl in der Gelenklippe (Labrum glenoidale) als auch in der Kapsel und den Bändern des Schultergelenks wurden diese sensorische Mechanorezeptoren als anatomische Basis für die Propriozeption festgestellt.

Lephart et al. (Allen 2000) maßen die Propriozeption der Schulter mit einem dazu speziell entwickelten elektrischen Winkelmesser bei 90 Personen, die dazu in drei Gruppen aufgeteilt wurden: eine gesunde Kontrollgruppe, eine zweite Gruppe von Patienten mit unbehandelter Schulterinstabilität und die dritte Gruppe mit operativ behandelter Schulterinstabilität.

In der ersten Gruppe konnte kein Unterschied zwischen der linken und der rechten Schulter festgestellt werden. In der zweiten Gruppe wurde ein signifikanter Unterschied zwischen der instabilen und gesunden Schulter festgestellt bezüglich Bewegungssinn und Gelenkposition. Und in der dritten Gruppe wurde ebenfalls kein Unterschied festgestellt in der propriozeptiven Wahrnehmung zwischen links und rechts. Rekonstruktion der Kapsel und des Labrums bei Patienten mit vorderer Schulterinstabilität kann also die Propriozeption wiederherstellen.

Koordinative synergetische Muskelaktivität der Rotatorenmanschette und des Bizepsmuskels (M. biceps brachialis) sind erforderlich für eine normale Schulterfunktion. Gelenksensorik aufgrund von Schädigungen des Gelenks kann diese Muskelfunktion erheblich beeinflussen. Gowan (Allen 2000) untersuchte Baseballwerfer und stellte fest, dass zwei Muskelgruppen die Schulterbewegung kontrollieren. Die erste Gruppe (M. supraspinatus, M. trapezius und M. biceps brachii als Außenrotatoren) zeigte erhöhte elektromyografische Aktivität in der Endphase der Cocking-Phase, wobei der Arm angehoben, abgespreizt und außenrotiert wird. Diese Muskeln liefern die Kraft zum Werfen. In der darauffolgenden Akzelerations- oder Beschleunigungsphase, wobei die Außenrotation wechselt in die Innenrotation und der Arm nach vorne bewegt wird zum Werfen, nimmt diese Muskelaktivität ab. Zur gleichen Zeit nimmt die Aktivität der Werfmuskeln – M. pectoralis major, M. serratus anterior, M. subscapularis und des kräftigen M. latissimus dorsi, alle Innenrotatoren – erheblich zu, um fest zu werfen. Glousman (Allen 2000), der dieselbe Messtechnik wie Gowan verwendete, konnte deutlich verminderte elektromyografische Aktivität der zweiten Muskelgruppe bei Werfern mit chronischen Schulterbeschwerden beobachten. Die so entstandene Schulterinstabilität zeigte sich durch vermehrte Außenrotation während der Endphase der Cocking-Phase und des Anfangs der Akzelerationsphase. Die Aktivität der zweiten Muskelgruppe konnte nicht ausreichend gesteigert werden, und die Wurfkraft verringerte sich erheblich. Zudem stellte Glousman verstärkte kompensatorische Muskelaktivität des M. biceps brachii und des M. supraspinatus fest, welche die Stabilität der Schulter sichern sollte. Diese veränderte muskuläre Aktivität kann ein Schultergelenk schädigen und zu chronischen Beschwerden führen.

Und zuletzt konnte in einer Studie zum Hüftgelenk mit 40 Probanden ohne Beschwerden nachgewiesen werden: Mobilisation in der Beuge- und Streckrichtung des Hüftgelenks erhöht die Kraft des Gesäßmuskels um 14 %, im Vergleich zu einer Kontrollgruppe mit nur 4 %.

> Die Verbesserung der Beweglichkeit eines Gelenks führt also zu Kraftzunahme der gelenküberspannenden Muskulatur.

4.2.1 Klinische Bedeutung

Diesen unverkennbaren neurologischen Zusammenhang zwischen den Gelenken und den Muskeln, die das Gelenk bewegen, konnte ich selbst oft an Patienten beobachten. Nach einem arthroskopischen Eingriff am Kniegelenk verringerte sich der Umfang des Oberschenkels um 2–4 cm, obwohl die Muskeln selbst nicht verletzt worden waren. Der Gesäßmuskel ist sofort bei nur geringen Bewegungseinschränkungen des Hüftgelenks geschwächt. Noch offenkundiger ist das Erscheinungsbild eines schmerzenden Deltamuskels der Schulter bei verminderter Beweglichkeit des Schultergelenks. Der Deltamuskel kann optisch fast vollständig atrophieren und dennoch sehr stark bleiben. Die Fehldiagnose einer (Teil-) Lähmung liegt dann nahe. Bei Oberarmschaftfrakturen nah am Oberarmkopf, bei denen das Gelenk laut radiologischem Befund unbeschädigt geblieben ist, ist angeblich eine vollständige Schwäche zu beobachten, die sich in einer enormen Bewegungsunfähigkeit äußert. Die passive Beweglichkeit ist hierbei kaum eingeschränkt. Die Prognose ist günstig und schnelle Erholung ist abzusehen.

Schmerzen in einem Gelenk ziehen Abwehrspannungen bei Bewegungen in Richtung des Schmerzes nach sich. Ausstrahlende Beschwerden in Beinen und Armen sind möglicherweise auf einen ähnlichen physiologischen Prozess zurückzuführen: Schmerzsensoren im Gelenk und in der Gelenkkapsel, die ja in der Knochenfaszie enden, können ausstrahlende Schmerzen erklären. Eine Faszienmassage, die selbst sehr schmerzhaft ist, aber zu einer – wenn auch kurzfristigen – Linderung führt, könnte diese Hypothese bestätigen.

Werden von Patienten beispielsweise ziehende Schmerzen im Unterleib ohne Bezug zum weiblichen Zyklus oder einer Schwangerschaft thematisiert, so können dafür viele Gründe vorliegen, auch orthopädische. Ähnlich wie zuweilen ein Hüftgelenk aufgrund einer Schädigung oder Reizung des Hüftkopfes ziehende Schmerzen im Oberschenkel auslösen mag, kann eine Reizung der Hüftpfanne, die sich in dem anderen Gelenkteil, dem Darmbein, befindet, Schmerzen in der Leiste hervorrufen, welche in den Unterleib ausstrahlen können, eine diagnostische Möglichkeit, die meist übersehen wird. Die relativ große Gelenkfläche des Iliosakralgelenks (etwa 10 cm^2!), die das Darmbein mit dem Kreuzbein verbindet, kann bei Reizung durch funktionsschwache Hüftgelenke heftige Rückenschmerzen, aber auch Unterleibsbeschwerden verursachen.

▶ Empirische Beobachtungen belegen, dass diese Beschwerden durch gezieltes Training des Schulter-, Knie- oder Hüftgelenks langanhaltend nachlassen können. Eine Verbesserung der Beweglichkeit und Kraft des Gelenks scheint dann die betroffenen Schmerzsensoren zu hemmen.

Geringe Schädigungen im Gelenk werden durch bildgebende Verfahren zwar oft nicht festgestellt, aber klinisch sind minimale Bewegungseinschränkungen, endgradige Schmerzen oder Kraftverminderung deutlich erkennbar. Und diese Gelenkdefizite verursachen Kraftverlust und bisweilen Schmerzen im Knochen, die auf demselben Prinzip wie Muskelschmerzen beruhen, deren Ursache ebenfalls im Gelenk zu finden ist. So mag klinische Diagnostik aussagekräftiger sein als nur radiologische.

Auch die Knochendichte kann auf eine ähnliche, reflexartige Weise die Muskulatur schwächen. Im Gegensatz zu der herkömmlichen Auffassung, Kalzium und Vitamin D könne die Knochendichte verbessern, führt mechanische Belastung durch Muskelaktivität erst recht zu stärkeren Knochen; Inaktivität dagegen führt sofort zum Abbau des Knochengewebes. Sportliche Betätigung und Bewegung sind mittlerweile in der allgemeinen Gesundheitsförderung unumstritten. Im Gegensatz zu Sportarten, die den Körper unterstützen, wie Radfahren oder Schwimmen, sollte gewichttragenden Übungsformen wie Gehen, Laufen, Springen und Hüpfen der Vorrang eingeräumt werden, unter der Voraussetzung, dass die Gelenke ausreichend belastbar sind.

Literatur

Allen AA (2000) Muscular contributions to normal shoulder joint kinesis. In: Lephart SM, Fu FH (Hrsg) Propriozeption and neuromuscular control in joint stability. Human Kinetics, Pittsburgh, S 110–114

Ben-Yisha A, Zuckermann JD, Gallacher M, Cuomo F (1994) Pain inhibition of shoulder strenght in patients with impingement syndrome. Orthopaedics 17: 685–688

Boyd IA (1954) The histological structure of the receptors in the knee joint of the cat correlated with their physological response. J Physiol (London) 124:476–488

De Groot JH, Van de Sande MAJ, Meskers CGM, Rozing PM (2006) Pathological teres major activations in patients with massive rotator cuff tears alters with pain relief and/or salvage surgery transfer. Clin Biomech 21:27–32. https://doi.org/10.1016/j.clinbiomech.2005.09.011

van der El A (2000) Manuele diagnostiek wervelkolom, 4. Aufl. Manthel, Rotterdam

Freeman MAR, Wyke B (1966) Articular contributions to limb muscle reflexes. The effects of partiel neurectomy of the knee-joint on postural reflexes. Br J Surg 53:61–69

Freeman M, Wyke B (1967) Articular reflexes at the ankle joint: an electromyographic study of normal and abnormal influences of ankle joint mechanoreceptors upon reflexactivity in the leg muscles. Br J Surg 54:990–992

Grigg P, Hoffmann A, Fogarty K (1982) Properties of Golgi-Mazzoni afferents in cat knee joint capsule, as relevated by mechanical studies of isolated joint capsule. J Neurophysiol 47:31–40

Hopkins JT (2002) Within and between session reliability of the peak qadrizeps H-reflex. Med Sci Sports Exerc 34:118

Hopkins JT, Ingersoll CD (2000) Arthrogenic muscle inhibition: a limiting factor in joint rehabilitation. J Sport Rehabil 9:135–159

Horre T (2008) Einfluss von Gelenkdysfunktion auf die Muskelfunktion. Man Ther 12:60–71. Thieme Stuttgart, New York. https://doi.org/10.1055/s-2008-1027340

Hurley MV, Scott D (1989) Improvement in quadriceps sensorimotor function and disability of patients with osteoarthritis following a clinically practicable exercise regime. Br J Rheumatol 37:1181–1187

Hurley MV, Jones DW, Newham DJ (1994) Arthrogenic quadriceps inhibition and rehabilitation of patients with extensive traumatic knee injuries. Clin Sci 86:305–310

Iles JF, Stokes M, Young A (1990) Reflex actions of knee joint afferents during contraction of the human quadriceps. Clin Physiol 10: 489–500

Indahl A, Kaigle AM, Reikeras O, Holm SH (1997) Interaction between the porcine lumbar intervertebral disc, zygapophysial joints, and paraspinal muscles. Spine 22:2834–2840

Jensen K, Graf BK (1993) The effects of knee injection on quadriceps strength and knee intraarticular pressure. Arthroscopy 9:52–56

Johansson H, Pederson J, Bergenheim M, Djupsjöbacka M (2000) Periphal afferents of the knee: their effects on central mechanisms regulation muscle stiffness, joint stability, and proprioception and coordination. In: Lephart SM, Fu FH (Hrsg) Propriozeption and neuromuscular control in joint stability. Human kinetics, Pittsburgh, S 5–15

Keller K, Engelhardt M (2017) AMI – Konsequenzen für die Rehabilitation. Man Ther 21(02):62–65. Thieme, Stuttgart, New York. https://doi.org/10.1055/s-0043-105168

Kroll M (1929) Neuropathologischen Syndrome zugleich Differentialdiagnostik der Nervenkrankheiten. Julius Springer Verlag. https://doi: 10.1007/978-3-642-91845-2

Lephart SM, Fu FH (2000) Proprioception and neuromuscular control in joint stability. Human Kinetics, Pittsburgh

McCouch GP, Deering ID, Ling TH (1951) Location of receptors for tonic neck reflexes. J Neurophysiol 14(2):191–195

McVey ED, Palmieri RM, Docherty CL, Zinder SM, Ingersoll CD (2005) Arthrogenic muscle inhibition in the leg muscles of subjects exhibiting functional ankle instability. Foot Ankle Int 26(12):1055–1061. https://doi.org/10.1177/107110070502601210

Newton RA (1982) Joint receptor contributions to reflexive and kinesthetic responses. Phys Ther 62:22–29

Palmieri RM, Weltman A, Edwards JE, Tom JA, Saliba EN, Mistry DJ, Ingersoll CD (2005) Pre-synaptic modulation of quadrizeps athrogenic muscle inhibition. Knee Surg Sports Traumatal Arthrosc 13:370–376. https://doi.org/10.1007/s00167-004-0547-z

Pap G, Machner A, Awiszus F (2000) Funktionelle Veränderungen des Quadriceps-femoris-Muskels bei Patienten mit Varusgonarthrose. Z Rheumatol 59:380. https://doi.org/10.1007/s003930070046

Refshauge KM, Chan R, Taylor JL, McCloskey DI (1995) Detection of movements imposed on human hip, knee, ankle and toe joints. J Physiol 488(1):231–241

Schulz R, Miller D, Schultz RA, Miller DC, Kerr CS, Micheli L (1984) Mechanoreceptors in human cruciate ligaments. A histological study. J Bone Joint Surg Am 66(7):1072–1076

Steenbrink F, De Groot JH, Veeger HEJ, Meskers CG, van de Sande MA, Rozing PM (2006) Pathological muscle activation patterns in patients with massive rotator cuff tears, with and without subacromial anästhetics. Man Ther 11:231–237. https://doi.org/10.1016/j.math.2006.07.004

Wyke B (1972) Articular neurology-a review. Physiotherapy 58(3):94–99

Zimny M (1988) Mechanoreceptors in articular tissues. Am J Anat 182:16–32

Die Muskeln als Zielorgan jeder Steuerung

5

Inhaltsverzeichnis

Die Anzahl der Muskelfasern liegt schon bei der Geburt fest

Nachdem das Wachstum abgeschlossen ist, hat das quergestreifte Skelettmuskelgewebe (Abb. 5.1) seine maximale Leistungsfähigkeit erreicht. Die Anzahl der Muskelfasern, welche verbunden sind mit dem Nervensystem, liegt fest, und kann auch nicht durch Training erhöht werden. Wachstum durch Vergrößerung des Zellvolumens bei konstanter Zellzahl ist zurückzuführen auf Zunahme des reich vernetzten Kanalsystems, das der Speicherung von Ca^{++}-Ionen dient und die Fibrillen einer Muskelzelle umhüllt, oder auf das Wachsen des Bausteins der Muskelfibrille selbst, das Sarkomer.

Bei dem sarkoplasmatischen Wachstum steigt das Volumen von nichtkontraktilem Protein und den plastischen, formenden Bestandteilen zwischen den Muskelfasern an. Obwohl sich der Muskelquerschnitt vergrößert, gibt es keinen proportionalen Anstieg der Muskelkraft, weil die kontraktilen Teile, welche verbunden sind mit dem Nervensystem, nicht in der Anzahl zunehmen. Aufgrund des beeindruckenden Volumenwachstums des Muskels glauben viele Laien, aber auch Nicht-Laien, dass Bodybuilder im Allgemeinen wesentlich stärker sind als olympische Gewichtheber und Powerlifter.

Die Aktivität einer Muskulatur beruht in erster Linie auf elektrischer Energie. Die elektrischen Impulse aus dem Gehirn oder Rückenmark, welche über die Nervenfasern bis an die Muskelfasern herangeleitet werden, müssen schließlich auf das Muskelgewebe übertragen werden.

P. Geraedts, *Motorische Entwicklung und Steuerung*, https://doi.org/10.1007/978-3-662-58296-1_5

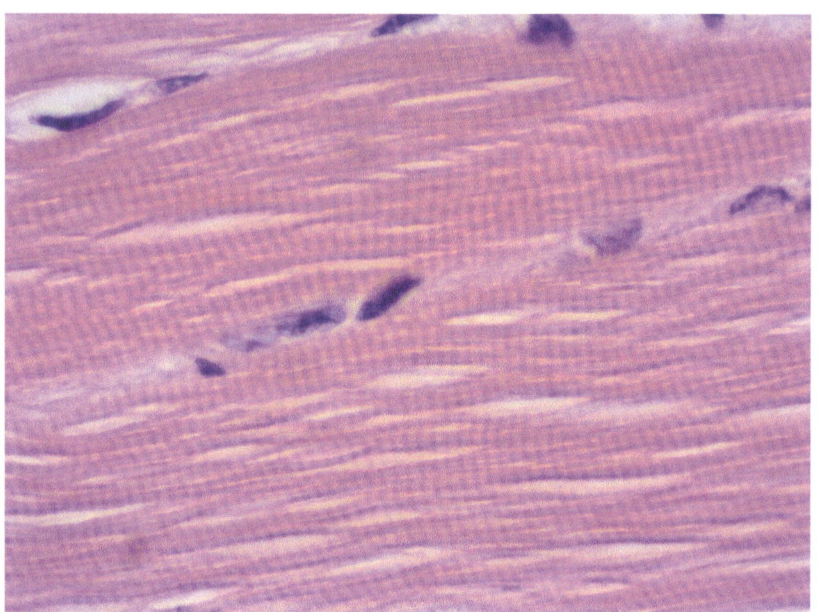

Abb. 5.1 Quergestreifte Skelettmuskulatur. (Mit freundlicher Genehmigung von © Institut für Anatomie, Medizinische Hochschule Brandenburg)

Hierzu gibt es spezielle chemische Verbindungen dieser Nerven mit den Muskelfasern, den motorischen Endplatten oder motorischen Synapsen (Abb. 5.2). In anderen Geweben, wie beispielsweise Faszien, sind solche Verbindungen mit dem Nervensystem nie festgestellt worden.

Die direkt an der motorischen Synapse beteiligten Nervenfasern oder Axone verlieren ihre Markscheide und teilen sich in terminale Ästchen auf. Diese können so einen großflächigen synaptischen Kontakt mit der stark gefalteten Zellwand der Muskelfaser (Sarkolemm) herstellen. Der Botenstoff Acetylcholin öffnet die Ionenkanäle in der postsynaptischen Zellwand der Muskelfaser und ermöglicht damit den interzellulären Transport von Ca^{++}- und Na^{+}-Ionen zwischen Nervenfaser und Muskelfaser und löst so Aktionspotenziale aus.

Diese Potenziale verbreiten sich sehr schnell in den Einstülpungen der Zellmembran (den transversalen Tubuli) einer jeden Muskelfibrille. Von dieser Membran aus gelangt das Signal auf bis jetzt unbekannte Weise zu einem System reichlich vernetzter flächiger, selbst auch umhüllter Kanäle, die ihrerseits die Muskelfibrillen umschließen (sarkoplasmatisches Retikulum). Dieses Kanalsystem dient der Speicherung von Ca^{++}-Ionen, die bei Erregung freigesetzt werden. Das System reagiert blitzschnell und ermöglicht, dass Signale gleichzeitig an alle Myofibrillen gelangen.

Eine Nervenfaser kann sich zum Ende hin verzweigen und so über mehrere Endplatten verfügen. Auf diesem Wege können viele Muskelfasern parallel versorgt werden und wird eine gezieltere Kontraktion möglich. Das Axon bildet mit allen von ihm versorgten Muskelfasern eine motorische Einheit. Bei Depolarisation durch Aktivierung des Axons treten grundsätzlich alle von diesem Axon innervierten Muskelfasern gleichzeitig in Aktion. Die Anzahl der Fasern in einer motorischen Einheit sowie die Anzahl motorischer Einheiten in einem Muskel variiert von Muskel zu Muskel. Muskeln, die zuständig sind für feinmotorische Aktivitäten wie die Sprach-, Augen- und Handmuskeln, tendieren zu kleineren motorischen Einheiten. Die kleinen Augenmuskeln verfügen so über eine große Menge dieser kleineren motorischen Einheiten mit nur 3–10 Fasern pro Einheit und sind somit in der Lage, in rasender Geschwindigkeit zu reagieren. Die Muskeln zwischen den Mittelhandknochen besitzen ungefähr 120 motorische Einheiten mit je 300 Fasern pro Verbund, der mediale und laterale Kopf des gewichttragenden Wadenmuskels enthalten 600 motorische Einheiten mit jeweils 2000 Fasern (Jones et al. 2006). Die Fasern der motorischen Einheiten des Schollenmuskels können jeweils 180 Muskelfasern aktivieren (Purves et al. 2008).

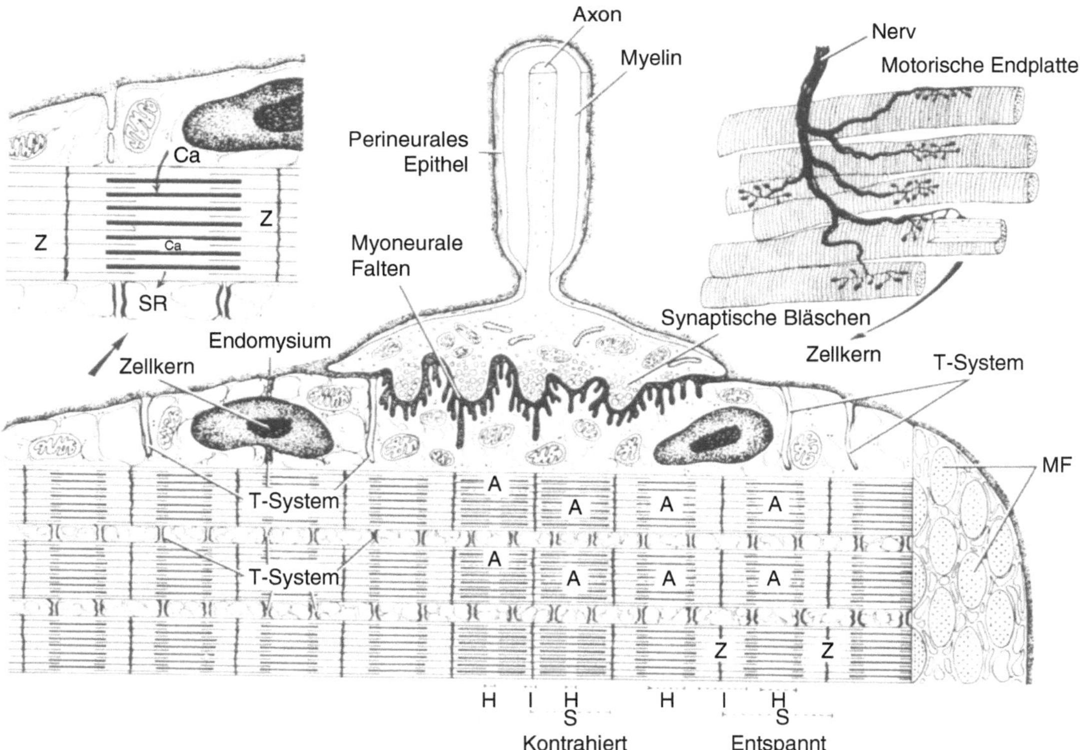

Abb. 5.2 Schematische Darstellung einer motorischen Endplatte und des Kontraktionsmechanismus quergestreifter Muskeln. *Oben rechts* zeigt Verzweigungen eines kleinen Nervs mit motorischen Endplatten an jeder Muskelfaser. *Die Mitte* zeigt den Feinbau einer Endplatte (Elektronenmikroskopie). Deutlich sichtbar ist, wie die Myelinscheide des Axons am Ende aufgetrieben ist und engen Kontakt mit der Muskeloberfläche hat. In der Nervenfaserendigung kommen synaptische Bläschen vor. Das Sarkolemm weist im Bereich der motorischen Endplatten Spalten und Leisten auf, die als subneurale Falten bezeichnet werden. Die Muskelkontraktion wird durch Freisetzung von Acetylcholin aus den synaptischen Bläschen der Endplatte eingeleitet. Der Transmitter führt zu einer örtlichen Permeabilitätszunahme des Sarkolemms. Dieser Vorgang breitet sich über das ganze Sarkolemm, einschließlich der T-Tubuli aus und wird auf das sarkoplasmatische Retikulum *(SR)* übertragen. *Links oben:* Durch die veränderte Permeabilität gelangen Kalziumionen aus dem sarkoplasmatischen Retikulum ins Sarkoplasma und bringen die Muskelkontraktion in Gang. Bei Verkürzung gleiten dünne Filamente zwischen die dicken Filamente und vermindern den Abstand zwischen den Z-Streifen. Erhalten bleibt die Breite der A-Streifen *(A)*. *MF* Myofibrillen; *S* Sarkomere; *H* H-Streifen. (Aus Juncueira LC, Carneiro J (1996) Histologie, 4. Aufl. Springer Verlag, Berlin; mit freundlicher Genehmigung von © Springer-Verlag 1996)

5.1 Schnelle und langsame Muskelfasern: Kraft versus Ausdauer

Die Skelettmuskelfasern sind grob in zwei Gruppen aufzuteilen, Typ I und Typ II (Abb. 5.3). Die Typ-I-Fasern oder „slow-twitch-" (langsame einzelne Muskelkontraktion) oxydativen Muskelfasern sind halb so dick wie Typ-II-Fasern, kontrahieren wesentlich langsamer, aber ermüden auch langsamer. Sie werden von langsamen Nervenfasern innerviert. Jedoch verfügen sie über eine hohe Ausdauer und benutzen Sauerstoff für die aerobe Energieversorgung. Dazu gibt es viele Mitochondrien, kleine Kraftwerke, in denen die Energie freigesetzt wird. Deren Kapazität, Energie aus Glukose zu gewinnen, ist dagegen gering. Sie sind umgeben von einem ausgedehnten Netzwerk von Blutkapillaren für eine optimale Sauerstoffversorgung, was gerade bei Dauersportarten wie Rennrad-, Radfahren oder Laufen gefordert wird. (Herbison et al. 1982; Martini et al. 2012).

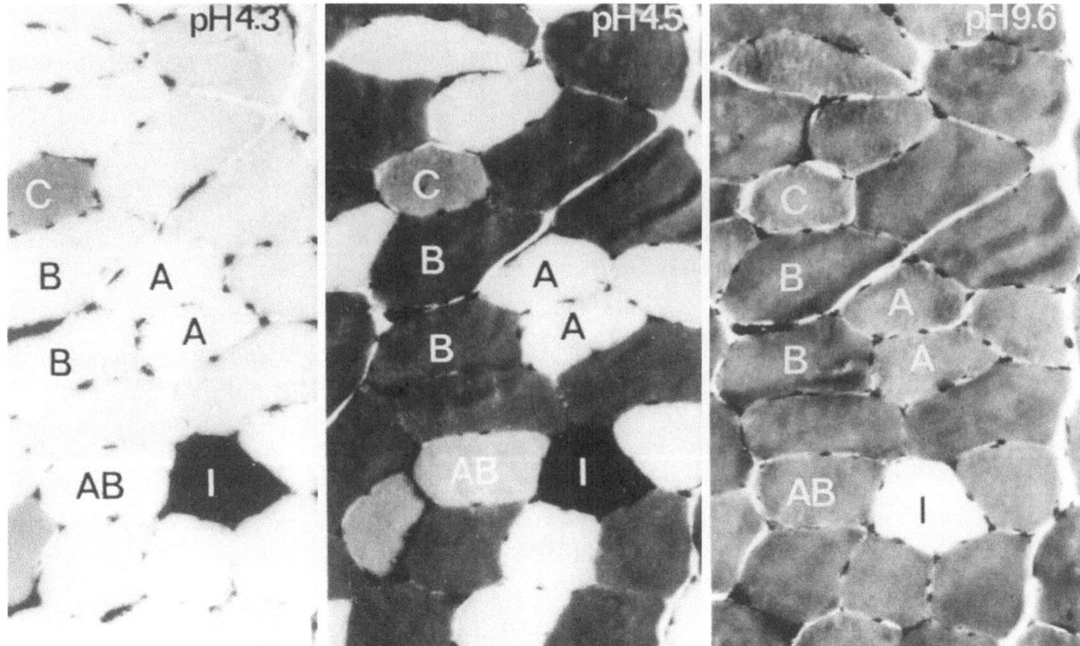

Abb. 5.3 Histochemische Darstellung der myofibrillären Aktomyosin-ATPase (mATPase) in Serienquerschnitten durch den M. tibialis anterior vom Kaninchen. Nach Vorinkubation der Schnitte in schwachsauren bzw. alkalischen Lösungen unterscheidet sich die Anfärbung der mATPase verschiedener Fasertypen in charakteristischer Weise. (*I:* Typ I; *A:* Typ IIA; *AB:* Typ IIAB; *B:* Typ IIB; *C:* Typ IIC). (Aus Juncueira LC, Carneiro J (1996) Histologie, 4. Aufl. Springer Verlag, Berlin; mit freundlicher Genehmigung von © Springer-Verlag 1996)

Gegenüber der Dauerleistung besteht eine geringere Kraftkapazität. Intensives Training führt kaum zu Vergrößerung der Muskelfasern, und daher sieht ein Dauersportler, beispielsweise ein Rennradfahrer oder Marathonläufer, nicht wie ein „Muskelmann" aus.

Typ-II-Fasern oder „fast-twitch-" (schnelle einzelne Muskelkontraktion) glykolytische Fasern können nach Erregung wesentlich schneller, innerhalb von 0,01 s, ihre maximale Spannung erreichen, jedoch auch schneller wieder entspannen, z. B. nach einer isometrischen Dauerspannung. Dazu werden diese schnellen Muskelfasern auch von schnellen Nervenfasern innerviert. Sie ermüden so bedeutend schneller als die Typ-I-Fasern. Für die anaerobe Energieversorgung benötigen sie Glukose. Ihr Durchmesser ist größer als der derTyp-I-Fasern mit einer höheren Dichte von Myofibrillen. Hierdurch können diese Fasern in kurzer Zeit eine größere Kraft entfalten (Herbison et al. 1982; Martini et al. 2012).

5.2 Oberflächliche und tiefe Muskelschichten: Bewusste versus unbewusste Steuerung

Aufgrund ihrer Funktion kann man die Skelettmuskeln des Rumpfes und der großen Gelenke in eine tiefer liegende und eine oberflächliche äußere Schicht einteilen. Die großen Muskeln der äußeren Schicht sind in der Regel bewusst zu steuern, da diese die gewünschte Bewegung auch ausführen. Das Gehirn lenkt ja Bewegungen, keine einzelnen Muskeln. Die Muskeln der tiefeen Schicht dagegen reagieren völlig unwillkürlich auf automatischer Steuerungsebene, aber immer in direktem Zusammenhang mit den größeren Muskeln der oberflächlichen Schicht. Sie umhüllen eng das Gelenk, wirken mit einem kleinen Hebel und kleinem Bewegungsausmaß und stabilisieren so das Gelenk, indem die beiden Gelenkteile bestmöglich aufeinander abgestimmt sind. Der Kopf des Oberarms wird so optimal in der Gelenkpfanne des Schulterblatts zentriert, die

Kugel des Oberschenkels passt perfekt in die Hüftpfanne des Beckens. Die kleinen Wirbelgelenke mit ihren minimalen Bewegungsausmaßen werden reibungslos aufeinander abgestimmt. Wirbel können nicht einzeln bewegt werden. Nur funktionelle Einheiten wie Hals-, Brust- und Lendenwirbelsäule lassen sich bewusst als Einheit bewegen. Der Kopf bewegt die Halswirbelsäule, der Brustkorb kann bewusst gestreckt und gebeugt werden. Beugt man den Oberkörper (Brustkorb) nach vorne oder streckt ihn nach hinten, so wird gleichzeitig die Lendenwirbelsäule bewegt.

5.3 Funktionelle Arm- und Beinmotorik: Offene versus geschlossene Kette

Wenn man die motorische Armfunktion mit der Beinfunktion vergleicht, springt der unterschiedlich gewichttragende Charakter sofort ins Auge. Die Beine tragen das ganze Körpergewicht und ermöglichen mit ihren großen und leistungsfähigen (Lauf-)Muskeln die Lokomotorik. Die Arme dagegen tragen kein Gewicht und bewegen sich frei. Ihre im Umfang wesentlich geringere Muskulatur erfüllt eher feinmotorische Aufgaben.

Zur gleichen Zeit fällt sowohl beim Arm als auch beim Bein auf, dass die nah am Rumpf gelegen Hüft- und Schultergelenke mit ihren vielfältigen Bewegungsmöglichkeiten von mehr und größeren Muskeln umhüllt werden als die kleineren Gelenke im Verlauf des Armes oder Beines. Der Grad der Feinmotorik nimmt mit zunehmender Distanz vom Rumpf zu (gemeint ist die Feinkoordination der Finger bis zum feinmotorischen Gleichgewichtssinn der Füße), im Vergleich zur Grobmotorik der Hüfte und der Schultern. Zur gleichen Zeit wird die Bewegungsmöglichkeit der Knie- und Sprunggelenke oder Ellenbogen- und Handgelenke geringer und damit werden weniger und kleinere Muskeln benötigt. Wäre der Grad der Bewegungsfreiheit der Sprung- und Kniegelenke oder Ellbogen- und Handgelenke größer als bei Hüfte und Schulter und würden die großen Muskeln sich rund um das Sprung- und Kniegelenk oder Ellbogen- und Handgelenk befinden, wäre feinmotorisches Bewegen fast unmöglich, es würde zu viel Energie kosten (Oonk 1988).

5.4 Das Lombard-Paradoxon

Ein bei bestimmten Muskeln anzutreffendes interessantes paradoxes Phänomen ist die Eigenschaft, anzuspannen und gleichzeitig zu verlängern, meist in Kombination mit gleichzeitigem Anspannen des Gegenspielers. Dies widerspricht der gegebenen Tatsache, dass ein Muskel, der anspannt, sich auch verkürzt und dass der Gegenspieler durch reziproke Hemmung entspannt. Das Paradox betrifft meist Muskeln, die gleich mehrere und unterschiedliche Gelenke mit entgegengesetzten Funktionen überspannen. So überspannt die Muskelgruppe der rückseitigen Oberschenkelmuskulatur (Mm. ischiocrurales) sowohl das Knie- als auch das Hüftgelenk. Bei Anspannung und Verkürzung müsste normalerweise das Knie gebeugt und die Hüfte gestreckt werden. In der alltäglichen Funktion findet das Gegenteil statt: Beim Gehen und auch beim Auftreten des Fußes spannt diese Muskulatur an, wobei sowohl das Knie als auch die Hüfte gestreckt werden.

Ein Teil des vorderen vierköpfigen Oberschenkelmuskels streckt aus anatomischer Sicht das Knie und beugt die Hüfte und ist aus dieser Sicht als Gegenspieler der rückseitigen Oberschenkelmuskulatur zu betrachten, die ja umgekehrt das Knie beugt und die Hüfte streckt. Aber beim Auftreten spannt dieser vierköpfige Oberschenkelmuskel ebenfalls an: Er streckt das Knie und lässt gleichsam die Hüfte gestreckt, genau wie die rückseitige Oberschenkelmuskulatur, deren Mitspieler er plötzlich geworden ist! Eine derartig feinabgestimmte Kooperation der Muskeln mit augenscheinlich entgegengesetzten Funktionen ist sowohl bei der Motorik des Rumpfes als auch der Arme und der Beine zu beobachten.

Diese scheinbar widersprüchliche Funktion der ischiocruralen Muskulatur beim Menschen wird als „Lombard-Paradoxon“ bezeichnet.

„Bei dem Vergleich des physiologischen Querschnittes der ischiokruralen Muskeln mit den im Kniegelenk durchzuführenden Aufgaben, die von diesen Muskeln im Laufe der Alltagsmotorik im Allgemeinen erwartet werden (Beugen der Kniegelenke), fiel auf, dass das enorme maximal mögliche Muskelkraftmoment in keinem logischen Verhältnis zu dem zu bewältigenden vergleichsweise geringen Lastmoment z. B. beim Beugen der Knie in der Schwungphase im Laufe von Geh- und Laufzyklen steht. Aus diesem Grunde musste vermutet werden, dass den ischiokruralen Muskeln in der Alltagsmotorik zusätzliche, bisher nicht erkannte Aufgaben zufallen oder ihre Wirkungsweise nicht zutreffend eingeschätzt wurde. Bei entsprechenden Literaturrecherchen wurden Beiträge von Gregor et al. (1985) und Andrews (1987) gefunden, die einen Erklärungsansatz auch für das Problem der Funktion der ischiokruralen Muskeln beim Sprint liefern konnten.“ (Lombard und Abott 1907, Gregor et al. 1985; Andrews 1985, 1987).

Diese paradoxale Muskelfunktion wird inzwischen als von großer Bedeutung für eine gut koordinierte, funktionelle Bewegung in mehreren Gelenken erkannt.

5.4.1 Eingelenkige Muskeln

Eingelenkige Muskeln führen grundsätzlich zu einer einachsigen Drehbewegung in einem Gelenk. Wenn nun mehrere Drehbewegungen, welche entgegengesetzt zueinander sind, sinnvoll kombiniert werden, entsteht eine gradlinige Bewegung, die nicht unbedingt fließend ist und hölzern sein kann. Bei Robotern ist solche Motorik zu beobachten. Denn auch hier werden Drehbewegungen umgesetzt in gradlinige Bewegungen. Roboterarme und -beine werden durch Torquemotoren gesteuert, deren Funktion mit eingelenkigen Muskeln gut zu vergleichen ist. Für die Aufgabe des Armes, einen Gegenstand nach links zu bewegen, müsste der Motor, der den Arm im Schultergelenk dreht, viel mehr Leistung erbringen, um die Beugekraft im Ellenbogen auszugleichen (van Ingen Schenau und Gielen 1990).

Beim Hochstrecken aus der Hocke beispielsweise führen die unterschiedlichen Drehrichtungen im Sprung-, Knie- und Hüftgelenk zu einer Streckbewegung des Beines und des Oberkörpers, beim Strecken des Armes sind die Drehbewegungen in der Schulter und im Ellbogen entgegengesetzt.

5.4.2 Zweigelenkige Muskeln

Eine Gelenkposition kann nur stabil gehalten werden, wenn Spieler und Gegenspieler gleichzeitig gleich aktiv sind. Sind Spieler und Gegenspieler in unterschiedlichem Maß aktiv, entsteht im Gelenk eine Bewegung. Je besser die Aktivität dieser gegenseitig wirkenden Muskeln aufeinander abgestimmt ist, desto gleichmäßiger verläuft die Bewegung. Die zweigelenkigen Muskeln übernehmen nun diese Aufgabe zur Gelenkstabilisierung und gleichmäßiger Führung, indem sie die starren, gradlinigen Bewegungen runder machen, damit die Bewegung gleichmäßiger verläuft. Parallel dazu wird die durch die eingelenkigen Muskeln freigesetzte Energie über alle Gelenke, welche an der Bewegung beteiligt sind, verteilt (van Ingen Schenau und Gielen 1990).

Betrachten wir das Knie beim Hochstrecken aus der Hocke. Würde nur der vierköpfige Oberschenkelstrecker anspannen, könnte das Knie leicht überstreckt werden, denn die Streckung wird ja nicht gehemmt durch die hinteren Beinstrecker. Überstreckung kann dem Knie schaden, weil Bänder und Gelenkknorpel überstrapaziert werden und ist oft die Ursache einer Knieverletzung. Durch das gleichzeitige Anspannen der rückseitigen Oberschenkelmuskeln, die ja paradoxal anspannen, wird das Kniegelenk stabiler geführt, Überstreckung vermieden und die Belastbarkeit des Knies wesentlich vergrößert. Außerdem kann so eine größere, explosivere Kraft ausgelöst werden.

Bei Patienten mit einer Halbseitenlähmung ist Instabilität gut zu beobachten: Trotz ausgeprägter Schwäche des vorderen Beinstreckers kann der Patient gehen, weil die hinteren Beinmuskeln durch ihr paradoxes Anspannungsmuster die Streckfunktion des Knies übernehmen. Das Kniegelenk dagegen ist zwar instabil wegen der fehlenden Aktivität des vorderen Beinstreckers, wird aber auf der Suche nach passiver Stabilität beim Auftreten überstreckt. Diese Überstreckung kann Schmerzen verursachen und die Gehfähigkeit erheblich einschränken.

Gerrit Jan van Ingen Schenau und Stan Gielen beschrieben die Funktion der zweigelenkigen Muskeln des Armes beim Verschieben eines Gegenstandes schräg nach links über einen Tisch. Um diese Bewegung zu ermöglichen, muss der Arm in der Schulter gebeugt und im Ellenbogen gestreckt werden. Aber um zu verhindern, dass die Hand zu weit nach vorne bewegt oder zu nah am Körper bleibt, muss die Streckung im Ellenbogen abgeschwächt werden. Dazu wird die zusätzliche paradoxale Beugekraft durch den zweigelenkigen Armbeugemuskel im Ellenbogen benötigt. So ist für die genaue Steuerung der gesamten Armbewegung die zweigelenkige Muskelaktivität eines Teiles des Armbeugemuskels unentbehrlich.

Auch beim Radfahren ist dieses Phänomen zu beobachten. Wenn man die Pedalbewegung von oben nach unten betrachtet, ist ganz oben die Kniestreckung die wichtigste Kraft für die Pedalbewegung. Ab der zweiten Hälfte der Abwärtsbewegung des Pedals muss das Knie zwar noch gestreckt werden, jedoch weniger als bei der ersten Hälfte, denn sonst würde der Fuß vom Pedal abrutschen. Aber um das zu verhindern, ist eine zusätzliche, paradoxale Beugekraft der hinteren ischiocruralen Beinmuskeln nötig. Die Streckung wird nun zielgerechter.

Klaus Wiemann (1991) hat die Funktion der zweigelenkigen ischiocruralen Muskeln beim Sprint untersucht. Er führte mehrere Bedingungen auf, welche erfüllt werden müssen, damit die „paradoxe“ Kniestreckung mittels Muskelaktivität der ischiocruralen Muskeln in der Standphase des Sprints, gleichzeitig an eine Hüftstreckung gekoppelt, zustande kommt. Zuerst wird eine Fixierung der beiden Enden der kinematischen Kette des Standbeins vorausgesetzt, einerseits durch die Trägheit des Rumpfes am oberen Ende und andererseits durch die Fixierung des Fußes am Boden. Die Bewegungskette des Beines bekommt hiermit einen geschlossenen Charakter. Je mehr Gewicht das Bein trägt, desto stärker die geschlossene Kette. Zum Zweiten dürfen die Oberschenkellängsachse und die Richtung der Kontraktionskraft der ischiocruralen Muskeln in der mittleren, neutralen Standphase des Beines nicht parallel verlaufen, was beim gestreckten Knie der Fall wäre. Sie sollten kniewärts einen Winkel von 4°–8° annehmen. Das heißt, das Knie müsste beim Auftreten um 15°–20° angewinkelt sein. Die Winkelstellung im Hüftgelenk sollte bei der streckenden Wirkung der ischiocruralen Muskeln auf das Kniegelenk auch berücksichtigt werden. Wird die Beugung im Hüftgelenk bei fixiertem Becken größer, und damit auch die Beugung im Knie, also wenn man in die Hocke geht, so ist im Vergleich zum gestreckten Hüftgelenk auch eine größere Anspannung der ischiocruralen Muskulatur mit einem größeren kniestreckenden Einfluss zu erwarten; denn je mehr die Hüfte streckt, desto mehr streckt das Knie.

Hieraus lässt sich schließen, dass in dem ersten Teil der Standphase bis zur Mittelstandphase, bei der das Bein immer mehr Gewicht trägt, die kniestreckende Wirkung der ischiocruralen Muskeln zunimmt, trotz der gestreckten Winkelstellung in Hüft- und Kniegelenk. Die Wirkung der geschlossenen Kette, bei der das Bein maximales Gewicht trägt, übertrifft in dieser Phase die Wirkung der Winkelstellung in Hüft- und Kniegelenk. Während der zweiten Hälfte der Standphase, wobei das Körpergewicht immer mehr zum anderen Bein hin verlagert und das Standbein zum Spielbein wird, verringert sich die kniestreckende Wirkung und damit die Spannung der ischiocruralen Muskeln, um dann im letzten Teil der Standphase, in der das Bein kaum noch Gewicht trägt, abzunehmen, während das Knie allmählich gebeugt wird. Die geschlossene Kette geht damit gleitend in eine offene Kette über, wo der Fuß keinen Kontakt mehr mit dem Boden hat. Die Bedeutung dieser Streckkraft der ischiocruralen Muskeln für die Fortbewegung wird damit in dieser Phase geringer.

Auch beim Verlauf der Kontraktionskraft der Wadenmuskulatur beim Standbein während des Sprints, insbesondere des Zwillingswadenmuskels (M. gastrocnemius), ist ein Zusammentreffen der Unterschenkelachse und der kniestreckenden Wirkung dieses Muskels zu beobachten. Diese Konvergenz steigt mit abnehmender axialer Belastung des Körpergewichts und der damit zusammenhängenden zunehmenden Senkung des Fußes. Auch hier nimmt die paradoxale, kniestreckende Wirkung des Zwillingswadenmuskels bis zur Mittelstandphase durch die zu tragende Last bedingt zu, um danach wieder deutlich abzunehmen.

Die knie- und hüftstreckende ischiocrurale Muskulatur sowie, wenn auch im geringeren Maß, die knie- und fußstreckende Zwillingswadenmuskulatur können die Geh- und Laufgeschwindigkeit auf eine energetisch effiziente Art beschleunigen. Müsste diese motorische Aufgabe durch zwei eingelenkige Muskeln – je einen für die Hüftstreckung und einen für die Kniestreckung – gelöst werden, würde fast die doppelte Menge an Energie benötigt. Wo die zweigelenkigen hinteren Oberschenkel und Unterschenkelmuskeln eher für die Beschleunigung der Geh- und Lauffähigkeit zuständig sind, haben die vorderen Kniestrecker und der Gesäßmuskel als Hüftstrecker eher die Aufgabe, das Körpergewicht beim Auftreten (vertikal gerichtete Kräfte) abzufangen (Wiemann 1991).

Es stellt sich heraus, dass die alltägliche motorische Steuerung sehr komplex abläuft. Die hier beschriebenen zweidimensionalen Bewegungen sind eine erhebliche Vereinfachung der dreidimensionalen Wirklichkeit. Auch die paradoxalen Anspannungsmuster der zweigelenkigen Muskeln sind nur zu erklären durch Aktivierung unterschiedlicher motorischer Einheiten innerhalb eines Muskels. Van Zuylen (Van Zuylen et al. 1988) und Ter Haar Romeny (Ter Haar Romeny et al. 1984) stellten fest, dass einzelne Armmuskeln aufgeteilt sind in verschiedene Gruppen motorischer Einheiten mit unterschiedlicher Funktion. Neulich sind ähnliche Ergebnisse auch bei Beinmuskeln festgestellt worden (van Ingen Schenau und Gielen 1990).

Dass ein selektiver zentraler Steuerungsmechanismus der paradoxalen Funktion zugrunde liegt, ergibt sich aus der Pathologie: Patienten mit einer Schädigung des zentralen Gehirns zeigen ein krankheitsbedingtes Anspannungsmuster der ischiocruralen Muskeln, ähnlich paradoxal wie in einer gesunden Situation: extreme Beugung in der Hüfte und im Knie. Bei fehlenden hemmenden Mechanismen aus dem Gehirn würde man nach der rein anatomischen Funktion der ischiocruralen Muskeln erwarten, dass das Knie sich stark beugen und die Hüfte stark strecken wird. Wenn man diese ischiocruralen Beinmuskeln in ihrer anatomischen Funktion trainieren möchte, das heißt Kniebeugung und Streckung in der Hüfte beispielsweise in Seitenlage, ist das fast nicht möglich: sehr anstrengend und koordinativ sehr schwierig. Außerdem treten eher Krämpfe auf, die nach wiederholtem Training allerdings wegbleiben. Kräftigung dieses Muskels führt zu einer Linderung bei ischialgischen Beschwerden, so meine Erfahrung. Anscheinend steuern unterschiedliche Areale im Gehirn unterschiedliche Teile des zweigelenkigen Muskels, wie schon Van Zuylen und Ter Haar Romeny vermuteten.

5.4.3 Mehrgelenkige Muskeln

Einige mehrköpfige Muskeln sind sowohl ein- als auch zweigelenkig, indem ein Muskelkopf zwei oder mehr Gelenke überspannt. Beispiele mehrgelenkiger Muskeln sind die geraden und schrägen Bauchmuskeln und die Aufrichter der Wirbelsäule, welche viele Wirbelgelenke überspannen. Der gerade Kopf des Oberschenkels ist als 4. Teil des vierköpfigen Oberschenkelstreckmuskels zweigelenkig, die drei anderen Köpfe sind eingelenkig. Ein Kopf des dreiköpfigen Wadenmuskels, der Schollenmuskel, ist eingelenkig und überspannt nur das Sprunggelenk, die anderen zwei Köpfe des zweibäuchigen Wadenmuskels sind zweigelenkig und überspannen das Sprung- und das Kniegelenk. Der mehrgelenkige breite Rückenmuskel überspannt mehrere Wirbelgelenke wie auch das Schultergelenk, um oben am Oberarm anzusetzen. Ein Kopf des zweiköpfigen Armbeugers ist zweigelenkig, weil er sowohl das Ellenbogen- als auch das Schultergelenk überspannt. Beide Köpfe setzen an unterschiedlichen Stellen an der Pfanne am Schulterblatt an. Der dreiköpfige hintere Armmuskel entspringt mit einem zweigelenkigen Kopf am Schulterblatt unterhalb der Gelenkpfanne und überspannt hiermit das Ellenbogen- und Schultergelenk. Der einköpfige Teil entspringt am

Oberarm und überspannt nur das Ellenbogengelenk. Alle drei Köpfe setzen dann an einem kräftigen Knochenvorsprung des Unterarms an.

Der oberflächliche und der tiefe Fingerbeuger sind mehrgelenkig, weil sie alle Fingergelenke und das Handgelenk überspannen. Auch der Gegenspieler, der Fingerstrecker, überspannt die Fingergelenke und das Handgelenk.

Sowohl der mehrgelenkige oberflächliche Fingerbeuger als auch der tiefe Fingerbeuger teilen sich in vier Endsehnen auf. Der oberflächliche Fingerbeuger krümmt den zweiten bis fünften Finger bis zum mittleren Glied, außerdem ist er an der Beugung der Hand im Handgelenk beteiligt. Der tiefe Fingerbeuger beugt zusätzlich das Endglied des Fingers. Obwohl ein und derselbe Muskel für die Steuerung verantwortlich ist, können alle Finger der Hand getrennt voneinander bewegt werden, da sie auch einzeln in der Hirnrinde repräsentiert sind. So werden spezialisierte motorische Einheiten aktiviert, die, unabhängig von den anderen, nur einen Finger bewegen.

- Dementsprechend spielen die zwei- und mehrgelenkigen Muskeln eine eindeutige Rolle bei der feinmotorischen Steuerung von Rumpf-, Arm-, Bein-, Hand- und Fingerbewegungen.

Durch paradoxale Bauchmuskelaktivität kann, in Zusammenhang mit konzentrischer Aktivität der Hüftstrecker und Strecker der Brustwirbelsäule, sowohl das Becken als auch die Brustwirbelsäule aufgerichtet werden, trotz der entgegengesetzten Bewegungsrichtung des Beckens und des Brustkorbes.

5.5 Bodybuilding: Vom Zirkusakt zum Gesundheits- und Schönheitsbewusstsein

Nachdem im Mittelalter, einer Zeit, in der Krankheit und Gebrechlichkeit den Alltag von vielen Menschen kennzeichneten, die Ideale von Schönheit und Ästhetik verlorengegangen waren, trat Anfang des 19. Jahrhunderts das Bodybuilding in Erscheinung

Die Wurzel vieler Kraftprotze der ersten Stunde liegt im Zirkus. Ende des 18. Jahrhunderts konnte man die Kraftmaxe und ihre Fähigkeiten im Zirkus, in kleineren Theatern und Jahrmärkten anschauen und bewundern. Erst im 19. Jahrhundert gelang es einigen Athleten, sich durch das öffentliche Vorführen ihres Körpers eine Existenz aufzubauen: Grundlage für das spätere Bodybuilding.

Friedrich Wilhelm Müller, mit Künstlernamen Eugen oder Eugene Sandow (1867–1925), „Vater des Bodybuildings", war wohl der bekannteste Vorreiter des Kraftsports, speziell des Bodybuildings. Er machte den Kraftsport populär, indem er auf Bühnen eigene Shows, „Muscle Display", veranstaltete und dort z. B. ein Pferd stemmte. In seinem Institut für Körperkultur an der St. James's Street in London stählten damals Hunderte auch prominente Kunden ihre Muskeln. Sandow hatte das erste Fitnessstudio der Welt im Sommer 1897 gegründet. In Anzeigenkampagnen versprach er Männern, sein Training würde zu einem nicht unbeträchtlichen Muskelzuwachs führen: innerhalb von nur 3 Monaten zu 8 Zentimetern mehr Brustumfang, 5 Zentimeter dickere Oberarme, 4 Zentimeter dickere Waden!

Im 19. Jahrhundert galt noch die Auffassung, Kraft bekomme man durch einmaliges Stemmen eines größtmöglichen Gewichts. Sandow hingegen scheint der Erste gewesen zu sein, der ein leichteres Gewicht 50-mal stemmte. Diese Trainingsmethode machte ihn zu einem Idol unter heutigen Bodybuildern (Schmitt 2017).

Sandow veranstaltete auch den ersten großen Kraftsport-Wettbewerb, der am 14. September 1901 in der Londoner Albert Hall vor 15.000 Zuschauern unter dem Titel „The Great Competition" stattfand. Zwölf Teilnehmer stritten um die Ehre, diesen Wettbewerb zu gewinnen. Sandow gründete auch die ersten theoretischen Kurse, ein außerordentliches erfolgreiches Geschäftsmodell (Schmitt 2017).

Ein anderer Vorreiter und Begründer der Körperkulturbewegung und Fitness in den Vereinigten Staaten war Bernarr Macfadden, (1868–1955), ein Fitnessguru, der den Slogan propagierte „Weakness is a crime; don't be a criminal!" Geboren als Bernard Adolphus McFadden in Mill Spring, Missouri, ließ Bernarr Macfadden seinen Vor- und Nachnamen ändern, damit seine Erscheinung mehr Kraft ausstrahlte. Er meinte „Bernarr" würde mehr wie das Brüllen eines Löwen erklingen und „Macfadden" wäre eine männlichere Schreibweise seines Namens. Als Kind kränkelte Macfadden, aber durch harte physische Arbeit in der Landwirtschaft wurde er stark und fit. Mit 13 Jahren zog er nach St. Louis, Missouri. Sein Bürojob schwächte ihn so, dass er sich wie ein körperliches Wrack fühlte. Durch intensives Training mit Hanteln und tägliches 6-Meilen-Laufen konnte er seine Kraft und Fitness wiedergewinnen (Snowden 2010).

Er war ein einflussreicher Befürworter der Körperkultur, einer Kombination von Bodybuilding mit Ernährungs- und Gesundheitstheorien. Macfadden gründete auch den sehr erfolgreichen Zeitschriftenverlag Macfadden Publications. Seine Zeitschrift *Physical Culture* war ein richtiger Treffer. Er schrieb sowohl unter eigenem Namen als auch unter einem Pseudonym, meist zu unterschiedlichen gesundheitlichen Themen. Den Genuss von Tabak und Alkohol, aber auch Zucker und Weißmehl lehnte er vehement ab, weil dies die Gesundheit ruiniere, und forderte Frauen auf, erstickende Korsetts abzulegen und aktiv ihren Körper zu gestalten. Er glaubte an die Selbstheilungskraft des Körpers und misstraute der klassischen Medizin (Snowden 2010).

Auch Max Sick (1882–1961), ein deutscher Muskelmann und Gymnast, später Maxick genannt, der als Kind an einer Lungen- und einer Skeletterkrankung (Rachitis) litt, suchte in körperlicher Kraft und Fitness persönliche Bestätigung. So entwickelte er sich zu einem berühmten Gymnasten mit der exzeptionellen Fähigkeit, seine Muskeln isoliert zu bewegen (Mitchell 2010b).

Der Engländer Monte Saldo, geboren als Alfred Montague Woollaston (1879–1949) und Zeitgenosse von Max Sick und Eugen Sandow, zählt auch zu den ersten Bodybuildern. Zusammen mit seinen Brüdern Frank Harold Woollaston (Frank Saldo) und Edwin John Woollaston gründete er die Bühnenshow „The Montague Brothers". Als Top-Akt „stemmten" sie ein Auto inklusive aller Insassen.

1906 entwickelten sie einen neuen, sehr eindrucksvollen und künstlerischen Akt, „The Sculptor's Dream", wobei auf artifizielle Weise mittels Spiegeln Staturen nachgestellt wurden. Lobende Worte fanden die Kritiker: „An absolutely original athletic act (…) and provides the most original setting we have ever seen, (…) to feats of strength pure and simple. Their work is simply amazing" (The Entr'acte 16 March 1906), (Goldberg 2016).

Maxick und Saldo verfochten beide die Methode des „natürlichen Trainings", von ihnen „Maxalding" getauft, die in dem 1911 veröffentlichten Buch *How to become a great Athlete* näher erläutert wurde. Das empfohlene Training gründete auf reiner Körperkontrolle, ohne Geräte. Den Teilnehmern wurde eine große, harmonische und vielseitige Entwicklung der Muskulatur in Aussicht gestellt. Die Medien (Karres in den Jahrgänge 1926/27 der Zeitschrift *De Sport, weekblad voor voetbal, athletiek en andere Sporten* und *Tijdschrift voor Fysiotherapie*) beschrieben damals die Methode Maxalding als die „Anwendung eines Naturgesetzes, nach den Gesetzen brandneuer Wissenschaft. Diese Methode ist körperliche Entwicklung ohne Bewegung. Es ist keine Gymnastik. Es ist ein System von Körperentwicklung basierend auf statischen Muskelkontraktionen, ohne ein Instrument, Gerät, Rubber oder Stahl anzuwenden, also ohne Energieverlust und Überspannung, praktisch gesehen ohne Bewegung aber mit Ergebnissen" (Stokvis und van Hilvoorde 2008).

Ein anderer Schwergewichtler war der Schotte William Bankier (1870–1949), auf Plakaten angekündigt als Apollo, „The Scottish Hercules". Er führte seine Kraftakte auf der Bühne im Zirkus vor und trat zusammen mit Monte Saldo auf. Als er sich dem englischen Bostock Zirkus den besten Akteuren und Akts seiner Zeit anschloss, entwickelte er eine neue Zirkusnummer: auf einem eigens konstruierten Gestell stehend mittels mehrerer Gürtel einen ausgewachsenen Elefanten (ca. 1625 kg schwer) anzuheben (Mitchell 2010).

5.5.1 Bodybuilding heute

Heute ist Bodybuilding eine fest etablierte Facette des – vorwiegend kommerziellen – Sportangebots. Allein in den über 6000 Fitness-Studios in Deutschland trainieren mehr als 4 Millionen Männer und Frauen. (…) Hinzu kommen diejenigen, die Bodybuilding zu Hause oder in den Kraftsportabteilungen der Sportvereine betreiben. Das am häufigsten genannte Motiv für den Besuch eines Fitness-Studios ist der Aufbau von zusätzlicher Muskelsubstanz, wie verschiedene Befragungen gezeigt haben (Gießing 2002).

Das Phänomen Bodybuilding ruft in der Öffentlichkeit eine offensichtlich ambivalente Reaktion hervor. Zum einen handelt es sich um ein in seiner Wirksamkeit und Effektivität für den Muskelaufbau anerkanntes Trainingssystem, das auch im Gesundheitswesen angesehen und weltweit angewendet wird, zum anderen steht dieser Anerkennung und Verbreitung eine geringe sportliche und gesellschaftliche Akzeptanz gegenüber. Ein Großteil der Menschen assoziiert Bodybuilding mit Muskelpaketen, die unmöglich nur durch Training zustande gekommen sein können. Die gedankliche Kopplung an Doping und seine nachteiligen Nebenwirkungen wird dann schnell hergestellt (Kühn 2007).

Beim Krafttraining denkt man zwar ebenfalls an dickere Muskeln und Fitness-Center, aber weniger an protzige Muskelberge. Diese Trainingsform ist Bestandteil des Sports oder der Rehabilitation. Ziel des Krafttrainings ist in der Regel, die Belastbarkeit des Körpers zu verbessern, sei es aus medizinischen Gründen, sei es aus sportlichen Leistungsgründen. Krafttraining genießt somit eine höhere gesellschaftliche Akzeptanz.

Physiologisch hängt die Kraft, mit der man einen Muskel anspannen kann, also seine Leistungsfähigkeit, von zwei Faktoren ab:

- von der Anzahl der aktivierten motorischen Einheiten: *wie viele* Muskelfasern spannen an?
- von der Intensität (neurologische Feuerungsfrequenz) der Anspannung der einzelnen motorischen Einheiten: *wie stark* spannen die Muskelfasern an?

Der Umfang des Muskels spielt also keine Rolle. Kraft zeigt sich in der koordinativen Leistung und nicht in seiner Erscheinungsform.

► Die Muskelkraft kann als die Kraft definiert werden, die bei einer willkürlichen, maximalen statischen Muskelbeanspruchung oder bei einer willkürlichen, maximalen dynamischen Muskelanspannung entwickelt werden kann.

Bodybuilding strebt verschiedene Ziele an:

- Modellierung des Körpers (Brockhaus Sport 2007)
- Aufbau der Muskelmasse und Ausprägung der Muskulatur (Lexikon der Sportwissenschaft 1993)
- Weniger sportliche Leistungssteigerung als vielmehr Schönheitsideal (Schüler-Duden „Der Sport" 1987)
- Modellierung des Körpers durch Muskelaufbautraining und durch diätische Maßnahmen (Sportwissenschaftliches Lexikon 2003)
- „To develop muscularity and body mass, and to produce symmetry and harmony between different body parts. In addition, body-builders try to achieve definition so that muscles can be separated from each other" (The Oxford Dictionary of Sports Science und Medicine 2007)
- Der Deutsche Bodybuilding und Fitnessverband (DBFV): „Bodybuilding bedeutet heute Entwicklung des Körpers und der sportmotorischen Fähigkeiten, d. h. Ausdauer, Beweglich-

keit, Kraft, Koordination und Schnelligkeit" (DBFV). Bodybuilding ist die wirksamste, risikoärmste und effektivste Möglichkeit, den Körper nach individuellen Gesichtspunkten zu formen und zu trainieren. Der Bogen spannt sich dabei vom Training für Behinderte über Rehabilitation und Prävention bis zur sportlichen oder extrem sportlichen Zielsetzung (Leistungs-Wettkampfbodybuilding). Bodybuilding ist ein idealer Fitness-Sport, und die Möglichkeiten sind so vielfältig und überzeugend, dass immer mehr Frauen und Männer jeden Alters aus allen Berufen dieses Training maßgeblich als sportliche Tätigkeiten mit dem Hauptziel der körperlichen Fitness betreiben (DBFV) (Kühn 2007)

Um diesem Ziel nahe zu kommen, werden zwei Krafttrainingsmethoden angewendet:

- **Exzessive** Ausschöpfung der Muskulatur mit Belastungshöhen zwischen 60 % und 70 %, wobei 3–5 Serien mit 15–20 Wiederholungen und relativ kurzen Pausen von 2–3 Minuten absolviert werden.
- **Intensive** Ausschöpfung der Muskulatur durch 3–5 Serien mit 85 %–95 % Belastung bei 5–8 Wiederholungen und einer Pausenlänge von 2–3 Minuten.

Zusätzlich wurden Strategien entwickelt, die eine totale Auslastung und Erschöpfung der Muskulatur erzwingen, z. B. negative Wiederholungen, „brennende Wiederholungen", mogelnde Wiederholungen, Superserien, erzwungene Wiederholungen sowie die Anwendung des Prinzips der Vorermüdung (Sportwissenschaftliches Lexikon 2003).

Literatur

Andrews JG (1985) A general method for determining the functional role of a muscle. J Biomech Eng 107(4):348–353. https://doi.org/10.1115/1.3138568

Andrews JG (1987) The functional roles of the hamstrings and quadriceps during cycling: Lombard's Paradox revisited. J Biomech 20(6):565–575

Gießing J (2002) Das Muskelaufbautraining beim Bodybuilding: Eine kritische Analyse aus sportwissenschaftlicher Sicht. Tectum, Marburg

Goldberg E (2016) The history of an embodies spiritual practice. Inner Traditions/Bear Vermont, USA

Gregor RJ, Cavanagh PR, LaFortune M, (1985) Knee flexor moments during propulsion in cycling--a creative solution to Lombard's Paradox. J Biomech. 1985;18(5):307–16. PMID: 4008501 Doi: 10.1016/0021-9290(85)90286-6

Heinz H (2007) Der Brockhaus Sport: Sportarten und Regeln, Wettkämpfe und Athleten, Training und Fitness, 6. Aufl. Brockhaus Verlag, Mannheim

Herbison GJ, Jaweed MM, Ditunno JF (1982) Muscle fiber types. Arch Phys Med Rehabil 63(5):227–230

van Ingen Schenau GJ, Gielen S (1990) Intermusculaire coördinatie; co-activatie van antagonisten bij he sturen van een uitwendige kracht. Geneeskunde en Sport 23(/3):1990

Jones D, Round J, de Haan A (2006) Skeletal muscle from molecules to movement Churchil Livingstone Elsevier 2004. Br J Sports Med 40(11):950. https://doi.org/10.1136/bjsm.2006.026567

Juncueira LC, Carneiro J (1996) Histologie, 4. Aufl. Springer, Berlin/Heidelberg

Kent M (2007) Oxford Dictionary of Sports Science & Medicine, 3. Aufl. J Sports Sci Med 6(1): 152. PMCID: PMC3778693. Oxford University Press

Kühn M (2007) Bodybuilding Etymologie und Phänomenologie eines Begriffs. Dissertation, Deutsche Sporthochschule Köln

Kwiatkowski, G (Hrsg.), Haag H (Bearb.) (1987) Schüler-Duden: Der Sport - Ein Sachlexikon für die Schule. Bibliographisches Institut – Dudenverlag, Mannheim/ Wien/Zürich

Martini FH, Nath JL, Bartholomew EF (2012) Anatomy & physiology, 9. Aufl. Pearsons Education, San Francisco

Mitchell D (2010b) Max Sick (Maxick). USAWA. http://usawa.com/tag/max-sick/. Zugegriffen am 24.08.2016

Oonk HHN (1988) Osteo- en Arthrokinematica. Henric Graaff van Ijssel Verlag, Nederweert

Purves D, Augustine GJ, Fitzpatrick D, Hall WC, LaMantia A-S, McNamara JO, White LE (2008) Neuroscience, 4. Aufl. Sinauer Associates, Inc, Sunderland

Röthig P, Prohl R (2003) Sportwissenschaftliches Lexikon (Beitrage zur Lehre und Forschung im Sport), 7. Aufl. Hofmann Verlag, Schorndorf

Schmitt P-P (2017) Der Vater des Bodybuildings. Frankfurter Allgemeine. http://www.faz.net/aktuell/stil/leib-seele/der-ersten-kraftsportler-der-welt-waere-dieses-jahr-150-jahre-alt-geworden-14954429.html?printPagedArticle=true#pageIndex_2/. Zugegriffen am 11.12.2017

Schnabel G, Thiess G (1993) Lexikon Sportwissenschaft: Leistung, Training, Wettkampf, 1. Aufl. Penguin Verlag, München

Sela BA (2002) Titin: some aspects of the largest protein in the body. Harefuah 141(7):631–635, 665. PMID: 12187564

Snowden C (2010) Weakness is a crime. The Silent Movie Blog. https://thesilentmovieblog.wordpress.com/2010/12/20/weakness-is-a-crime/. Zugegriffen am 24.08.2016

Stokvis R, van Hilvoorde I (2008) fitter, harder & mooier, de onweerstaanbare opkomst van de fitnesscultuur. de arbeiderspers, Amsterdam

Ter Haar Romeny BM, van der Gon JJD, CCAM G (1984) Relation between location of a motor unit in the human biceps brachii and its critical firing levels for different tasks. Exp Neurology 85(3):631–650. https://doi.org/10.1016/0014-4886(84)90036-0

Van Zuylen EJ, Gielen CC, van der Gon JJD (1988) Coordination and inhomogeneous activation of human arm muscles during isometric torques. J Neurophysiol 60(5):1523–1548. https://doi.org/10.1152/jn.1988.60.5.1523

Wiemann K (1991) Präzisierung des Lombardschen Paradoxons in der Funktion der ischiocruralen Muskeln beim Sprint. Sportwissenschaft 21(4):413–428

6 Motorisches Lernen

Inhaltsverzeichnis

„By changing the task, we can change the functional possibilities." (Durch das Ändern der Aufgabe ändern sich auch die funktionellen Möglichkeiten) (Luria).

Unterzieht man eine motorische Aktivität einer genaueren Betrachtung, fällt einiges auf. Bestehende alltägliche Fertigkeiten werden automatisch, ohne nachzudenken, ausgeführt. Wenn man aber eine neue motorische Fertigkeit wie das Autofahren oder eine neue Sportart erlernen möchte, treten ganz andere Abläufe auf. Die neue Aufgabe erfordert hohe Konzentration: die Kupplung treten, Lenker und Blinker bedienen, links und rechts gucken, beim Sport auf die Ballführung achten …

In der Regel wird jede neue Aktivität langsamer ausgeführt. Die meisten Handlungen verlaufen noch unkoordiniert, die Technik ist unbekannt, man sitzt verkrampft im Auto, weil noch zu viele Muskeln anspannen, und vorerst gelingt das Autofahren oder der Wurf auf den Korb noch nicht. Außerdem muss man auf viele Dinge

P. Geraedts, *Motorische Entwicklung und Steuerung*, https://doi.org/10.1007/978-3-662-58296-1_6

gleichzeitig achten, auf den Verkehr beim Autofahren, die potenzielle Verletzungsgefahr bei Handwerkertätigkeiten, das Zielen des Sportlers auf den Korb. All das kostet noch Zeit.

Stete Übung verfeinert die neuen Fertigkeiten. Man braucht sich nicht mehr so sehr zu konzentrieren, der Bewegungsablauf wird genauer, die Treffsicherheit beim Ballsport nimmt zu und ist weniger abhängig vom „glücklichen Zufall" (Wulf 2009). Man sitzt entspannter im Auto, kann sich mit Mitfahrern unterhalten. Beim Teamsport verläuft die Ballführung (fast) automatisch. Die Hände eines Musikers bedienen die Klaviertasten automatisch und blitzschnell. Auch passive Kräfte wie Schwerkraft, Zentrifugal- oder Fliehkraft und die Corioliskraft (Kraft, die auf den Körper wirkt, wenn er in einem sich bewegenden Bezugssystem agiert) können besser genutzt werden, um Bewegungsabläufe so effizient wie möglich zu gestalten. Kurz gefasst: die motorische Fertigkeit wird automatisiert und die Aufmerksamkeit erweitert, man kann sich wieder auf andere Sachen konzentrieren. Und das ist die Basis des motorischen Lernens.

6.1 Neuronale Vernetzung

Motorisches Lernen basiert physiologisch auf der Eigenschaft des Nervensystems, neue Verbindungen mit anderen (Gruppen von) Neuronen zu knüpfen. Bestehende Verbindungen können variiert und vervielfältigt werden, um andere Muskeln oder Muskeln anders anzusteuern.

Diese Umbauprozesse der neuronalen Vernetzung werden unter dem Begriff „funktionelle Plastizität" des Gehirns zusammengefasst. Hiermit steht eindeutig fest, dass unser Gehirn kein feststehendes, unveränderliches Organ ist, sondern sich in seiner Funktion den äußeren Einflüssen anpassen kann. Das Gehirn ist lernfähig! Ein Kind kommt zwar mit einem anatomisch nahezu kompletten Nervensystem auf die Welt, aber die Verflechtungen der Neuronen untereinander sind noch sehr gering. Mit der Verarbeitung sensorischer Reize durch ein System von Hemmung und Erregung bilden sich viele Synapsen aus. Dieser Vorgang führt zu einer Vervielfältigung der Steuerungsmechanismen einer Zelle und damit des Organismus, wobei den Synapsen eine Schlüsselrolle in der Weitergabe neuronaler Information aus den Sinnesorganen zukommt. Motorisches Lernen findet also im Gehirn statt!

Auf zellulärer Ebene ist der Prozess des Lernens auf die ungeheure Adaptionsfähigkeit einzelner Zellen zurückzuführen. Sind zwei aneinandergekoppelte Neuronen zeitgleich und langanhaltend aktiv und feuern, so stärkt das die Verbindung untereinander und erhöht die Leitfähigkeit der dazwischen liegenden Synapse. Wiederholte Erregung einer Synapse steigert die Erregbarkeit des Muskels oder der Nervenzelle („what fires together, wires together" – Neuronen, die gleichzeitig feuern, verdrahten sich). Verbindungen inaktiver Neuronen bleiben hingegen immer schwach (Owen 2017; Paukert o. J.). Der kanadische Psychologe Donald Olding Hebb formulierte in seinem Buch *The Organization of Behavior* (Hebb 1949) diese biologisch plausible Lernregel wie folgt: *„Wenn ein Axon der Zelle A … Zelle B erregt und wiederholt und dauerhaft zur Erzeugung von Aktionspotentialen in Zelle B beiträgt, so resultiert dies in Wachstumsprozessen oder metabolischen Veränderungen in einer oder in beiden Zellen, die bewirken, dass die Effizienz von Zelle A in Bezug auf die Erzeugung eines Aktionspotentials in B größer wird."* (S. 62, Übersetzung nach Kandel et al., 1995, S. 700 in: Owen 2017)

Dieser Sachverhalt bildet die Grundlage für jede Art des motorischen Lernens und wird nach seinem Entdecker als **Hebb'sche Lernregel** bezeichnet.

Um motorische Fertigkeiten wie das Krabbeln, Greifen oder Gehen zu lernen, brauchen Kinder eine spielerische Neugier, die sie antreibt, sich neue Bewegungen anzueignen. Bis jetzt bestand Einigkeit darüber, dass dafür ein übergeordnetes zerebrales Zentrum benötigt wird. Ralf Der vom Max-Planck-Institut für Mathematik in den Naturwissenschaften und Georg Martius vom Institute for Science and Technology in Klosterneuburg stellten aufgrund ihrer Forschung mit Robotern über motorische Lernprozesse eine neue Lernregel auf. Demnach können sich, abhängig von der Situation, neue Verknüpfungen in künstlichen neuronalen Netzen und möglicherweise auch im Gehirn von Babys bilden, die sich so neue Bewegungen aneignen. Diese Lernregel basiert auf einer dynamischen Wechselwirkung zwischen Körper, Umwelt und Gehirn (oder innerhalb eines künstlichen neuronalen Netzwerks bei Robotern). Erst die Interaktion des Körpers mit der Umwelt löst die Bildung von neuen Verknüpfungen im Gehirn aus. Der primäre Kontakt mit der Umwelt muss aber passiv zustande gebracht werden, indem (in diesem Fall) der Roboter durch die Gegend bewegt wird. So wird ein erstes sensorisches Lernsignal ausgelöst, das wiederum eine motorische Reaktion erzeugt. Diese motorische Aktion setzt ihrerseits einen neuen sensorischen Reiz aus, der darauffolgend eine weitere motorische Reaktion nach sich zieht. So schaukeln sich sensorische Reize und motorische Reaktionen so lange auf, bis ein koordiniertes, komplexeres Bewegungsmuster entsteht.

Erst wenn der Roboter auf ein Hindernis stößt, stoppt er die Ausführung des Bewegungsmusters. Er wird förmlich gezwungen, neue Strategien zu entwickeln, um dieses Hindernis zu überwinden. *„Unsere Roboter verhalten sich also neugierig, schließlich lernen sie immer wieder neue Bewegungen“*, erklärt Martius. *„Ihre Neugier ergibt sich allerdings alleine aus der Rückkopplung zwischen sensorischem Reiz und Bewegungsbefehl, wenn ihr Körper mit der Umwelt interagiert.“*

In Computersimulationen wandten die Forscher ihre Regel auf einfache neuronale Netzwerke bei virtuellen Robotern an, die auf diese Weise lernten, sich fortzubewegen. Und die Roboter lernten sogar, im Team zusammenzuarbeiten. So drehten zwei Roboter nach einer Weile in koordinierter Weise an einem Rad.

Diese Versuche mit Robotern zeigen anschaulich: Um neue Bewegungen zu erlernen, müssen sich dafür notwendigerweise neue neuronale Netze bilden. Neuronen „antworten“ auf äußere Reize, indem sie sich enger verknüpfen, möglicherweise geschieht dies auch im menschlichen Gehirn. Daher die Formulierung von Der und Martius in Anlehnung an das Hebb'sche Gesetz eines neuen Lernprinzips: „Chaining together what changes together“ (Der und Martius 2015).

Eine andere (hypothetische) Adaptionsfähigkeit von Dendriten und Axonen ist, sich verzweigen zu können („Sprouting“), was die Neubildung funktioneller Verbindungen bewirkt. Einige zusätzliche Millimeter können im Zentralnervensystem schon komplett neue funktionelle Verbindungen hervorbringen. Besonders der Muskelspindelreflex kann sich sehr schnell anpassen, wenn das Gleichgewicht stark gefordert ist (Wolpaw 1997).

Auf höherer mehrzelliger struktureller Ebene der neuronalen Netze ändert sich einiges beim Erlernen neuer motorischer Fertigkeiten. Bei einer gezielten, spontanen motorischen Aktion ist die Beteiligung verschiedener Hirnareale von verschiedenen Faktoren abhängig. Betrifft es z. B. eine automatisierte, eine alltägliche oder eine neue Handlung? Muss ich zugucken oder zuhören? Ist die Handlung emotional bedingt?

Wird die Handlung automatisiert, verändern sich die beteiligten Hirnregionen erheblich.

Crosman (1959) merkt an, dass motorisches Lernen zwar zu einer Verbesserung der erlernten Bewegung führt, die Ausführung der Bewegung hingegen weniger flexibel, immer identischer ausgeführt wird – eine logische Folge des motorischen Lernens und der Automatisierung. Denn nur durch Automatisierung wird die Bewegung leichter und unabhängiger von anderen, gleichzeitig ausgeführten motorischen Aufgaben. Ein paradoxes Phänomen zeigt sich, wenn optimale Lernbedingungen, die zu einer möglichst schnellen und ausgeprägten Leistungsverbesserung führen, sich in ihr Gegenteil kehren, sobald die Leistung in einer anderen (Test-)Situation erbracht werden soll. Die unbekannte Situation bringt dann eine geringere Leistung mit sich (Crossman 1959)

Hier liegt die Begründung, warum beim häuslichen Training alles fehlerfrei gelingt, aber im „Moment suprème”, beim Wettkampf, in einer fremden Umgebung die Leistung enttäuschen kann.

- So bleibt es beim Erlernen motorischer Fertigkeiten wichtig, Situationen, Umgebungen etc. zu variieren, um längerfristig ein optimales Ergebnis zu erzielen. Zwar dauert der Lernprozess länger, das Endergebnis dagegen ist sicherer!

Motorisches Lernen findet im Alltag fast ständig statt. Unser Bewegungssinn, der unbewusste, aber kontrollierte Bewegungen der einzelnen Körperteile (Kinästhesie) steuert und damit das alltägliche motorische Lernen entscheidend beeinflusst, ist insofern von großer Bedeutung, als dass er uns ein ständiges Feedback über unsere motorischen Aktivitäten vermittelt. Unsere Motorik wird auf diesem Wege effektiver. Bei solchem spontanen Lernen, also ohne externe Rückmeldung, ob die Bewegung richtig oder falsch ist, organisieren sich die neuronalen Netze selbst. Die Neuronen in der Output-Schicht sind eng untereinander verbunden und korrigieren sich gegenseitig bei Erfolg oder Nichterfolg einer Handlung. Ist eine Handlung im Alltag nicht erfolgreich, wird sie wiederholt. Voraussetzung für diese interne Korrektur ist, dass das Netz sehr häufig fast gleichen Handlungen ausgesetzt wird.

Der hierarchische Aufbau des Gehirns ist für das Verstehen der motorischen Lernfähigkeit weniger geeignet. Bewegungslernen findet gleichzeitig auf allen Ebenen statt, weil diese doch eine Einheit bilden. Die Leistungen der höchsten kortikalen Ebenen haben immer die Funktion der Endkontrolle. Der *Vorgang* des Lernens im Gehirn ist vom Übenden/Trainierenden nicht wahrnehmbar, nur das motorische *Resultat* ist erkennbar.

Wie schon erwähnt, setzt Lernen Plastizität des Gehirns voraus: neue Verbindungen müssen verknüpft werden können.

Feedback und Instruktionen

Bei schwierigen Aufgaben im Sportbereich oder in der Therapie gilt externes Feedback als Ergänzung zum internen Feedback durch Trainer, Coaches oder Therapeuten (Abb. 6.1).

Bisher galt die allgemeine Auffassung, dass durch Feedback das motorische Ergebnis frühzeitiger und besser sichtbar wird, weil die motorische Aufgabe besser gelingt („Knowledge of results“) oder weil die Bewegungsausführung (Lauftechnik, Wurftechnik) stimmiger ist („Knowledge of performance“). Dass hierdurch eine bewusste Kontrolle der Bewegung gefordert wird, schien notwendig zu sein, um die Automatisierung der Bewegung zu erreichen.

Aber neuere Studien weisen in eine ganz andere Richtung. Chauvel et al. (2012) verglichen die motorische Lernleistung von Nicht-Golfern bei motorisch anspruchsvollem, kompliziertem Putten. Sie unterschieden zwischen einer Gruppe, die aufgrund verbaler Instruktion und Ergebnis-Feedback ihre Schlagfertigkeit erlernen sollte, und einer anderen Gruppe, welche angewiesen wurde, ohne weitere Instruktionen auf die verwendeten Techniken für die Bewegungsausführung zu achten. Anschließend wurden die Probanden aufgefordert, ihre motorischen Erfahrungen verbal wiederzugeben oder eine irrelevante verbale Aufgabe zu erledigen. Nun sollte die motorische Aufgabe, das Putten, wiederholt werden. Die Gruppe, welche verbales Feedback erfahren hatte, schnitt schlechter ab, als die Gruppe, die den Fokus auf den Bewegungsablauf selbst gelegt hatte. Die Forscher konkludierten hieraus, dass verbale Instruktion zu schlechteren Kenntnissen über die

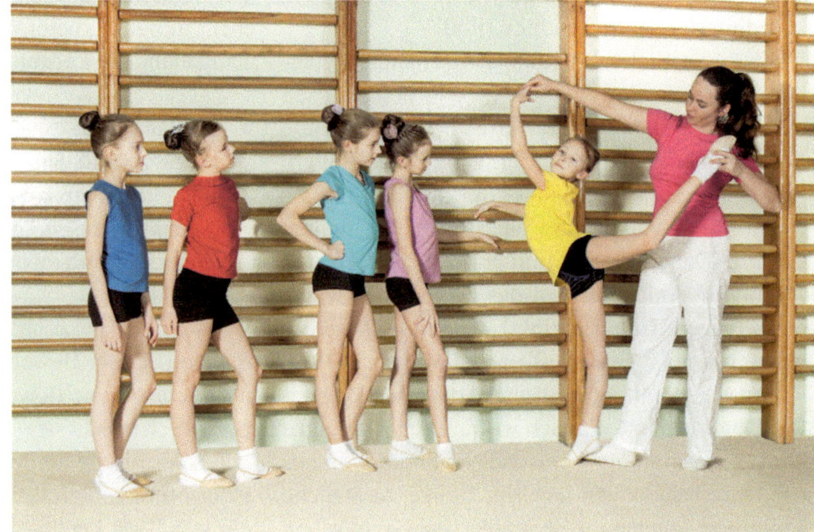

Abb. 6.1 Gymnastiklehrerin unterrichtet Kinder. (©Alexkatlov, 179924324, www.shutterstock.com)

motorische Fertigkeit führt und die Fokussierung auf den Bewegungsablauf selbst zu besseren.

Eine andere Studie von Rob Gray belegt, dass die motorische Leistung erfahrener Baseballspieler beeinflusst werden kann, wenn die Aufmerksamkeit von der eigentlichen Fertigkeit abgelenkt wird. Dazu ließ er Amateur-Baseballspieler und erfahrene Spieler einen simulierten Schlag gegen einen Baseball ausführen. In der ersten Versuchsvariante ließ er einen Ton mit entweder hoher oder niedriger Frequenz einspielen. Die Spieler mussten dabei so schnell wie möglich „hoch" oder „tief" sagen, wenn sie den Ton hörten. In der zweiten Variante mussten die Spieler die Bewegung des Schlagbretts benennen, indem sie „rauf" oder „runter" riefen, sobald sie den Ton hörten.

Gray stellte fest, dass in beiden Varianten die Qualität des Schlages von der Erfahrung der Spieler abhängig war. Die Amateure machten weniger Fehler, wenn sie sich auf das Schlagen konzentrierten (fertigkeitsbezogen) als wenn sie ihre Aufmerksamkeit auf eine zweite Aufgabe lenkten. Die Fehlerquote bei den erfahrenen Spielern dagegen erhöhte sich! Sie machten nur dann weniger Fehler, solange sie sich auf die zweite Aufgabe konzentrierten (Gray 2004).

Instruktionen können sogar zu schlechteren motorischen Leistungen von Anfängern führen. Wulf und Weigelt (1997) (Wulf und Weigelt 1997) führten ein Experiment mit einem Skisimulator durch. Teilnehmer, denen das Gerät völlig unbekannt war, wurden vor Beginn der Übungsphase über den technischen Bewegungsablauf instruiert. Teilnehmer einer anderen Gruppe, ebenfalls mit der Bedienung nicht vertraut, mussten selbst die Technik des motorischen Bewegungsablaufes herausfinden. Im Verlauf von drei Tagen zeigte sich, dass diejenigen Teilnehmer, die eine verbale Instruktion erhalten hatten, sogar schlechtere Leistungen zeigten, als die Gruppe, welche nicht informiert worden war. Die nicht instruierte Gruppe war deutlich im Vorteil!

Vuillerme und Nafati (2007) führten eine andere Studie durch. Die Aufgabe verlangte „auf festem Unterboden stillstehen", eine Anforderung, der jeder gesunde Mensch in der Regel nachkommen kann. Die Körperschwankungen wurden mittels einer Kraftmessplatte ermittelt. Die eine Gruppe Probanden sollte lediglich stillstehen. Der anderen Gruppe wurde zusätzlich aufgetragen, sich auf das Stillstehen zu konzentrieren und zu versuchen, die Körperschwankungen zu reduzieren. Die Forscher stellten nun fest, dass die Versuchspersonen mit der zusätzlichen Aufgabe, bewusst auf die Schwankungen zu achten, mehr und stärkere Schwankungen zeigten als die erste Gruppe.

▶ Dieses Experiment macht deutlich sichtbar: Der Versuch, bereits automatisierte Motorik bewusst zu steuern, führt zu Fehlsteuerungen! Die bereits automatisierte motorische Fertigkeit, die normalerweise höchst wirkungsvoll gesteuert wird, wird durch die bewusste Kontrolle durchkreuzt und dadurch weniger effizient (Wulf 2009).

Zusammenfassung

Im Vergleich zum Erwachsenenalter ist die Plastizität des Gehirns im Kindesalter ausgeprägt. In früheren Zeiten vermutete man, die Fähigkeit, motorisch zu lernen, sei nur bis ungefähr zum 20. Lebensjahr möglich. Mittlerweile ist bekannt, dass die Vernetzung der Neuronen mittels Synapsen die eigentliche Lernfähigkeit darstellt und motorisches Lernen sich nicht ausschließlich auf Neubildungen und Umstrukturierung innerhalb des Nervensystems bezieht. Auf dieses Potenzial kann der Mensch Zeit seines Lebens zurückgreifen. Verständlicherweise werden neue neuronale Verbindungen im Erwachsenenalter langsamer hergestellt. „Die Grundeinheit für motorische Leistungen sind der kontralaterale motorische Kortex, das supplementär motorische Areal, die Basalganglien und das ipsilaterale Kleinhirn" (Keull 2006; Seitz 2001).

6.2 Unterschiedliche Phasen des motorischen Lernens

- G. S. Snoddy unterschied als Erster beim motorischen Lernen eine *„adaptive Stufe"*, in der das erforderliche Bewegungsmuster angeeignet wird, von einer sich anschließenden „Erleichterungsstufe“, in der die Qualität des Bewegungsablaufes verbessert wird (Stratton et al. 2007).

- J. A. Adams nannte die erste frühe Entwicklungsperiode die *„verbal-motorische Phase“*, in welcher die Ergebnisse der Bewegungsausführung durch eigene Wahrnehmung mit dem Sollwert verglichen und verbalisiert wurden. Hieran fügt sich eine *„motorische Phase“* an, in der eine zunehmend verbesserte Eigenwahrnehmung die Bewegungsausführung koordinativ weitergehend verbessert und stabilisiert (Adams 1971).
- Antoinette Gentile ordnet unterschiedliche Verarbeitungsprozesse ebenfalls zwei Phasen des motorischen Lernens zu. In der ersten Phase soll der Lernende das Ziel der Bewegung erkennen („getting the idea of the movement“). Hierfür muss er sich selektiv auf Teile des Bewegungsmusters konzentrieren, die Bewegung einigermaßen planen und das Feedback verarbeiten können. In der folgenden zweiten Phase wird bei vorhersagbaren motorischen Aufgaben das Bewegungsmuster stabilisiert, und bei motorischen Aufgaben mit wechselnden Abläufen muss der Lernende in der Lage sein, Bewegungsvariationen an jeweilige Situationen anzupassen (in: Magill und Anderson 2017).

„Twenty-five years ago, people didn't consider motor learning when they thought about physical therapy. She was really the driving force in changing that“ (Lori Quinn, Associate Professor, Movement Sciences, Teachers College)

- Fitts und Peterson teilen den motorischen Lernprozess in drei aufeinanderfolgende Abschnitte. In der ersten *„kognitiven Phase“* versucht der Übende die Aufgabenstellung zu begreifen und mithilfe der Verbalisierung und Selbstinstruktion mögliche Lösungsstrategien zu entwickeln. Die darauffolgende *„assoziative Phase“* zeichnet sich durch stetige feinmotorische Verbesserungen und eine „Ökonomisierung“ der Bewegung aus. Weiteres Üben führt den Lernenden schließlich in die *„autonome Phase“*, in der die motorischen Prozesse automatisiert werden. Nun ist weniger Aufmerksamkeit notwendig (Fitts und Peterson 1964).
- J. R. Anderson bezeichnet die Eingangsphase des Lernvorgangs als *„deklarative Ebene“*, wobei die Kenntnis über die Art der Bewegung durch wiederholte Versuche und Selbstinstruktion erworben wird. Weiterführendes Üben ruft immer mehr *„Wissensaneignung“* hervor: Der sogenannte Aha-Effekt tritt ein. Die Bewegung ist verstanden. In der darauffolgenden *„prozeduralen Ebene“* wird das Wissen umgesetzt in motorisches Handeln, das von nun an ständig modifiziert wird (Anderson 1982)
- Auch Meinel und Schnabel unterscheiden zwischen drei Lernphasen. In der ersten Phase der *„Entwicklung der Grobkoordination“* wird die Lernaufgabe mental erfasst, der Übende gewinnt eine grobe, vorwiegend optische Vorstellung der motorischen Fertigkeit. Die Motorik verfeinert sich koordinativ in der zweiten Phase mit der *„Entwicklung der Feinkoordination“*, um in der dritten Phase mit der *„Stabilisierung der Feinkoordination und Entwicklung der variablen Verfügbarkeit“* weitgehend automatisiert zu werden und die Möglichkeit zu eröffnen, beispielsweise Bewegungsvariationen einzubauen (Meinel und Schnabel 2004; Eversheim 2002)

▶ **Motorisches Lernen entwickelt sich also von einer kognitiven Phase (Was muss ich machen?) zu einer motorischen Phase (Wie muss ich es machen?)**

- Robert N. Singer, Professor für Sportpsychologie an der University of Florida, vertrat die Ansicht, es sei wenig effektiv, wenn sich Lernende auf die Bewegungsabläufe während einer Aufgabe konzentrieren. Wissend, dass erfahrene Könner nicht mehr über Handlungsabläufe nachdenken, könnten auch Anfänger schneller motorisch lernen (automatisieren), würden sie von den eigenen Bewegungen abgelenkt. Als Kompromiss zwischen bewusstem und unbewusstem Handeln entwickelte er das „Fünf-Schritte-Modell“. Der erste Schritt betrifft die Vorbereitung: positiv denken, Einstellung und Gefühl optimieren. Im zweiten Schritt soll der Lernende sich die Bewegung vom Ergebnis her bis zurück zum Anfang bildlich vorstellen, so wie man sie am besten ausführen kann. Er soll versuchen, die Bewegung zu „spüren". Als Drittes folgt die Konzentration auf einen relevanten Aspekt der Bewegung, beispielsweise „Wo treffe ich den Ball?", wobei alle anderen Gedanken ausgeblendet werden sollten. Nun folgt die Ausführung: Wenn du spürst, dass du so weit bist, fange an. Denke jetzt nicht an die Handlung selbst oder an das mögliche Ergebnis, mache einfach. Zum Schluss erfolgt die Auswertung. Rückmeldungen sollten genutzt werden, um das eigene Ergebnis zu bewerten. Ein gedanklicher Durchlauf der gesamten Handlung zeigt, was gut war und was nicht. Ehrliche Reflexion hilft, beim nächsten Versuch die entsprechenden Korrekturen vorzunehmen (Singer 1985). Dieser Strukturplan eignet sich gut für motorische Fertigkeiten, wobei der Lernende selbst den Anfang bestimmt. Dann hat er nämlich die Zeit zu kontrollieren. Bei reaktiven Sportarten (Boxen, Tennis, Baseball, Fußball u. a.) oder sich schnell ändernden Situationen (Geräteturnen) muss der Lernende rasch reagieren, ohne Zeit für Korrekturen aufzubringen.

Richard Masters (1992) ist der Auffassung, zu viele Anweisungen stürzten den Lernenden zu sehr in einen bewusst kontrollierenden Modus, der die motorische Leistung nachteilig beeinflussen kann. Der Weg zur Automatisierung mag beschleunigt werden, wenn der Lernende von Beginn an die Bewegungen so ausführt, „als wären sie automatisch". „Nachdenken" über die Bewegungsabläufe sollte zumindest nicht während der motorischen Handlung erfolgen, sondern davor und danach (Masters 1992). Im währenden Lernprozess insbesondere schwieriger und komplexer Bewegungsfertigkeiten ist es unumgänglich, dass vor allem bewegungsunerfahrene Anfänger sich auf Einzelheiten dieser Fertigkeit konzentrieren. Nach und nach soll die Aufmerksamkeit immer mehr auf das Ziel der Bewegung gelenkt werden. Die Effektivität dieses Ansatzes ist anhand einer Vielzahl von Fertigkeiten und Fertigkeitsniveaus nachgewiesen worden (Wulf 2009).

Zusammenfassung

Ist ein motorischer Lernprozess weit vorangeschritten, so kann die erworbene Fertigkeit noch bis zu einem Alter von 25–30 Jahren *voll* automatisiert werden. Falltechniken aus dem Kampfsport, im frühen Kindes- oder Jugendalter erlernt und weitgehend automatisiert, können im späteren Leben unerwartet wieder in Erscheinung treten, wenn man z. B. stolpert.

6.3 Aufmerksamkeit und Perfektion

Wenn das Lernen seine optimale Ausformung erreicht hat, wie es bei Hochleistungssportlern oder Musikern der Fall ist, wie verhalten sich dann die bewusste und die unbewusste Steuerung zueinander? Worauf richtet sich die Aufmerksamkeit, wenn die motorische Fertigkeit sich vollständig automatisiert hat?

Adina Mornell, bekannte Konzertpianistin und Professorin für Instrumental- und Gesangspädagogik an der Universität für Musik und Darstellende Kunst in Graz, Österreich, vermittelt auf erhellende Weise, welche Rolle der Aufmerksamkeitsfokus für eine „perfekte" Vorführung spielt.

> „Die Wertschätzung von Konzertpianisten beruht auf ihrer Fähigkeit, kreativ und inspiriert zu spielen. Das Publikum setzt voraus, dass professionelle Musiker die richtigen Töne spielen. Es gilt als selbstverständlich, dass sie ihr Instrument fehlerfrei beherrschen. Kein Gedanke wird darauf verschwendet, dass dabei komplexe motorische Aufgaben mit äußerster Perfektion ausgeführt werden.
>
> In vieler Hinsicht denken Künstler selbst so – und sie sollten auch so denken. Um ihr Bestes geben zu können, müssen sie die musikalische Botschaft im Auge behalten, die Gefühlseigenschaften des Werkes, die Gesamtstruktur der Komposition – und nicht die Noten. Die Arbeit, die diese Experten investiert haben – zahllose Übungsstunden über viele Jahre, sogar Jahrzehnte hinweg – befähigt sie, sich auf Klangqualität und Ausdruck zu konzentrieren und daher Technik und Schwierigkeitsgrad zu vergessen. Anstatt eine Routinevorstellung abzuliefern, eingeschliffen durch stures, wiederholtes Üben, müssen Musiker flexibel auf ihre

> Umgebung reagieren. Sie können z. B. Klangfarbe, Tempo und Pedaleinsatz modifizieren, um sich an akustische Gegebenheiten anzupassen. Sie können einer spontanen Eingebung folgen und auf der Bühne entscheiden, eine Phrase mit mehr Überschwang oder Verinnerlichung zu spielen. Das wird möglich, wenn sie auf ihre Fantasie lauschen. Sobald die Aufgabenstellung klar ist, und sie eine Klangvorstellung haben, handeln sie. Auf einer höheren Ebene wird ein Befehl gegeben, der eine Kaskade komplexer Bewegungen auslöst. Sie haben keine Zeit, über das „Wie" und „Was" der Schaffung des gewünschten Effektes nachzudenken. Das ist musikalisches Können" (Wulf 2009).

Zur Einstellung von Berufsmusikern gehört es, Handlungen nicht zu hinterfragen, sondern vielmehr auf die eigene Fähigkeit zu vertrauen. Es ist daher nicht überraschend, dass bei der Beschreibung optimaler musikalischer Darbietung oft von „Flow" die Rede ist (z. B. Csíkszentmihályi 1990) oder davon, in „anderen Sphären" zu schweben. Dieser Zustand darf nicht mit Mühelosigkeit verwechselt werden. Er ist charakterisiert durch das nahtlose Zusammenspiel von Absicht und Ausführung, wobei menschliche Fähigkeit übereinstimmt mit dem Schwierigkeitsgrad der Aufgabe und dem Anspruch. Von der Fingerspitze, die vorsichtig über die Taste streicht, bis hin zu Bewegungen des ganzen Körpers, um bei Berührung der Tastatur einen vollen Klang zu erzeugen: Klavierspielen bedeutet, Körper, Geist und Seele zu aktivieren. Die zahllosen Einzelaktionen in jeder gespielten Phrase sind kognitiv einfach nicht jederzeit erfassbar. Ohne automatisch ablaufende motorische Programme wären sie nicht möglich. Deshalb lernen Experten, „loszulassen", um Leistung zu erbringen, und deshalb kann der Wunsch, alles zu kontrollieren, so gefährlich sein. Im Konzertsaal können die größten Fähigkeiten zum schlimmsten Feind werden. Dasselbe hochempfindliche Gehör, das Musiker befähigt, filigrane musikalische Fäden zu spinnen, kann plötzlich im Auditorium ein störendes Geräusch wahrnehmen. Dieselbe emotionale Empfindlichkeit, die den Zauber des Spiels ermöglicht, macht Musiker für Selbstzweifel anfällig und verletzlich. In dem Augenblick, in dem – aus welchem Grund auch immer – die Konzentration nachlässt, tritt Selbstwahrnehmung in den Vordergrund. Eine plötzliche Verschiebung des Aufmerksamkeitsfokus – auf etwas, was Gabriele Wulf den „internen Fokus" nennt – schaltet das Gehirn lautstark in einen niedrigeren Gang, zieht die Handbremse und unterbricht somit ein flüssiges Gleiten durch die musikalische Komposition. Kurz gesagt, nichts ist für Musiker schlimmer als das plötzliche Bestreben, bewusst Bewegung zu steuern, das heißt, den externen Fokus aufzugeben. Das klingt logisch und selbstverständlich. „Trotzdem gibt es bislang so gut wie keine empirischen Untersuchungen über dieses Phänomen" (Wulf 2009).

Zusammenfassung

Resümierend lässt sich sagen, dass am Anfang eines motorischen Lernprozesses sich die Aufmerksamkeit auf die motorische Fertigkeit richtet. Mit fortschreitendem Lernen verliert diese Orientierung auf das eigene Handeln durch Automatisierung immer mehr an Bedeutung, um sich schließlich ganz den Endergebnissen der motorischen Fertigkeit, des motorischen Handelns zu widmen (Wulf 2009).

6.4 Motorisches Lernen durch Beobachten

Ich sehe, also lerne ich.

Im unteren Teil des prämotorischen Kortex im Frontalhirn, dem Brodman-Areal 6 und 44, in dem Handlungen geplant und initiiert werden, wurden sogenannte Spiegelneuronen identifiziert; motorische Neuronen, die nicht nur bei der Durchführung einer Handlung aktiviert werden, sondern schon beim bloßen Betrachten einer motorischen Aktivität. Diese Spiegelzellen und das „Beobachten einer Aktivität" sind in der prämotorischen Hirnrinde lokalisiert.

Anfang der 1990er-Jahre leiteten der italienische Physiologe Giacomo Rizzolatti und Mitarbeiter (Rizzolatti et al. 2006) (und später di Pellegrino et al. 1992; Gallese et al. 1996) an der Universität in Parma Versuche mit Schimpansen, um zu erfahren, wie im Gehirn Handlungen geplant und realisiert werden. Dabei zeigte sich, dass ganz bestimmte Nervenzellen in der prämotorischen Hirnrinde Signale aussandten, und das nicht nur, sobald der Affe nach einer Nuss griff, sondern auch dann, wenn er lediglich dabei zuschaute, wie der menschliche Versuchsleiter eine Nuss nahm. Die Nervenzellen des Tieres reagierten so, als ob es selbst nach der Nuss gegriffen hätte. Es schien, als sei das Gesehene im Gehirn des Affen „gespiegelt“ worden. Auch wenn der Versorger einen anderen Gegenstand hob, wurden die Spiegelneuronen voll aktiviert. Nahm der Versuchsleiter jedoch eine Zange zur Hilfe, um die Nuss zu greifen, feuerten die Spiegelneuronen schon wesentlich geringer; nur nach dem Futter zu gucken, löste keine neurologische Aktion aus.

Spiegelneuronen werden also nur dann vollständig aktiviert, wenn diejenige motorische Handlung beobachtet wird, die der Betreffende selber auch genauso ausführen kann oder soll.

Eine mögliche Funktion dieser Spiegelneuronen mag sein, die Unternehmung anderer Personen zu verstehen, also deren Absicht nachzufühlen und das Gesehene oder auch Gehörte zu nutzen, um es in eine adäquate motorische Handlung umzusetzen (Rizzolatti und Arbib 1998).

Außer den Neuronen, die nur durch das Betrachten einer Aktion aktiviert werden, gibt es auch Neuronen, die auf den Klang oder auf Geräusche, die mit einer Bewegung assoziiert werden, antworten (Kohler et al. 2002).

Diese Neuronen sind ebenfalls im prämotorischen Kortex lokalisiert und werden audiovisuelle Spiegelneuronen genannt. Am Beispiel des Affen treten sie in dem Moment in Aktion, wo der Affe nur sieht oder nur hört, dass der Versorger die Nuss knackt. Nur sehen oder nur hören löst eine neuronale Aktivität aus, die mit der motorischen vergleichbar ist (Goldstein 2011).

Jetzt wird die Bedeutung der auditiven und visuellen Informationsverarbeitung für die Motorik sehr plausibel. Visuelle, von verbalen Instruktionen begleitete Vorbilder können beim motorischen Lernen in den unterschiedlichen Altersstufen des aufwachsenden Menschen sehr hilfreich sein. Spiegelneurone helfen uns, die Mimik unserer Mitmenschen korrekt zu interpretieren und auf diese Weise nachzuempfinden, was sie fühlen. Wenn man jemanden, der einem recht nahesteht, weinen oder lachen sieht, wird man selbst von ähnlichen Gefühlen berührt. Studien zeigen, dass es Patienten, bei denen der somatosensorische Kortex und damit die dortigen Spiegelneuronen beschädigt sind, ungleich schwerer fällt, Emotionen an der Mimik ihres Gegenübers zu erkennen und richtig zu deuten. Gesichter sind also nicht nur Spiegelbild der Seele anderer, sondern beeinflussen auch unser eigenes Seelenleben. Was sich wiederum beispielsweise bei jeder Zugfahrt erleben lässt. Lächelt uns ein Mitreisender spontan freundlich an, lächeln wir ohne nachzudenken zurück (Krämer 2012).

Die audiovisuellen Spiegelneuronen spielen ebenfalls ihre Rolle bei der Wahrnehmung von Sprachlauten. Denn diese unterscheidet sich grundsätzlich von der Wahrnehmung anderer auditiver Reize. Der Grund dafür scheint darin zu liegen, dass wir akustische Signale dann als Sprachlaute interpretieren, wenn wir motorisch in der Lage sind, diese Laute nachzuahmen.

Liberman und Mattingly (1985) entwickelten 1985 eine Theorie des Redeverstehens, nach der für die Wahrnehmung von sprachlichen Äußerungen genau diejenigen Nerven innerviert werden, die auch zur Erzeugung derselben Sprachlaute aktiv wären. Die passive Sprachbeherrschung, welche dem aktiven Spracherwerb vorausgeht, bleibt hierbei unberücksichtigt. Die Theorie der Spiegelneuronen bezieht sich jedoch nicht nur auf die motorischen, sondern auch auf die sensorischen passiven Aspekte des kommunikativen Verhaltens. Der Verstehende nimmt die Intonation, die Mimik und Gestik des Sprechers wahr und erspürt so die Emotionen seines Gegenübers. Die Spiegelneuronen suggerieren dem Verstehenden unmittelbar, die Erfahrung zu machen, die man macht, wenn man selbst so handelt oder spricht: Empathie auf neuronaler Ebene (Lamm und Majdandžić 2015).

Es gibt diverse Anzeichen, dass Spiegelneuronen dafür verantwortlich sind, Bewegungsmuster unterschwellig zu aktivieren, was eine unabdingbare Voraussetzung für eine schnelle Reaktion auf andere ist und eine Zusammenarbeit mit ihnen ermöglicht.

6.5 Motorisches Lernen durch Imagination

„I dream my painting, and then i paint my dream" (Ich träume mein Gemälde, und dann male ich meinen Traum) Vincent van Gogh, niederländischer Maler (1853–1890)

Das supplementär-motorische Areal zeigt selbst dann eine hohe Aktivität, wenn man sich neue, noch zu erlernende Bewegungen lediglich gedanklich versucht vorzustellen.

Wissenschaftler der Ohio University konnten beweisen, dass Muskeln bereits auf das bloße Denken an körperliches Training reagieren. Im Test wurden die Unterarmmuskeln von Probanden aus einer Gruppe 4 Wochen lang ruhiggestellt, indem das Handgelenk mittels eines Steifverbandes fixiert wurde. Die Hälfte der Versuchsteilnehmer dieser Gruppe wurde beauftragt, sich an 5 Tagen der Woche für je 11 Minuten ruhig hinzusetzen und sich mit voller Konzentration auf ein intensives Training der ruhiggestellten Muskeln zu konzentrieren. Die andere Hälfte wurde instruiert, nichts zu tun.

Nach 4 Wochen stellte sich heraus, dass sich bei Probanden, die konzentriert ein Muskeltraining lediglich imaginiert hatten, die Muskelkraft nur halb so stark abgebaut hatte wie bei denen, die nichts unternommen hatten. Den Nachweis erbrachte die Magnetresonanztomografie: Diejenigen Gehirnareale, welche die Steuerung dieser Unterarmmuskeln lenkten, waren nach dem rein gedanklichen Training tatsächlich stärker ausgeprägt (Clark et al. 2014).

Einen Sixpack ohne realen Muskelaufbau kann man auf diese Art wohl nicht erwerben. Auch Fitness erlangt man nur durch echtes Training.

Auch ein Team um Jörn Munzert von der Universität Gießen konnte 2009 ebenfalls diese motorisch wirksame Vorstellungskraft nachweisen.

Sowohl bei der konkreten Ausführung einer Handlung als auch bei der bloßen Vorstellung dieser Handlung wurden insbesondere das supplementär-motorische Areal aktiv und in geringem Maß der primär motorische Kortex, wenngleich die Aktivierung während der reinen Vorstellung einer Bewegung geringer war als bei der realen Ausführung (Drimalla 2011).

Golfspieler benötigen eine enorme Vorstellungsfähigkeit. Die Flugkurve des Balls muss gedanklich vorweggenommen werden können, denn nur so ist die fast unvorstellbare Treffsicherheit und Genauigkeit eines Mannes wie Eldrick Tont „Tiger" Woods zu erklären.

Körpergefühl, Sensorik und Imaginationskraft spielen eine noch größere Rolle bei dem blinden Golfer Ronald Boef. So hört er, wie weit er den Ball schlägt. Bei den Golf-Weltmeisterschaften in Hamilton, Kanada, erreichte er den 5. Platz und eroberte damit den 6. Platz auf der Weltrangliste! (Annama 2012).

6.5.1 Mentales Training

Im Hochleistungssport wird auf dieses mentale Training verstärkt Wert gelegt. Klaus Beckendorf, ehemals als Sportpsychologe am Olympiastützpunkt in Hannover tätig, sieht dies, meiner Meinung nach, zu unbefangen, wenn er behauptet: „Ich kann trainieren, auch wenn ich gerade im Flieger sitze oder wenn ich krank oder verletzt bin." Denn die Forderung „Der Sportler muss einen inneren Film der Bewegung entwickeln, der so konkret und detailliert wie möglich sein sollte" (Drimalla 2011) ist leicht formuliert, bedarf aber einer großen mentalen Anstrengung, um in die Tat umgesetzt zu werden. Außerdem muss der Sportler die motorische Bewegung weitgehend beherrschen. Das Wesentliche in allen Ansätzen bei diesem mentalen Training ist die Fähigkeit des Sportlers, die Bewegung bei der gedanklichen Vorstellung nachempfinden zu können. „Das kann so weit gehen, dass der Sportler sich genauso aufgeregt fühlt wie vor einem Start", so Beckendorf. Gelingt es dem Sportler, eine präzise Vorstellung zu entwickeln, braucht er genau so lange, um in Gedanken die Strecke zu schwimmen oder den Sprung zu vollführen, wie in der Realität (Drimalla 2011).

Auch die Erinnerung an Videos, verbale Instruktionen und taktile Führung können ähnliche Hirnareale aktivieren wie reales Training. Die allein in Gedanken zu vollziehende Bewegung kann allerdings nur gelingen, wenn die einzelnen Teilbewegungen bereits bekannt sind und kognitiv zur Verfügung stehen. Der Übende muss die motorische Handlung imaginieren können, um sie weiter zu automatisieren oder zu verbessern. Motorische Fertigkeiten werden auf diesem Wege schneller gelernt und vervollkommnet, wobei physisches Training aber unerlässlich bleibt. Mentales Training als eine kognitive Strategie kann eine sinnvolle Ergänzung zum körperlichen Training sein (Drimalla 2011).

6.5.2 Luzides Träumen

Etwa die Hälfte der Bevölkerung hat laut Saunders et al. einmal in ihrem Leben einen Klartraum hat. Nur bei 20 % tritt dieses Phänomen häufiger auf, einmal im Monat oder öfters, und nur bei jedem 20. mindestens einmal pro Woche (Saunders et al. 2016).

Stumbries et al. untersuchten, inwiefern dem mentalen Training ähnliche motorische Lernprozesse überhaupt durch ein Training innerhalb luzider (bewusster)Träume angeregt werden können. Luzide Träume sind Träume, in denen sich der Träumende des Traumgeschehens völlig bewusst ist und die Handlung willentlich manipulieren kann. Er erlebt sich im Traum als wach und weiß, dass er gerade schläft. Die Wahrnehmung während des Traums beruht auf kognitiven Prozessen im Gehirn und wird nicht über die peripheren Sinnesrezeptoren erzeugt. Da das luzide Träumen grundsätzlich im Schlaf stattfindet, läuft auch motorisches Training während des Schlafens ab (Stumbries et al. 2012).

Forscher des Max-Planck-Instituts für Psychiatrie entdeckten vor zwei Jahren, „dass bei Klarträumern der Bereich im Gehirn größer ist, der es ermöglicht, sich über das eigene Denken Gedanken zu machen. Klarträumer sind also möglicherweise auch im Wachzustand stärker selbstreflektierend" (Filevich et al. 2015).

Harald von Moers-Messmer (1939) beschrieb schon Ende der 1930er-Jahre einen luziden Traum, der das Prinzip des Klartraums sehr anschaulich illustriert:

„Heidelberg, 28.06.1935. Auf einem unbekannten Sportplatz übe ich mich im Weitsprung, wobei ich einen Sprung von 9 Meter mache. Ob ich die Zahl abgelesen habe oder unmittelbar weiß, habe ich nicht mehr in Erinnerung. Mir fällt ein, daß der jetzige Weltrekord etwas unter 8 Meter liegt und freue mich zunächst sehr. Da kommt mir der Gedanke, daß meine Bestleistung bei 4 Meter liegt und ich daher wohl träumen muß. Wie ich mir dies noch überlege, befinde ich mich plötzlich in einem Zimmer und sehe mich um. Dann gehe ich auf die Wand zu, um die Tapete zu betrachten. Sie ist ganz von fortlaufenden Mustern bedeckt, die folgende Form haben: leicht oval, das eine Ende etwas zugespitzt, geschlängelte goldene Verbindungslinien zwischen den Mustern. Die Muster selber bestehen aus roten und blauen Feldern und sind golden umrahmt. Die Grundfarbe zwischen den Figuren beachtete ich nicht genauer. Alles ist von einer erstaunlichen Schärfe, Klarheit und Helligkeit. Darauf kratze ich an der Tapete mit den Fingernägeln. Die Reibung fühle ich sehr deutlich, höre aber zunächst gar nichts, dann ein schwaches Geräusch. Sodann greife ich nach der Brille (R – 7,5, L – 6,5 D), die ich sofort fühle, und setze sie ab. Sogleich sehe ich alles verschwommen, nach wenigen Sekunden werden die Gesichtseindrücke aber wieder bedeutend schärfer, wenn sie auch nicht die frühere Schärfe erreichen. Dann befand ich mich plötzlich in einem anderen Raum. Ich meinte, eben erwacht zu sein und beobachtete daher nicht weiter." (Erlacher 2005)

Nach Schredl (1999) können diese Klarträume erlernt werden: durch Autosuggestion ("Heute Nacht werde ich einen luziden Traum haben"), indem Handlungsvorsätze gefasst werden (sich im Traum auf die Hände schauen zu wollen, kann schon ausreichen, um einen luziden Traumzustand zu erlangen), mithilfe von Bild- oder Körpertechniken (während des Einschlafens soll man sich entweder auf visuelle oder körperliche Eindrücke konzentrieren) und dem Einsatz von externen Reizen, z. B. akustischen („dies ist ein Traum"), visuellen (Lichtblitze) und taktilen Reizen, etwa mit leichten Elektroschocks während des Schlafes.

Dennoch sind luzide Träume umstritten, und nur wenige Studien liegen vor, die die Effektivität der einzelnen Techniken überprüfen. Die größten Erfolge zeigten sich jedoch bei einer Hypnosetechnik (Dane und Castel 1991).

Von 15 Versuchsteilnehmern, die leicht hypnotisierbar waren und bisher noch nie einen luziden Traum erlebt hatten, berichteten 14 in der folgenden Nacht von einem oder mehreren luziden Träumen.

Dennoch konnte ein physischer Zusammenhang im Gehirn zwischen geträumten und tatsächlichen Bewegungen in einigen Studien nachgewiesen werden. In einem Tierexperiment von Jouvet und Delorme (1965) gelang es, im Stammhirn einer Katze den für die Muskelatonie während des REM-Schlafs verantwortlichen Bereich durch gezielte Läsion zu zerstören. Diese Schädigungen führten dazu, dass die präparierten Katzen mit Beginn des REM-Schlafs sichtbare Verhaltensweisen zeigten, die sehr wahrscheinlich auf das Erleben während des Traumes deuteten: Die Katze schien mit ihrem Kopf und ihren Augen einem nur in der Vorstellung vorhandenen, vor ihr im Raum sich bewegenden Gegenstand zu folgen. Die Forscher vergewisserten sich dieser Form von „Blindheit", indem sie durch verschiedene Reize (z. B. durch Futter) keine Verfolgungsreaktion des Tieres auslösen konnten.

Das Umsetzen von geträumten Erlebnissen in motorische Handlungen wird treffend von Schenck et al. beschrieben (Schenck et al. 1986). Ein 67-jähriger Mann mit REM-Verhaltensstörung erzählt seinen Traum so:

„Ich war ein Halfback, der Football spielte. Und, nachdem der Quarterback den Ball aus dem Zentrum bekommen hat, spielte er ihn nach außen zu mir und von mir wurde erwartet, nach vorne zu laufen. Da wartete dieser 140 kg schwere Gegner und nach den Regeln stieß ich ihn mit der Schulter aus dem Weg. Als ich zu mir kam, stand ich vor der Kommode und hatte alles, Lampen, Spiegel, hinuntergefegt, bin mit dem Kopf gegen die Wand gestoßen und mit dem Knie gegen die Kommode."

So können bei Versuchsteilnehmern, die über viele Finger-, Arm- und Beinbewegungen während des Traums berichten, mehr Hirnaktivitäten in den entsprechenden Hirnarealen nachgewiesen werden. Auch Blickbewegungen der Augen (links-rechts-links-rechts) im Traum stimmten mit der tatsächlichen Hirnaktivität überein (Erlacher 2005).

Aus dem Bereich des Sports gibt es ebenfalls zahlreiche anekdotische Beispiele für die Fortsetzung sportlicher Aktivitäten am Tage in den nächtlichen Träumen. So schilderten Studenten, die zum ersten Mal an einem Ski-Kurs teilnahmen, dass sie nachts davon träumten. Domhoff (1996). Auch andere Personen, die während des Tages sehr viel Sport trieben, berichteten über überdurchschnittlich viele Träume mit sportlichem Inhalt.

Heishman und Bunker (1989) ließen professionelle Lacrosse-Spieler in einer Fragebogenstudie angeben, wie häufig sie in der Wettkampfvorbereitung von Lacrosse-Spielen träumen. 93 % der Befragten gaben an, von ihrem Sport zu träumen, 46 % meinten sogar, häufig davon zu träumen.

In einer Studie von Carpinter und Cratty (1983) mit 21 befragten Wasserballspielern einer Universitätsmannschaft gaben 19 Spieler an, von ihrem Sport zu träumen und dass die Träume über Wasserball etwa 28 % ihrer gesamten Träume ausmachten. Zudem meinten 16 der 19 Wasserballspieler, dass die Häufigkeit der Träume über ihren Sport zunimmt, wenn die Saison voranschreitet oder wichtige Spiele anstehen.

Mahoney und Avener (1977) untersuchten in einer Fragebogenstudie 13 professionelle Turner. Die Befragung wurde einen Tag vor einem Entscheidungswettkampf durchgeführt, in dem sich sechs der Turner für die Olympischen Spiele qualifizieren konnten. Die Turner, die sich für das Olympiateam qualifizierten, träumen häufiger als die Turner, die sich nicht qualifizieren konnten. Zudem zeigte sich, dass die Athleten, die mehr trainierten, öfters vom Turnen träumten. Außerdem ergab sich ein klarer Zusammenhang zwischen einem verunsicherten Athleten, der an seinem Können zweifelte, und der Anzahl von tragischen Träumen (Erlacher 2005).

Erlacher verglich das Training im luziden Traum mit mentalem Training bzw. der Bewegungsimagination und kam zu spannenden Ergebnissen: Das Training im luziden Traum findet auf kognitiver Ebene statt, ist an eine spezifische Bewegung gebunden, zeigt keine äußere Bewegungen und findet im REM-Schlaf statt.

Tholey (1981) untersuchte auch das motorische Lernen im luziden Traum und stellte fest, dass Träumende verschiedene Arten von sportlichen Aktivitäten in ihren luziden Träumen durchführen konnten. Schon gut und sicher erlernte komplexe Bewegungen, wie das Skilaufen oder Turnen, konnten die luziden Träumer im Traum meist ohne Schwierigkeiten ausüben. Die Bewegungen wurden als in sich stimmig, leicht und locker erlebt. Zudem berichteten sämtliche Teilnehmer über deutliche Übungseffekte bei ihren Bewegungshandlungen im Traum sowie über Verbesserungen der sportlichen Fertigkeiten im Wachzustand. Besonders rasche aufeinanderfolgende Drehungen um Körperlängs- und Körperquerachse führten zur Verbesserung des „Lage- und Bewegungsgefühls“.

6.5.3 Vorteile mentalen Trainings

Während das relativ unbekannte Training im luziden Traum in keiner Weise eine tradierte sportliche Trainingsmethode darstellt, zeigen inzwischen auch andere Sport- und Neurowissenschaftler Interesse vor allem an dem mentalen Training und bestätigen die positiven Einflüsse auf Bewegungsabläufe.

Basketballspieler trafen nachweislich häufiger den Korb, wenn sie sich im Anschluss an das physische Training zusätzlich die Würfe vorgestellt hatten. Auch Schnelligkeit und Koordination bei komplexen Armbewegungen konnten durch mentales Training gesteigert werden, während bloßes Zuschauen bei den Übungen keine vergleichbaren Resultate erzielte.

Es sind vor allem Sportler und Musiker, die Bewegungsvorstellungen anwenden, um die motorischen Handlungen zu verbessern. So berichtete Lee Evans, Olympiasieger im 400-Meter-Lauf, schon 1984: „Ich visualisierte jeden Schritt des 400-Meter-Laufs so lange, bis ich jeden Schritt sah, den ich machen würde.“ Gerade bei risikoreichen Sportarten bietet mentales Training Vorteile: Pro Trainingseinheit kann ein Skispringer nur etwa 4- bis 6-mal von der Schanze abspringen – im Kopf dagegen unzählige Male (Drimalla 2011).

Und der188 cm große und 83 kg schwere ehemalige Mountainbiker und Radrennfahrer Maarten Tjallingii lernte von Mentaltrainern, negative Gedanken positiven gegenüberzustellen. So kontrastierte er seine grundsätzliche Auffassung, ein derart großer und schwerer Fahrer könne nicht gut klettern, mit dem Gedanken, sich aber doch gut selbst bezwingen zu können. Indem er die limitierenden Gedanken aus seinem Kopf bewusst verbannte, wurde seine sportliche Leistung in den Bergen immer besser. Wie schon in einem Kinderbuch Pipi Langstrumpf so trefflich sagte: „Das habe ich noch nie vorher versucht, also bin ich völlig sicher, dass ich es schaffe“ (de Jong 2017).

6.6 Multitasking

Multitasking-Versuche führen ins Chaos
Routine und die Automatisierung manch einer motorischen Fertigkeit lassen uns diese motorischen Aufgaben sehr schnell nacheinander ausführen. So bildet sich die übermutige Annahme heraus, man könne derartige motorische (oder auch kognitive) Aktivitäten tatsächlich gleichzeitig ausführen.

Die Fähigkeit zum sogenannten Multitasking wird von vielen Menschen eindeutig überschätzt. Der Versuch, mehrere Aufgaben gleichzeitig zu bewältigen, führt dann zwangsläufig zu mangelhaften Resultaten.

Im Vorhergehenden haben wir gesehen, dass sich die menschliche Aufmerksamkeit nur auf eine einzige nicht automatisierte Aktivität richten kann. Radfahren und sich gleichzeitig mit jemandem unterhalten ist machbar, aber zusätzlich auf den Verkehr zu achten, ist nur eingeschränkt möglich. Außerdem ist Leistungsfahren ebenfalls äußerst schwierig, wenn man dabei plaudert.

▶ Mehrere motorische Aufgaben gleichzeitig und optimal auszuführen ist nur möglich, wenn eine Aktivität voll automatisiert ist.

Man denke an den Basketballspieler, der über Ballführung und Laufbewegungen nicht nachdenken, aber gleichzeitig seine Mit- oder Gegenspieler im Auge behalten muss. Muss er aber parallel dazu auch noch auf ein Feedback vom Trainer achten und dessen Anweisungen in die Tat umsetzen, sinkt die Leistung enorm ab.

Radfahren und Musikhören kann die Sicherheit gefährden. Optimal lernen und dabei Vokalmusik hören funktioniert ebenso wenig zusammen. Entweder man hört die Texte, kann aber dann nicht konzentriert lernen, oder man konzentriert sich auf das Lernen und hört die Musik nur als Hintergrundgeräusch. Wenn man seine Aufmerksamkeit abwechselnd auf unterschiedliche Aufgaben richtet, kann man sich nicht umfänglich auf eine konzentrieren; ein wenig Aufmerksamkeit richtet sich immer auf die übrigen Aufgaben – „attention residue“ in der neurologischen Fachsprache. Die Steuerung aus dem Hirnstamm lässt uns immer auf Signale aus der Umgebung reagieren, die bewusste rationale Steuerung hinkt ständig hinterher. Eine Aufgabe gut lösen zu wollen, setzt daher Konzentration, Willen und Disziplin voraus! (Basu 2016).

Ist man beispielsweise mit einem Rennrad in einer schönen Landschaft unterwegs, kann man natürlich gleichzeitig die Umgebung genießen und drosselt dann meist das Tempo. Wird die Fahrt zu einem Rennen mit mehreren Teilnehmern, wird man die Umgebung, wenn überhaupt, kaum wahrnehmen.

Diese „Unaufmerksamkeitsblindheit“ wird sehr anschaulich in dem wohl berühmtesten Beispiel von den Psychologen Christopher Chabris und Daniel Simons geschildert. Sie stellten Studenten die Aufgabe, von sechs Basketballspielern die Pässe der drei in Weiß gekleideten Spieler zu zählen. Drei Spieler warfen sich jeweils gegenseitig einen Ball zu. Und irgendwann schlurfte dann ein Schauspieler im Gorillakostüm völlig offensichtlich durch das Bild. Erstaunlicherweise bemerkten die meisten Probanden das nicht. Je deutlicher sich ein unerwarteter Reiz (etwa der schwarze Gorilla) vom Fokus der Konzentration (die Basketballspieler in den weißen T-Shirts) unterscheidet, desto leichter entgeht er der Wahrnehmung (Herrmann 2015).

Auch hier zeigt sich sehr deutlich die Unfähigkeit, mehrere Tätigkeiten zeitgleich auszuüben, besonders wenn Aufmerksamkeit gefragt ist.

Sobald eine motorische Fertigkeit automatisiert ist, kann man diese mit einer anderen, noch nicht automatisierten kombinieren. Das Zubereiten verschiedener Menüs für viele Personen in einem vollbesetzten Restaurant kann dem Koch nur gelingen, wenn viele Abläufe – dank Erfahrung – automatisiert sind. Ein Jungkoch wäre hoffnungslos überfordert. Der erfahrene Koch hingegen kann sehr viel schneller reagieren als der Neuling.

6.6.1 Default-Mode-Netzwerk

Lange Zeit gingen Forscher davon aus, dass sich unser Gehirn, wenn wir ausruhen, uns entspannen, an nichts Besonderes denken, keiner gezielten Aktivität nachgehen, in einer Art Leerlauf befindet. Der US-amerikanische Hirnforscher Marcus Raichle machte 2001 zu seiner Verwunderung eine ganz andere Beobachtung. Bei Probanden, die aufgefordert wurden, aus dem Zustand des Nichtstuns unvermittelt in eine zielorientierte Tätigkeit zu wechseln, nahm die neuronale Aktivität nicht etwa zu, sondern wider Erwarten ab. Ließen die Versuchsteilnehmer ihre Gedanken absichtslos schweifen, stieg die Aktivität in diesen Hirnregionen sogar sprunghaft in die Höhe. Diesem einzigartigen Netzwerk gab er den Namen „Default Mode Network“ (DMN) (Maier 2009).

Dieses Netzwerk im Gehirn wird gerade dann aktiviert, wenn Personen nicht auf externe Reize fokussiert sind, sondern ohne konkrete Absicht Ereignissen aus früheren Zeiten oder dem Träumen über die Zukunft in loser Abfolge gedanklich nachhängen. Gehirnforscher sprechen über miteinander konkurrierende Netzwerke in der Hirnrinde, die sich gegenseitig in ihrer Aktivität unterdrücken. Das aktuell aktive Netzwerk lässt die anderen Netzwerke sofort verstummen. Auch hier sieht man, dass das Gehirn automatisierte Netzwerke oder Subsysteme denen vorzieht, die für eine konzentrierte (auch motorische) Tätigkeit benötigt werden. Diese Umschaltung auf „einfachere“, automatischere Systeme im Gehirn führt jedoch nicht zu einem Ruhezustand! Sogenannte Tagträumerei, mentales Vorstellungsvermögen und selbstbezogenes Denken sind ebenfalls komplexe Aufgaben für das Gehirn, Konzentration ist dabei jedoch weniger gefragt.

Durch konzentriertes Training können Teile dieses Bewusstseinsnetzwerks gezielt gehemmt werden. Das Resultat ist eine gegenwartsbezogene Aufmerksamkeit, Konzentration auf das Hier und Jetzt (Wilhelm 2014).

Ein Forscherteam des Max-Planck-Instituts für Bildungsforschung in Berlin untersuchte in Kooperation mit der FU Berlin und dem Universitätsklinikum Freiburg die Zusammenhänge zwischen Anatomie und Funktion der Netzwerke im Gehirn. Mittels Kernspintomografie analysierten sie bei 13 Probanden und 6 Probandinnen zwischen 21 und 31 Jahren insgesamt 1,6 Milliarden möglicher anatomischer Verbindungen zwischen insgesamt 40.000 kleineren Regionen des Gehirns. Tatsächlich konnte ein Zusammenhang zwischen Anatomie und Funktion nachgewiesen werden. Der mediale Temporallappen oder Schläfenlappen (Gedächtnis) und der mediale präfrontale Lappen, der Sitz von Entscheidungen und Planung, sind die anatomischen Strukturen, in denen auch die „Default-Mode"-Netzwerke lokalisiert sind (Horn et al. 2014).

Der Wissenschaftler Johannes Golchert und sein Team des Max-Planck-Instituts für Kognitions- und Neurowissenschaften in Leipzig und der Universität York konnten anhand von Hirnstrukturen und -funktionen belegen, dass bei Menschen, die häufig gewollt mit ihren Gedanken abschweifen, der Stirnbereich der Großhirnrinde dicker ausgebildet ist. Außerdem überlappt sich bei diesen Menschen das Bewusstseinsnetzwerk mit dem ebenfalls im Stirnbereich der Großhirnrinde lokalisierten frontoparietalen Kontrollnetzwerk, das die Konzentrationsfähigkeit lenkt und etwa irrelevante Reize hemmt (Golchert et al. 2017).

Während eines Gesprächs den Augenkontakt zu halten, fällt uns schwer, und das nicht immer nur, weil das Gespräch langweilt oder weil man verlegen ist. Häufig sehen wir auch weg, um unser Gehirn vor einer Überlastung zu schützen, so ein Forscherteam um Kajimura an der Kyoto University. Um einen Eindruck zu bekommen, welche Areale, insbesondere das visuelle, im Gehirn im Laufe einer Unterhaltung aktiv sind, ließen die Forscher 26 Testpersonen an einem Wortassoziationsspiel teilnehmen. In diesem Spiel mussten die Teilnehmer auf die Bezeichnung eines Subjekts unmittelbar mit einem Verb reagieren. Wenn die Testperson beispielsweise das Wort „Schere" las, konnte sie mit „schneiden" antworten oder bei dem Begriff „Sonne" mit „scheinen". Aber bei schwierigen Substantiven (Himmel) fiel es schwerer, ein passendes Verb zu finden, die Teilnehmer brauchten mehr Zeit. Im nächsten Schritt suchten die Forscher nach einem Zusammenhang zwischen dieser Reaktionszeit und der Tendenz, den Augenkontakt zu brechen. Es zeigte sich, dass die Teilnehmer schneller reagierten, wenn der Augenkontakt geringer oder unterbunden war. Kajimura folgerte hieraus, dass es für das Gehirn einfach zu komplex ist, zwei Aufgaben gleichzeitig zu bewältigen. Kognitiv assoziieren und den Blickkontakt, der als Ausdrucksmittel eine intime Verbindung impliziert, zu halten, überfordert das Gehirn. Um sich auf das kognitive Assoziieren fokussieren zu können, drängt das Gehirn darauf, den Augenkontakt zu unterbrechen (Kajimura und Nomura 2016).

▶ Zwei verschiedene komplexere Handlungen oder Tätigkeiten zu meistern, auf die man sich gleich gut konzentrieren muss, führt also dazu, dass eine der beiden Verrichtungen von minderer Qualität sein wird.

Wenn gleichzeitiges Handeln so gut wie unmöglich ist, bedeutet das nicht, dass man nicht lernen kann, schnell zwischen z. B. zwei motorischen Handlungen zu schalten, sofern beide weitgehend automatisiert sind. Oder aber die eine motorische Fertigkeit muss weitgehend automatisiert sein, damit man sich auf eine zweite Aktivität konzentrieren kann.

Wegen der gesundheitlichen Aspekte des Bewegens stehen momentan bei modernen Unternehmen dynamische Arbeitsstationen im Brennpunkt der Aufmerksamkeit. Die Leistungseffizienz der Mitarbeiter soll damit allerdings erhöht werden.

6.6.2 Multitasking in der Praxis

Aber auch hier wird die Fähigkeit, zwei bewusste Aktivitäten gleichzeitig durchführen zu können, gewaltig überschätzt. An einem Stehpult am PC zu arbeiten und zeitgleich auf der Stelle zu gehen, ist zum Scheitern verurteilt. Schreibtischarbeit mit Radfahren zu verbinden und gleichermaßen konzentriert zu arbeiten, scheint ebenfalls wenig sinnvoll zu sein. Es sei denn, die motorische Aktivität ist von einer dermaßen geringen Intensität, dass von gesundheitlichen Aspekten kaum noch die Rede ist.

Beim Erlernen motorischer Fertigkeiten ist es sinnvoll, zwei oder mehrere Teilbereiche einer motorischen Fertigkeit nacheinander und eventuell schneller anzubieten, wodurch motorische Lernprozesse beschleunigt werden können. So ist bedeutsam, darauf zu achten, dass Lernende sich auf einzelne Details konzentrieren müssen und nachfolgend weitere Komponenten dieser Fertigkeiten zum Erlernen angeboten bekommen. Auch soll der Trainer oder Therapeut mit dem gleichzeitigen Anbieten verbaler und visueller Instruktionen zurückhaltend sein.

Histologisch konnte man nachweisen, dass während des Lernprozesses im roten Kern des Mittelhirns die Axone vermehrt verzweigten und die Zahl der Synapsen zunahm.

Auch in der Neurorehabilitation sind diese Adaptionsfähigkeiten der Reflexe sehr gut nutzbar. Ein Patient mit neurologischen Defiziten wie z. B. einem optischen und auditiven Neglect (das heißt, er nimmt eine Seite seines Umfeldes sowohl akustisch als auch visuell nicht wahr, etwa nach einem Schlaganfall) reagiert nicht adäquat auf Worte und Bilder, aber wohl auf taktile Reize (z. B. Schulter antippen). Indem man die Reize kombiniert, also zuerst den Patienten berührt und ihm dann Fragen stellt oder auf etwas hinweist, kann er auch angemessener auf Worte und Bilder reagieren. (van Cranenburgh 2007).

6.7 Erlernen motorischer Fertigkeiten im Kindesalter

Durch Geduld, Lob und Liebe lernen Kinder schneller.

Insbesondere bei Kindern ist für das motorische Lernen eine stetige Wiederholung motorischer Bewegungsabläufe, angepasst an ihre körperliche Belastbarkeit, wichtig. Das ist auch genau der Sinn und Zweck des Spielens.

Häufig wiederholte Beispiele verbessern das sensorische Eingabemuster. Kinder brauchen Struktur, Konstanz und Regelhaftigkeit. Nur dann erkennen sie die sensorische Eingabe wieder und sind in der Lage, motorisch besser darauf zu reagieren. Nichts ist für die Lernfähigkeit schädlicher als chaotischer Input.

Das Wahrnehmen des eigenen Handlungserfolges ist nur möglich, wenn ein Trainer, Therapeut oder Lehrer häufig Rückmeldung über einen Fehler oder auch über das Gelingen einer motorischen Fertigkeit gibt. Vormachen oder Videos zeigen fördert bei Kindern wesentlich stärker die neuronalen Netzwerke als die verbale Instruktion. Kinder sind nicht in der Lage, eine rein verbale Anweisung in motorische Handlung umzusetzen; das motorische Muster, verbal erklärt, wird nicht erkannt. Desgleichen ist Kritik in Form von Schimpfen und andauernden Ermahnungen als Trainingsmethode völlig ineffizient. Der Inhalt bezüglich der motorischen Aufgabe wird nicht erkannt und daher nicht begriffen. Nicht die eventuell wohlgemeinte Botschaft einer Rüge wird wahrgenommen, sondern nur dass kritisiert wird. Viel wirkungsvoller dagegen ist, mit positivem Beispiel voranzugehen. In der Therapie eine Fähigkeit an sich!

Selbst kleine Veränderungen in der Stärke der synaptischen Übertragung führen zu den gewünschten motorischen Lernerfolgen. Diese aber benötigen viel Zeit, es ist ein Prozess, der langsam verläuft. Nur dann besteht die Aussicht auf einen dauerhaften motorischen Fortschritt. Trainer, Therapeut und Lehrer sind gleichermaßen aufgefordert, Kindern gegenüber mit viel Geduld und Nachsicht zu begegnen (Paukert o. J.).

Jennifer Thorn von der Florida State University in Tallahassee führte eine Studie mit Kindern im Alter von 9 bis 12 Jahren durch. Sie untersuchte, ob die Gleichgewichtsleistung abhängig ist von einem internen Aufmerksamkeitsfokus („die Füße still zu halten") oder von einem externen Aufmerksamkeitsfokus („die Gleichgewichtsplatte still zu halten"). Aus dieser Studie ergab sich, dass Kinder, die sich darauf konzentrierten, die Standplatte ruhig zu halten, geringere Körperschwerpunktschwankungen zeigten als die Kinder, die sich auf die Füße konzentrierten. Das heißt, Kinder mit einem externen Fokus lernen effektiver!

▶ Trainer, Lehrer und Therapeuten täten gut daran, darauf zu achten, die Aufmerksamkeit der

Kinder auf den Bewegungserfolg zu lenken. Erfolgserlebnisse sind in diesem Alter von entscheidender Bedeutung. Die Freude am Erfolg könnte die Bereitschaft der Kinder zum Fortsetzen des Trainings steigern und sie sogar für andere Sportarten motivieren. Eine Basis, um während der Adoleszenz und im Erwachsenenalter sportlich aktiv zu bleiben (Wulf 2009).

▶ Säuglinge können durch Reizung der Sinnesorgane und durch einen inneren Antrieb, der im genetischen Erbgut veranlagt ist, lernen. Jedes Kind entwickelt sich! Aber die Entwicklung muss gefördert werden, indem die Sensorik gezielt gereizt wird, insbesondere durch Berühren, Sehen, Hören und Lageveränderung. Der Handlungserfolg besteht in neuen Wahrnehmungserfahrungen, die so das Kind innerlich anregen, mehr zu wollen.

Bei Erwachsenen sind die neuronalen Netzwerke ausgiebig verdrahtet und können bereits durch verbale oder visuelle Reize gefördert werden. Auch taktile Reize (Widerstand!) bleiben wichtige Auslöser, um Motorik zu fördern. Ein Umstand, der in therapeutischen Situationen sehr hilfreich ist.

▶ Lernen kostet viel Zeit!

Wie bereits erläutert, führen nur kleine Veränderungen der Synapsenstärke zu einer andauernden Anpassung des Gehirns, oder anders formuliert, führt nur eine langsame Lerngeschwindigkeit zu einem dauerhaften Lerneffekt. Im Kleinkindalter sieht man auch, dass Kinder, die sich schnell motorisch entwickeln, im Endeffekt nicht immer über die beste Motorik verfügen. Ein Kind, das schon mit 10 Monaten gehen kann, zeigt zuweilen ein unsichereres Gangbild und stolpert häufiger, als ein Kind, das Monate später die ersten Schritte gemacht hat.

Aber nicht nur Kindern, sondern auch Erwachsenen gegenüber ist es ratsam, als Therapeut oder Trainer geduldig auf den Lernerfolg hinzuarbeiten. Meine Erfahrung bestätigt, dass gerade gezielte, effektive Übungen schwer zu erlernen sind und oft unterschätzt werden. Behandlungen nur mit dem Zweck, Übungen zu zeigen, wie das so oft von Kostenträgern oder verordnenden Ärzten gefordert wird, sind daher völlig nutzlos.

6.7.1 Motorische Rehabilitation

Auch motorische Rehabilitation basiert auf motorischen Lernverfahren. Denn Rehabilitation bedeutet nichts anderes, als verloren gegangene Körperfunktionen durch motorische Übungen neu zu erlernen.

In einer Studie von Landers et al. (2005) wurde untersucht, ob sich das Gleichgewicht von Parkinson-Patienten, die schon mehrmals gestürzt waren, verbessern ließ, indem man ihre Aufmerksamkeit auf einen externen Fokus lenkt.

Die Patienten (im Durchschnitt 72,7 Jahre) wurden unter folgenden Bedingungen auf ein Gerät, das die Schwankungen des Körperschwerpunktes misst, gestellt: stabile Plattform mit geöffneten Augen, stabile Plattform mit geschlossenen Augen und schließlich bewegliche Plattform und geöffnete Augen, wobei die letzte Variante eine äußerst schwierige Herausforderung für Patienten mit bereits vorhandenen Gleichgewichtsstörungen darstellt. Bei der instabilen Plattform schwankte diese in Abhängigkeit von den Bewegungen des Patienten. Lehnten diese sich nach vorne, bewegte sich die Plattform ebenfalls nach vorne. So erhielten die Patienten kein propriozeptives Feedback.

Nun änderte sich die Aufgabenstellung: Einige Probanden sollten die Plattform so wenig wie möglich bewegen (externer Fokus, Resultat: geringere Schwankungen), andere wurden verbal aufgefordert, die Füße möglichst still zu halten (interner Fokus, Resultat: mehr Schwankungen). Die Konzentration auf die Platte (und nicht auf die eigenen Füße) half den Probanden, deutlich stabiler auf ihr zu stehen.

Bei Patienten nach einem Schlaganfall zeigten sich ebenfalls hoffnungsvolle Ergebnisse bei motorischen Aufgaben mit externem Fokus. Eine zweckvolle funktionelle motorische Aufgabe verbesserte die motorische Leistung im Vergleich zu einer simulierten Aufgabe oder einer Aufgabe mit Fokus auf die Koordination der Bewegung (Lang et al. 1992; Steinbeck 1986)

Wu et al. (1998) stellten bei Tests fest, dass die motorischen Bewegungen der Patienten bei der realen Durchführung einer Aufgabe erfolgreicher waren, als bei der rein virtuellen Nachahmung. Das Schreiben ihres Namens gelang den Probanden besser, wenn sie einen Bleistift aus dem Halter nahmen und tatsächlich versuchten zu schreiben und nicht nur das Schreiben simulierten. Wu vermutete, dieser Vorteil beruhe auf der Aufmerksamkeit, die auf den Stift gelenkt wurde und nicht auf die Koordination des Armes.

Susan Fasoli und ihre Kolleginnen (Fasoli et al. 2002) untersuchten ebenfalls die Effekte externer versus interner Fokussierung. Den Patienten wurden drei Aufgaben vorgelegt: eine Dose aus dem Regal nehmen und auf den Tisch stellen, einen Apfel aus dem Regal nehmen und in einen Korb legen, einen leeren Kaffeebecher vom Tisch auf eine Untertasse stellen. Die externen Instruktionen lenkten die Aufmerksamkeit entweder auf die Dose, den Apfel oder Becher selbst. „Achten Sie auf die Dose, Becher, Apfel, wo Sie diese hinstellen …“. Die internen Fokusanweisungen erstreckten sich auf die Kontrolle ihrer Bewegung. „Achten Sie auf Ihren Arm, dass Sie den genügend ausstrecken, Ihre Hand weit genug öffnen …“ (Wulf 2009).

Die Versuche bewiesen, dass Schlaganfall-Patienten die ihnen gestellten Aufgaben wesentlich besser bewältigten, wenn diese von sachbezogenen, zielorientierten Handlungsanweisungen (externer Fokus) begleitet waren. Insbesondere war die Dauer der Bewegungen verkürzt, die Präzision erhöht und die maximal erreichten Bewegungsgeschwindigkeiten waren bemerkenswerterweise bei allen Aufgaben verbessert worden. Demnach planen die Patienten ihre Bewegungen weitgehend voraus und greifen stärker auf automatisierte Kontrollprozesse zurück, wenn sie einen externen Schwerpunkt haben.

Dass der externe Fokus zu einer besseren Motorik führt, wird nachvollziehbar, wenn man berücksichtigt: Das Gehirn steuert die Bewegungen und nicht die Muskeln. Das Gehirn kann die Aufgabe: „Nehmen Sie die Tasse aus dem Schrank und stellen Sie die auf den Tisch“ besser umsetzen als die Aufgabe: „Strecken Sie den Arm, öffnen Sie die Hand und Finger, schließen Sie die Finger wieder, beugen Sie den Arm …“.

6.8 Extinktionslernen: Verlernen oder neu erlernen

Neben motorischem Lernen gibt es auch motorisches *Ver*lernen. Denn die Welt verändert sich ständig, und damit auch die verlangten motorischen Fertigkeiten. Möglicherweise ist das motorische Verlernen sogar noch wichtiger. Für jeden erkennbar ist die Schwierigkeit, sich einmal angewöhnte Motorik wieder abzugewöhnen. Wenn man beim Sport einmal eine Technik falsch erlernt hat, fällt es sehr schwer, diese verkehrte motorische Fertigkeit durch die richtige zu ersetzen. Einmal erlernte Motorik wird nie vergessen und verhält sich recht unnachgiebig. Nur ihre Aktivierung kann gesperrt werden. Dieses sogenannte Extinktionslernen unterdrückt bestehende Motorik. Neue motorische Fertigkeiten müssen auch bewusst neu erlernt werden. Die Schwierigkeit besteht darin, nicht in die alten Gewohnheiten zurückzufallen. Diese neuere Motorik muss noch tiefgehender automatisiert werden als die bestehende, erst dann kann man vermeiden, zu den alten Strukturen greifen zu wollen. Nichtsdestotrotz können, besonders in anspruchsvollen Situationen wie bei wichtigen Wettkämpfen, kleine Auslöser (Geräusche aus dem Publikum) die vorherige Motorik erneut wachrufen (Donner 2014).

In der orthopädischen Rehabilitation sind diese Muster sehr gut zu erkennen. Eine neue erlernte Körperhaltung, die (Rücken-)Beschwerden oft lindert und zudem optisch wesentlich besser aussieht, wird trotzdem als „unnatürlich“ und sehr „gewöhnungsbedürftig“ empfunden. Man komme sich „so falsch vor“. Durch langwierige und intensive Übung kann man allmählich die neue Haltung mehr oder weniger automatisch annehmen. Wer sich die Mühe nimmt zum Umlernen, wird seine Beschwerden eher in den Griff bekommen.

Die Mechanismen des Extinktionslernens sind somit viel komplexer als die des primären Lernprozesses. Wesentlich mehr Hirnregionen im Kortex sind hieran beteiligt. Die schon bestehende verfestigte Motorik zu hemmen, fordert ein hohes Maß an Aufmerksamkeit, und hinzu kommt das bewusste Neuerlernen.

6.9 Impulsive Motorik

Immer dann, wenn menschliches Handeln total vernunftwidrig ist, wird unsere Ratio durch triebhafte Impulse fehlgeleitet (Vitus B. Dröscher).

Stress oder Frust kann aber auch zu ungewollten, unüberlegten motorischen Aktionen, zu impulsiver Motorik führen, die dann überwiegend auf Hirnstammebene gesteuert wird. Der berühmt-berüchtigte Kopfstoß von Zinédine Zidane gegen den Italiener Marco Materazzi im WM-Finale 2006 (Redaktion Spiegel Online 2010) und die Beißattacken von Luis Suárez im WM-Spiel 2014 gegen Italiens Giorgio Chiellini (Redaktion FAZ 2014) sind treffende Beispiele. Die hemmenden kontrollierenden Einflüsse aus der Hirnrinde fallen weg und sogar professionelle Fußballspieler reagieren dann auf rein motorischer Hirnstammebene. Auch die Handballeinlage von Suárez in der letzten Minute des WM-Viertelfinales 2010 gegen Ghana, die ein sicheres Tor verhinderte, könnte auf eine automatische, ungewollte Reaktion zurückzuführen sein. Ghana verschoss den fälligen Strafstoß und Suárez rettete den Uruguayern schließlich den Sieg. Suárez sah Rot und wurde für das Halbfinale gesperrt. Es drängt sich allerdings auch der Verdacht auf, dass der absolut routinierte Profi Suárez eine derartige motorische Aktion auch nur als „ungewollt" vortäuschte und eigentlich sehr bewusst handelte!

Andere extreme Beispiele für den temporären Verlust der Kontrolle über impulsive automatische Motorik sind Todesfälle durch Gewalt im Fußball, u. a. in den USA. Im US-Bundesstaat Utah starb ein 46-jähriger Hauptschiedsrichter, nachdem er von einem 17-jährigen Spieler attackiert worden war (Redaktion Spiegel Online 2013).

Und in Michigan kam ein Fußballschiedsrichter ums Leben, nachdem ihm ein 36-jähriger Spieler gegen den Kopf getreten hatte. Wie „CNN" berichtete, starb der 44-Jährige zwei Tage nach dem Vorfall. Der Spieler war vom Spielfeld geflüchtet und hatte dem Publikum noch den ausgestreckten Mittelfinger gezeigt. Auch in den Niederlanden wurde ein 41 Jahre alter Linienrichter durch drei Amateurfußballer zu Tode geprügelt. Die jugendlichen Spieler im Alter von 15 und 16 Jahren hatten den Unparteiischen offenbar kurz nach dem Schlusspfiff angegriffen, weil sie mit einer Entscheidung nicht einverstanden waren (Stuart 2012).

Zusammenfassung

Die motorische Steuerung ist funktionell außerordentlich komplex. Alle Areale im Gehirn interagieren miteinander, um die Motorik so effizient wie möglich zu gestalten. Fein koordinierte motorische Abläufe finden nur dann statt, wenn überwiegend hemmende Einflüsse aus den „höheren" Steuerungszentren der Hirnrinde und des Hirnstamms auf die automatischen motorischen Abfolgen einwirken, welche aus „niedrigeren" Zentren im Hirnstamm und Rückenmark gesteuert werden. Bewusste und automatische Prozesse greifen ineinander, wobei –je nach Bedarf– bewusste Handlungen zusätzlich aktiviert werden, sodass Motorik die gewünschte Richtung einnimmt. Manchmal ist es sinnvoller, sich auf die erlernte automatische Motorik zu verlassen, manchmal muss man willentlich eingreifen, um gerade diese Motorik zu korrigieren.

6.10 Motorik und Illusion

Leistung ist Kopfsache.
Im Sport spielen der Placeboeffekt oder placeboähnliche Effekte eine womöglich noch größere Rolle als im Gesundheitswesen.

Nahrungsergänzungsmittel finden reißenden Absatz, Wellness ist ein boomender Wirtschaftszweig geworden. Auch im Sport wirkt Doping wahrscheinlich ähnlich.

Unter dem Motto „schneller, höher, stärker" jedes Wettkampfes wollen die meisten Spitzensportler nichts versäumen und viele greifen nach unerlaubten Mitteln, um dieses Ziel zu verfolgen, obwohl ein wissenschaftlicher Nachweis der Wirkung der meisten Mittel nicht vorliegt. Systematisches Doping bezieht sich auf die Big Points in allen Sportarten. Denn bei wichtigen Events steht viel auf dem Spiel: ein Punkt oder Sieg entscheidet über Aufstieg und Nichtabstieg, über Qualifikations-, Pokal-, oder Turniererfolge; über Reibach und Karrieren und über Triumpf oder Tränen (Kistner 2015).

Außerdem sind Investitionen in Form von Zeit und Geld hoch und es wird einiges erwartet von Trainern, Sponsoren und nicht zuletzt auch Eltern, wodurch Sportler hohem Leistungsdruck ausgesetzt sind. Denn dem Sieger winken Ruhm und Ehre, dem Verlierer bleibt nichts (Dreher und Kuss 2014).

Und auch politische Gründe sind nach dem Skandal der International Association of Athletics Federation (IAAF) ans Tagelicht gekommen. Zum ersten Mal musste die Leichtathletik-Föderation den russischen Verband nach den Doping-Vorwürfen von Russlands Athleten komplett suspendieren. Für die russischen Athleten ist der Weg zurück schwer, denn die Bedingungen der IAAF sind hart (Coe 2015).

Auch im Breitensport wird Doping nicht gescheut. Allein in Deutschland wurden im Jahr 2002 100 Mio. Euro für illegale Dopingmittel ausgegeben. Ebenso boomt bei Wettkämpfen der Gebrauch von Schmerzmitteln oder ähnlichen Substanzen, zwar kein Doping, aber der erste Schritt in diese Richtung. 10–15 % der Radamateur-Wettkampfsportler nutzen sogar illegale Dopingmittel und von den etwa 7 Millionen Besuchern von Fitnessstudios konsumieren fast 15 % regelmäßig verbotene Dopingmittel, wovon in den Medien kaum Aufheben gemacht wird. Dem Thema „Doping im Breitensport" wird von den Medien ebenso wenig Aufmerksamkeit gewidmet (Müller 2015).

Etwa 6–8 % der Jugendlichen haben einschlägige Erfahrungen mit dem Konsum von Anabolika und anderen Dopingsubstanzen.

Bei einer weiteren Erhebung mit 633 befragten britischen College-Studenten gaben 2,8 % (61 % bis 19 Jahre, 39 % 20 Jahre und älter) zu, anabole Steroide einzunehmen. Mehr als die Hälfte (56 %) hatte den Missbrauch bereits im Alter von 15 Jahren oder sogar noch früher begonnen.

Ein besonders in den Alpenländern weit verbreiteter Freizeitsport, der mitunter körperliche Höchstleistungen abfordert, das Bergsteigen, ist ebenfalls von Dopingmissbrauch betroffen. In einer österreichischen Studie wurden Bergsteiger gebeten, freiwillig eine Urinprobe abzugeben. In 3,6 % der 253 gesammelten Urinproben wurden Amphetamine, verbotene Dopingsubstanzen aus der Gruppe der Stimulanzien, nachgewiesen.

Bei einer Befragung in Süddeutschland gaben 81 % der Männer und Frauen, die Substanzen missbrauchten, an, das vorrangige Trainingsziel sei Muskelaufbau. Für 70,9 % war Kraftaufbau der wichtigste Grund, Dopingmittel zu nehmen (Müller-Platz et al. 2006).

So helfen Ärzte dabei, in Aussicht gestellte goldene Medaillen gewinnen zu können, wofür die Sportler tief in die Taschen greifen.

Die Annahme der Leistungsverbesserung ist niemals wissenschaftlich untermauert, aber der Glaube versetzt bekanntermaßen Berge, was nicht nur im Radrennsport zutrifft.

Sechs veröffentlichte empirische Studien haben die Aufmerksamkeit auf den Placeboeffekt in Sport gelenkt. Diese Studien zeigten beispielsweise, dass Athleten, die fälschlicherweise glaubten, sie hätten anabolische Steroide (Beedie 2007; Ariel und Saville 1972; Maganaris et al. 2000) verabreicht bekommen oder sie hätten Kohlenhydrate (Clark et al. 2000) oder eine hypothetische „new ergogenic drug" (Foster et al. 2004) eingenommen, ihre Leistungsfähigkeit verbesserten.

Die Teilnehmer meinten sie hätten ein kalorisches Getränk verabreicht bekommen, war aber reines Wasser.

Bérdi et al. (2011) konnten in einer Metaanalyse von 14 unterschiedlichen Studien, veröffentlicht von 1972 bis 2010, feststellen, dass Placebobehandlungen einen kleinen bis moderaten Effekt auf die sportliche Leistungsfähigkeit haben.

Auch Ariel und Saville konnten durch die Anwendung von Placebos eine Zunahme der Muskelkraft von 7–8 % innerhalb von 4 Wochen erzielen (Ariel und Saville 1972).

Ein gut belegtes Beispiel für diese Studienergebnisse ist die Berichterstattung von Vogt (1999), wie er den französischen Radrennfahrer

Richard Virenque täuschte, indem er glaubte, er habe ein Aufputschmittel bekommen:

„Ich sollte diesen Müll eine Stunde vor dem Start in Richards Hinterteil injizieren. … Zum angegebenen Zeitpunkt gab ich Virenque seine Injektion. An diesem Tag fuhr er die Bestzeit seines Lebens und wurde zweiter nach Ullrich. Der Deutsche startete drei Minuten nach Richard und holte ihn ein, woraufhin die beiden einen unvergesslichen Pingpong Zweikampf bis ins Ziel austrugen. „Gott ich fühlte mich gut! Das Zeug ist erstaunlich“ blubberte er. „Wir müssen uns das beschaffen.“

Sein Resultat hatte wirklich was mit der magischen Kapsel zu tun – aber da gibt es eine Sache, die er nicht weiß, außer, er liest das hier. Ich hatte den fabelhaften Zaubertrank entsorgt und ihn durch einen ausgetauscht, der eine kleine Menge Glukose enthielt. Es gibt eben keinen Ersatz für den Glauben an sich selbst.“ (Beedie 2007).

Ähnlich wird der einmalige Sieg der westdeutschen Nationalmannschaft in 1954 bei der Fußball-Weltmeisterschaft in Bern, auch das Wunder von Bern genannt, diskutiert, nachdem der Arzt des deutschen Fußballbundes Professor Franz Loogen sich folgendermaßen äußerte: „Ich injizierte den Männern Vitamin C, weil es angeblich ihr Durchhaltevermögen verbessern sollte. … Der Effekt ist zwar nicht messbar, aber die Spieler glaubten dran.“ (Beedie 2007).

Auch Äußerungen von Spielern der National Football League wie diese, nachdem sie „energy patches“ (Energiepflaster) bekommen hatten: *„Ich bemerkte eine Steigerung meiner Ausdauer und lief die besten Splits, die ich je gelaufen war. Ich bemerkte außerdem eine Steigerung meiner Gesamt-Herzfrequenz …, die Pflaster ermöglichen mir, mehr und länger zu laufen“* (Bérdi et al. 2011) können laut Autoren im Bereich des Sports (Clark et al. 2000; Evans 2003; Mark 2003) zurückgeführt werden auf eine Placebowirkung, weil Energieboosts keine wirksame biologische Basis haben.

Studienergebnisse geben deutliche Hinweise darauf, dass die Mehrheit der Probanden glaubt, dass der Placeboeffekt die sportliche Leistung beeinflussen kann. 73 % der Probanden bestätigten, dass falsches Glauben die Leistung ebenfalls beeinflussen kann. Insbesondere der Glaube an die Wirksamkeit eines Stoffes oder Medikaments, besseres Material (Rennrad!), besseren Trainer kann zu signifikant besseren Leistungen führen.

Die Aussage eines gegenwärtigen Weltmeisters ist in diesem Zusammenhang fesselnd:

> „Heißt das, all die Ergänzungsmittel und die Stunden, die wir über kleine Verbesserungen der Ausrüstung nachgedacht haben, haben nichts gebracht? Nein, ich glaube, sie haben viel gebracht, weil sie mir einen mentalen „Vorsprung“ gegeben haben, und mit diesem Vorsprung an der Startlinie zu stehen war wichtiger als alles andere, weil es mir ein paar Extrameter in den ersten Minuten des Rennens verschafft hat…“

Den Placeboeffekt genau zu umschreiben ist schwierig. Falscher Glaube kann dazu führen, bewusst eine bestimmte Strategie zu folgen, als Gegensatz zu sofortigen unbewussten körperlichen oder psychologischen Mechanismen. Drei Probanden konnten einen expliziten Zusammenhang angeben zwischen falschem Glauben und anschließend bewussten Verhaltensänderungen. Ein Langstreckenläufer fasst das wie folgt: „Ich bin sicher, was wirklich passieren würde, ist, dass ich mich mehr anstrenge und damit ein besseres Ergebnis erziele und dabei glaube, dass diese Flüssigkeit mir geholfen hat.“ (Beedie 2007).

Eine zulässige Umschreibung des Placeboeffekts im Sport könnte also eine solche Leistungsverbesserung aufgrund einer falschen Überzeugung sein. Andererseits könnte man argumentieren, dass die bessere Leistung auf einer bewussten Entscheidung beruht, wenn auch auf Basis einer falschen Überzeugung, sie ist damit das Ergebnis einer bewusst verfolgten anderen Strategie (Beedie 2007).

Literatur

Adams JA (1971) A closed-loop theory of motor learning. J Mot Behav 3(2):111–149

Anderson JR (1982) Acquisition of cognitive skill. Psychol Rev 89(4):369–406. https://doi.org/10.1037/0033-295X.89.4.369

Annama P (2012) Zonder zicht, volledig op gevoel. Sportmagasin De Volkskrant

Ariel G, Saville W (1972) Anabolic steroids: The shysiological effects of placebos. Med Sci Sports 1972:124–126

Basu T (2016) Something called 'attention residue' is ruining your concentration. https://www.thecut.com/2016/01/attention-residue-is-ruining-your-concentration.html. Zugegriffen am 12.03.2017

Beedie CJ (2007) Placebo effects in competitive sport: qualitative data. J Sports Sci Med 6(1):21–28. PMCID: PMC3778695, PMID: 24149220

Bérdi M, Köteles F, Szabó A, Bárdos G (2011) Placebo effects in sport and exercise A Meta-Analysis. Eur J Ment Health 6:196–212. https://doi.org/10.5708/EJMH.6.2011.2.5

Carpinter PJ, Cratty BJ (1983) Mental activity, dreams and performance in team sport athletes. Int J Sport Psychol 14:186–197

Chauvel G, Maquestiaux F, Ruthruff E, Didierjean A, Hartley AA (2012) Novice motor performance: Better not to verbalize, Université Paris-Sud, UFR STAPS, Bât 335, 91 405, Orsay Cedex, France, Psychonomic Bulletin & Review (Impact Factor: 2.99). 10/2012; https://doi.org/10.3758/s13423-012-0331-x. Source: PubMed

Clark VR, Hopkins WG, Hawley JA, Burke LM (2000) Placebo effect of carbohydrate feeding during a 4-km cycling time trial. Med Sci Sport Exerc 32:1642–1647

Clark BC, Mahato NK, Nakazawa M, Law TD, Thomas JS (2014) The power of the mind: the cortex as a critical determinant of muscle strength/weakness. J Neurophysiol 112(12):3219–3226. https://doi.org/10.1152/jn.00386.2014. Epub 2014 Oct 1

Coe S (2015) IAAF fordert zusätzliche Dopingtests von russischen Leichtathleten. https://www.grenchnertagblatt.ch/sport/leichtathletik/iaaf-fordert-zusaetzliche-dopingtests-von-russischen-leichtathleten-129807333/. Zugegriffen am 12.10.2016

van Cranenburgh B (2007) Neurorehabilitation, 1. Aufl. Elsevier GmbH, München

Crossman ERWF (1959) A theory of the aquisition of speed skill. Ergonomics 2(2):153–166. https://doi.org/10.1080/00140135908930419

Dane, J, Castel, R L Van de (1991). A comparison of waking instruction and posthypnotic suggestion for lucid dream induction. Lucidity Lett, 10 (1–2), 209-214.

Der R, Martius G (2015) Novel plasticity rule can explain the development of sensorimotor intelligence. Proc Natl Acad Sci USA 112(45):E6224–E6232. https://doi.org/10.1073/pnas.1508400112. Epub 2015 Oct 26

Domhoff GW (1996) Finding meaning in dreams. a quantitative approach. Plenum, New York

Donner S (2014) Extinktion: Umlernen lernen. https://www.dasgehirn.info/handeln/verlernen/extinktion-umlernen-lernen/. Zugegriffen am 15.10.2014

Dreher KE, Kuss M (2014) Doping. https://www.planet-wissen.de/gesellschaft/sport/doping_gefaehrliche_mittel/pwwbdopinggefaehrlichemittel100.html/. Zugegriffen am 12.11.2014

Drimalla H (2011) Vom Sofa aus trainieren. https://www.dasgehirn.info/handeln/motorik/vom-sofa-aus-trainieren. Zugegriffen am 03.01.2014

Erlacher D (2005) Motorisches Lernen im luziden Traum: Phänomenologische und experimentelle Betrachtungen. Inauguraldissertation Juli 2005 Universität Heidelberg

Evans D (2003) Placebo: The belief effect. Harper Collins, London

Eversheim U (2002) Kognitive Beanspruchung motorischen Lernens, Dissertation, Köln.

Fasoli SE, Trombly CA, Tickle-Degnen L, Verfaellie MH (2002) Effect of instructions on functional reach in persons with and without cerebrovascular accident. Am J Occup Ther 56:380–390

Filevich E, Dresler M, Brick TR, Kühn S (2015) Metacognitive mechanisms underlying lucid dreaming. J Neurosci 35(3):1082–1088. https://doi.org/10.1523/JNEUROSCI.3342-14.2015

Fitts PM, Peterson JR (1964) Information capacity of discrete motor responses. J Exp Psychol 67(2):103–112. https://doi.org/10.1037/h0045689

Foster C, Felker H, Porcari JP, Mikat RP, Seebach E (2004) The placebo effect on exercise performance. Med Sci Sport Exerc 36(Supplement):171

Gallese V, Fadiga L, Fogassi L, Rizzolatti G (1996) Action recognition in the premotor cortex. Brain 119:593–609

Golchert J, Smallwood J, Jefferies E, Seli P, Huntenburg JM, Liem F, Lauckner ME, Oligschlager S, Bernhardt BC, Villringer A, Margulies DS (2017) Individual variation in intentionality in the mind-wandering state is reflected in the integration of the default-mode, frontoparietal, and limbic networks. Neuroimage:226–235

Goldstein EB (2011) Cognitive psychology, 2011, 2008. Cetage Learning, Wadsworth

Gray R (2004) Attending to the execution of a complex sensorimotor skill: expertise differences, choking, and slumps. J Exp Psychol Appl 10(1):42–54. https://doi.org/10.1037/1076-898X.10.1.42

Hebb DO (1949) The organization of behavior. Wiley, New York

Heishman MF, Bunker L (1989) Use of mental preparation strategies by international elite female lacrosse players from five countries. Sport Psychol 3:14–22

Herrmann S (2015) Der unsichtbare Gorilla, Süddeutsche Zeitung, 12 November 2015, http://www.sueddeutsche.de/wissen/psychologie-der-unsichtbare-gorilla-1.2733707/. Zugegriffen am 12.09.2016

Horn A, Ostwald D, Reisert M, Blankenburg F (2014) The structural-functional connectome and the default mode network of the human brain. Neuroimage 102(Pt 1):142–151. https://doi.org/10.1016/j.neuroimage.2013.09.069. Epub 2013 Oct 4

de Jong L (2017) Iedereen kan stoppen zichzelf te beperken. De Volkskrant 26.08.2017

Jouvet M, Delorme F (1965) Locus coeruleus et sommeil paradoxal. Comptes Rendus des Séances et Mémoires de la Société de Biologie 159:895–899

Kajimura S, Nomura M (2016) When we cannot speak: Eye contact disrupts resources available to cognitive control processes during verb generation. Cognition. https://doi.org/10.1016/j.cognition.2016.10.002

Keull O (2006) Altersabhängigkeit motorischen Lernens bei gesunden Kindern und Jugendlichen. Dissertation, Universitätsklinik Düsseldorf

Kistner T (2015) Schuss, die geheime Dopinggeschichte des Fußballs, S 17 Droemer Oktober 2015

Kohler E, Keysers C, Umilta MA, Fogassi L, Gallese V, Rizzolatti G (2002) Hearing sounds, understanding actions: Action representation in mirror neurons. Science 297:846–848

Krämer T (2012) Gesichter lesen. https://www.dasgehirn.info/handeln/mimik-koerpersprache/gesichter-lesen/. Zugegriffen am 27.12.2013

Lamm C, Majdandžić J (2015) The role of shared neural activations, mirror neurons, and morality in empathy – a critical comment. In: Neuroscience research. Bd 90C, ISSN 1872-8111 15–24. https://doi.org/10.1016/j.neures.2014.10.008, PMID 25455743

Landers M, Wulf G, Wallmann H, Guadagnoli MA (2005) An external focus of attention attenuates balance impairment in Parkinson's disease. Physiotherapy 91:152–185

Lang EM, Nelson DL, Bush MA (1992) Comparison of performance in materials-based occupation, imagery-based occupation, and rote exercise in nursing home residents. Am J Occup Ther 46:607–611

Liberman AM, Mattingly IG (1985) The motor theory of speech perception revised. Cognition 21:1–36. https://doi.org/10.1016/0010-0277(85)90021-6. PMID 4075760

Maganaris CN, Collins D, Sharp M (2000) Expectancy effects and strength training: do steroids make a difference? Sport Psychol 14:272–278

Magill RA, Anderson DI (2017) Motor learning and control: concepts and applications, 11. Aufl. McGraw-Hill Education, New York

Mahoney MJ, Avener M (1977) Psychology of the elite athlete: an exploratory study. Cogn Ther Res 1(2):135–141

Maier J (2009) Leerlauf im Kopf. DIE ZEIT, 30.12.2009 Nr. 01 https://www.zeit.de/2010/01/N-Gehirn-im-Leerlauf. Zugegriffen am 08.01.2015

Mark A (2003) Placebo: the Belief Effect. J R Soc Med 96(4):199–200. PMCID: PMC539455

Martini FH, Nath JL, Bartholomew EF (2012) Anatomy & physiology, 9. Aufl. Pearsons Education, USA

Masters RSW (1992) Knowledge, nerves and know-how: The role of explicit versus implicit knowledge in the breakdown of a complex motor skill under pressure. Br J Psychol 83:343–358

Meinel K, Schnabel G (2004) Bewegungslehre Sportmotorik. Süd West Verlag in der Verlagsgruppe Random House GmbH, München

Moers-Messmer H v (1939) Träume mit der gleichzeitigen Erkenntnis des Traumzustandes. Archiv für die Gesamte Psychologie 102:291–318

Müller M (2015) Volksseuche Doping: Breitensport und Alltag betroffen https://www.tz.de/sport/mehr/volksseuche-doping-breitensport-alltag-betroffen-5655543.html/. Zugegriffen am 12.03.2016

Müller-Platz C, Boos C, Müller RK (2006). Doping beim Freizeit- und Breitensport. Berlin: Robert Koch-Institut in Zusammenarbeit mit dem Statistischen Bundesamt

Owen (2017) Zwischenwelten. Droemer Knaur, München

Paukert H (o. J.) Neuronale Netze. http://www.paukert.at/psycho/neuronet.pdf. Zugegriffen am 26.10.2013

di Pellegrino G, Fadiga L, Fogassi L, Gallese V, Rizzolatti G (1992) Understanding motor events: a neurophysiological study. Exp Brain Res 91:176–180

Redaktion FAZ (2014) „Es geht um die WM, nicht um die Moral" http://www.faz.net/aktuell/sport/fussball-wm/suarez-rueckfaellig-beissattacke-gegen-chiellini-13008777.html/. Zugegriffen am 04.10.2015

Redaktion Spiegel Online (2010). http://www.spiegel.de/panorama/leute/kopfstoss-koenig-zidane-lieber-sterben-als-entschuldigen-a-681087.html/. Zugegriffen am 24.09.2014

Redaktion Spiegel Online (2013). http://www.spiegel.de/sport/fussball/schiedsrichter-aus-den-usa-stirbt-nach-angriff-durch-spieler-a-898157.html/. Zugegriffen am 12.10.2015

Rizzolatti G, Arbib MA (1998) Language within our grasp. Trends Neurosci 21:188–194

Rizzolatti G, Forgasi L, Gallese V (2006) Mirrors in the mind. Sci Am 295(5) :54–63

Saunders DT, Roe CA, Smith G, Clegg H (2016) Lucid dreaming incidence: A quality effects meta-analysis of 50 years of research. Conscious Cogn 43:197–215. https://doi.org/10.1016/j.concog.2016.06.002

Schenck CH, Bundlie SR, Ettinger MG, Mahowald MW (1986) Chronic behavioral disorders of human REM sleep: a new category of parasomnia. Sleep 9(2):293–308

Schredl M (1999) Die nächtliche Traumwelt: Eine Einführung in die psychologische Traumforschung. Kohlhammer, Stuttgart

Seitz RJ (2001) Motorisches Lernen: Untersuchungen mit der funktionellen Bildgebung. Deut Z Sportmed 52(12):343–349

Singer RN (1985) Motorisches Lernen und menschliche Leistung, 3. Aufl. Limpert, Bad Homburg

Steinbeck TM (1986) Purposeful activity and performance. Am J Occup Ther 40:529–534

Stratton SM, Liu YT, Hong SL, Mayer-Kress G, Newell KM (2007) Snoddy (1926) revisited: time scales of motor learning. J Mot Behav 39(6):503–515

Stuart J (2012) Richard Nieuwenhuizen: Dutch football and the death of a linesman. A country and a sport are still trying to come to terms with how volunteering to officiate at his son's club cost a man his life, The Guardian. 21.12.2012

Stumbrys T, Erlacher T, Schädlich M, Schredl M (2012) Induction of lucid dreams: A systematic review of evidence. Conscious Cogn 21(3):1456–1475. https://doi.org/10.1016/j.concog.2012.07.003

Tholey P (1981) Empirische Untersuchungen ueber Klartraeume. Gestalt Theory 3:21–62

Vuillerme N, Nafati G (2007) How attentional focus on body sway affects postural control during quiet standing. Psychol Res 71(2):192–200. https://doi.org/10.1007/s00426-005-0018-2. PMID: 16215747

Wilhelm K (2014) Mehr Konzentration durch Meditation. https://www.dasgehirn.info/handeln/meditation/mehr-konzentration-durch-meditation?gclid=CNr10djdsc0CFeop0wodFE0LfA/. Zugegriffen am 12.10.2015

Wolpaw JR (1997) The complex structure of a simply memory. Trends Neurosci 20:588–594

Wu C, Trombly CA, Lin K, Tickle-Degnen L (1998) Effects of object affordance on reaching performance in persons with and without cerebrovascular accident. Am J Occup Ther 52:447–456

Wulf G (2009) Aufmerksamkeit und motorisches Lernen. Urban und Fischer, München, S 24–24, 143–145

Wulf G, Weigelt C (1997) Instructions about physical principles in learning a complex motor skill: to tell or not to tell …. Res Q Exerc Sport 68(4):362–367. https://doi.org/10.1080/02701367.1997.10608018. PMID: 9421849

Die Grenze des menschlichen motorischen Könnens

7

Inhaltsverzeichnis

„Alle Schranken sind bloß des Übersteigens da" (Novalis, 1772–1801, Pseudonym für Georg Friedrich Leopold Freiherr von Hardenberg)

7.1 Einige Weltrekorde

Immer noch werden neue Weltrekorde aufgestellt. Die motorische Leistung des Menschen als maximale bewusst gesteuerte Motorik nimmt immer weiter zu, wenn auch nur geringfügig. Ein Zeichen, dass die Obergrenze inzwischen erreicht ist? Bis 1954 war es absolut undenkbar, eine englische Meile in weniger als 4 Minuten zu laufen. Roger Bannister glaubte an das Mögliche im Unmöglichen und erreichte das Ziel in 3 Minuten und 59,4 Sekunden, brach hernach allerdings völlig zusammen (Dekkers 2006).

1999 lief der Marokkaner Hicham El Guerrouj eine Meile (1,602 km) in 3,4313 Minuten.

Jim Hines lief 1968 die 100 m während der Olympischen Spiele in Mexiko-Stadt in 9,95 s und war der Erste, der diese Strecke unter 10 s schaffte. Usain Bolt benötigte im Jahr 2009 in Berlin 9,58 s für 100 m.

Die Progression beim Marathon ist evident: Am 24. Juli 1908 lief der Amerikaner Johnny Hayes in London den Marathon in 2:55:18,4 Stunden.

Der Kenianer Wilson Kipsang stellte am 28. September 2014 in Berlin einen neuen Rekord auf. Er lief den Marathon in 2:03:23 Stunden, eine Anhebung des Limits von fast 52 Minuten in 103 Jahren. Und der Kenianer Eliud Kipochoge verbesserte 2018 in Berlin die Zeit noch einmal bis auf 02:01:19 Stunden! (Zeifang und Chirau o. J.)

Am 15. Februar 2014 übersprang der französische Leichtathlet Renaud Lavillenie im ukrainischen Donezk beim Stabhochspringen die 6,16 m und stellte einen neuen Weltrekord auf. Er überbot damit den 20 Jahre alten Hallenweltrekord des ehemaligen ukrainischen Stabhochspringers

P. Geraedts, *Motorische Entwicklung und Steuerung*, https://doi.org/10.1007/978-3-662-58296-1_7

Serhij Bubka, dem am 31. Juli 1994 mit 6,14 m sein letzter Weltrekord gelang. Die russische Stabhochspringerin Jelena Issinbajewa zeigte am 28. August 2009 beim IAAF-Golden-League-Meeting in Zürich bei den Frauen Weltbestleistung und übersprang 5,06 m. Damit überholte sie den ersten Weltrekord der chinesischen Athletin Caiyun Sun von 4,01 m am 21 Mai 1992 in Nanjing mit sensationellen 1,05 m! Beim Stabhochspringen ein riesiger Unterschied (Bauer 2018; Matthews 2009).

Auch im Rennradsport wird in immer größeren Gängen gefahren. Der erste Stundenweltrekord von 35,325 km stammt aus dem Jahr 1893. Er wurde von Henri Desgrange aufgestellt und seither 36 Mal verbessert. Der legendäre Fausto Coppi legte 1942 45,798 km zurück, 7 km mehr als Desgrange (Nicholson 1991).

Und Eddy Merckx meinte, das absolute Limit erreicht zu haben, indem er 49,431 km zurücklegte. Der deutsche Radrennfahrer Jens Voigt konnte 2014 im schweizerischen Grenchen diesen Rekord mit 51,115 km brechen.

Im Jahr 2000 annullierte der Radsportweltverband UCI im Nachhinein die Stundenweltrekorde aus den Jahren 1984 bis 1996, da sie mit aerodynamisch ausgeklügelten Spezialrädern und außergewöhnlichen Sitzpositionen erzielt wurden, welche nicht dem neuen Reglement der UCI entsprachen. Nur Weltrekorde und Bestleistungen auf modernen Bahnrädern nach diesem Zeitraum wurden als Weltbestleistungen anerkannt.

1993 übertrumpfte der kaum bekannte Amateur Graeme Obree, „the flying Scotsman" in einer von ihm entwickelten Körperposition und einem speziellen Lenker den seit 9 Jahren bestehenden Stundenweltrekord von Francesco Moser um fast 450 Meter auf 51,596 km (Roe 2007). Christopher Boardman beispielsweise schaffte 1996 mit einer extremen Sitzposition, bei der er mit ausgestreckten Armen fuhr, eine Distanz von 56,375 km!

Seit dem 7. Juni 2015 liegt der Stundenweltrekord der Männer bei 54,526 km und wurde von dem Briten Bradley Wiggins in London aufgestellt. Der Stundenweltrekord der Frauen liegt seit dem 13. September 2018 bei 48,007 km und ist verbunden mit der Italienerin Vittoria Bussi.

Und absolute Leistungsgrenzen sind immer noch nicht erreicht. Bei den Olympischen Spielen in London 2012 wurden sagenhafte 44 Weltrekorde und 117 olympische Rekorde verzeichnet! (DPA 2012).

Eine Meisterleistung der besonderen Art zeigte ein hundertjähriger Sportler. Laut „Hannoversche Allgemeine" lief der Brite Fauja Singh als erster Hundertjähriger einen Marathon. Damit ist er der älteste Marathonläufer aller Zeiten. Der gebürtige Inder schaffte die 42,125 km beim Toronto Waterfront Marathon in Kanada in 8 Stunden, 25 Minuten und 16 Sekunden und belegte damit den 3850. Platz (Redaktion Die Welt 2011).

7.2 Extremsport

Nicht nur Hochleistungssportler, sondern auch Breitensportler widmen ihrer Sportart sehr viel Zeit. Marathonläufer laufen problemlos 200–300 km wöchentlich. Rennradfahrer sitzen stundenlang auf ihrem Rad und trotzen schlimmsten Wetterbedingungen wie Hagel, Wind, Regen, Schnee und hohen Temperaturen. Außerdem gehen Sportler beträchtliche Risiken ein: Ein Sturz kann ernste, sogar tödliche Folgen haben, gerade bei Bergsportarten. Dass Menschen sich so einsetzen, ein Ziel zu erreichen, sieht man überwiegend im Sport. Warum rackern Sportler sich so ab? Und warum nehmen sie solche Risiken auf sich? Die Motive sind sicherlich vielfältig, wobei die Sportwissenschaftler Frank Bakker und Harold Whiting vier Gruppen unterscheiden konnten. Die treibende Kraft ist die innere Freude am Sport. Danach kommen kognitive Gründe wie Gesundheit oder zumindest der Glaube, Sport sei gesund. An dritter Stelle für die Entscheidung, Sport zu treiben, steht der Wunsch, sich durch eine besondere Leistung, die nicht jedem gelingt, kompetent zu fühlen. Und zum Schluss sind es wohl die sozialen Kontakte, die man im Sport mit Gleichgesinnten aufbaut (Bakker und Oudejans 2012).

Im Extremsport, wo sich Sportler ernsthaften Risiken aussetzen oder wegen ausdauernder Entbehrungen bis an den Rand der Erschöpfung gehen, sind es hingegen andere Beweggründe. Für manche Menschen sind solche sportlichen Leistungen die Äußerung eines dem Anschein nach geistesgestörten Verhaltens oder einer Todessehnsucht. Für die Sportler aber bitterer Ernst. Ulrich Aufmuth (1983) führt die Risiken, die Bergsteiger wie Reinhold Messner und Hans Kammerlander eingehen, zurück auf eine nicht abgeschlossene Suche nach der individuellen Identität während der Adoleszenz. Jeder Heranwachsende kommt in eine Phase, in der er sich mit existenziellen Fragen wie „Wer bin ich? Worin unterscheide ich mich von anderen? Was ist der wesentliche Sinn des Lebens?“ auseinandersetzt. Woodman et al. schreiben der Motivation für Extremsportarten die Chance zu, Emotionen zu kontrollieren. Die mögliche Distanz zu negativen Empfindungen einerseits oder aber andererseits die Fähigkeit, bestimmte Gefühle (z. B. Angst) zu beherrschen, erzeugen eine intensive Genugtuung. Das Betreiben von risikoreichen Sportarten hängt eng zusammen mit gesteigerter Sensationslust: dem Bedürfnis nach neuen und spannenden Erfahrungen (Bakker und Oudejans 2012). Der Sportpsychologe Martin Kopp von der Universität Innsbruck sagte beim DGPPN-Kongress in Berlin, professionelle Hochrisikosportler seien sich der Gefahren durchaus bewusst und kennten das tödliche Risiko eines kleinen Fehlers. Sie leugnen das Verletzungsrisiko nicht und wissen sehr genau, „mir kann das aber auch passieren“. Hochrisikosportler sind seltener Hasardeure, eher Perfektionisten, die das Risiko bis ins kleinste Detail berechnen. Der 29-jährige Südtiroler Uli Emanuele, der im Juli einen der waghalsigsten Basejumps riskierte, indem er in einem Wingsuit, einer Art Fledermausanzug, mit über 100 Stundenkilometern durch eine nur 2 Meter breite Felsspalte raste (https://www.youtube.com/watch?v=-C_jPcUkVrM Zugriff 12 Februar 2014), hat 3 Jahre lang für seinen Sprung trainiert. Er ist immer wieder zur Felsspalte hochgeklettert, hat sie genau vermessen, den Anflug aus verschiedenen Richtungen und Winkeln probiert, den Durchflugversuch im letzten Augenblick mehrfach abgebrochen, bis eines Tages alles stimmte und er das Abenteuer wagen konnte. „Solche Personen schätzen das Risiko durch ihr Training und ihr Können anders ein“, so Kopp (Müller 2015).

Eine andere Form des Extremsports ist das Ultramarathonlaufen. So schaffte der Grieche Yiannis Kouros in 6 Tagen zu Fuß 1030 Kilometer, das sind täglich über 170 (!) Kilometer.

Hier ist das Bedürfnis, an seine eigenen Leistungsgrenzen heranzugehen und diese zu überwinden, die wichtigste Motivation. Auch das „Flow-Erleben“, das gänzliche Aufgehen in einer sportlichen Tätigkeit, ist von großer Bedeutung. „Wenn andere Menschen müde werden, geben sie auf. Ich übernehme mit meinen Geist die Kontrolle über meinen Körper. Ich sage ihm, er ist nicht müde, und er gehorcht“, so Kouros.

Ob das Wahnsinn ist? Eine Untersuchung von mehr als 30 Probanden beim TransEurope-Footrace im Jahr 2009 zeigte, dass selbst unmenschlich anmutendes, hartes Training in der Regel nicht zu bleibenden Schäden führt. Die Sportler liefen täglich, also ohne die Möglichkeit, sich zu erholen, in 2 Monaten von Bari an der Adria bis ans Nordkap bei einer durchschnittlichen Kilometerleistung von 70 km am Tag.

Das Gehirn zeigte in gewissen Bereichen zwar Volumenreduktionen, wie Aufnahmen in einem mitgeführten 1,5-Tesla-MRT-Scanner ergaben, aber nach einiger Zeit waren keine Auffälligkeiten mehr nachzuweisen, so Andreas Ströhle von der Charité Berlin. Offenbar wissen die meisten der Extrem-Ausdauersportler, wann die Grenze der maximalen Belastbarkeit überschritten wird. Zudem scheinen Ultramarathonläufer eindeutig weniger schmerzempfindlich zu sein. Bei einem Test konnten Extremsportler ihre Hand dreimal so lange in Eiswasser tauchen wie ungeübte Personen. So wurde offensichtlich, dass sich auch die Leidensfähigkeit gut trainieren lässt (Müller 2015).

Nichtsdestoweniger ist es nur als Bergsteiger zu verstehen, wieso der Franzose Maurice Herzog seine Expedition 1950 zum Annapurna, dem siebthöchsten Berg der Erde, als einen großen Sieg betrachtete. Er erreichte zwar als Erster trotz ernster Erfrierungen seiner Finger und Zehen den Gipfel, war aber nicht mehr in der Lage, selbstständig den Berg herunter zu steigen. Als Preis seines Triumphes musste er eine lebenslange Behinderung ertragen (Herzog 1954).

Und wie ist zu verstehen, dass ein Mensch freiwillig eine Leistung von 35 Stunden Dauersport ohne Schlaf erbringen möchte, abgesehen davon, ob er es überhaupt kann? Beim härtesten Triathlon-Wettkampf Deutschlands, dem internationalen Triple-Ultra-Triathlon, der in Lensahn (Schleswig-Holstein) stattfindet, müssen Distanzen von insgesamt 11,4 km Schwimmen, 540 km Radfahren und 126,6 km Laufen zurückgelegt werden, das heißt: täglich 3,8 km schwimmen, 180 km Rad fahren und 42,2 km laufen, 3 Tage hintereinander. Robert Karas überquerte beispielsweise trotz widriger Wetterbedingungen 2018 als Erster die Ziellinie nach nur 30:48:57 Stunden (TSV Lensahn von 1924 e.V. 2018).

Stahlharte Nerven werden für das eiskalte Kletterevent „Icefight" benötigt, das jährlich im Südtiroler Ort Rabenstein im Passeier stattfindet. Einerseits geht es darum, möglichst weit auf der 25 m hohen Eiswand mit mehreren Überhängen und Quergängen nach oben zu gelangen, wohingegen andererseits beim Speed Iceclimbing eine vorgegebene Strecke von 25 Metern schnellstmöglich überwunden werden soll.

Aber der Intensität eines Trainings ist auch eine Grenze gesetzt. Zu den grundsätzlichen Überlegungen eines physiologisch angemessenen Trainings gehört die Annahme, dass die Grenze der Intensität des aeroben Trainings dann erreicht ist, wenn Erschöpfung durch muskuläre Ermüdung angezeigt wird. Denn erschöpfte Menschen sind nicht mehr in der Lage, die Kraft zu erzeugen, welche benötigt wird, um die erforderliche Leistung zu erbringen, trotz der willentlichen Anstrengung. Zur Überprüfung dieses Postulats wurde bei 10 durchtrainierten männlichen Probanden die maximale freiwillige Leistungsfähigkeit bei einem Fahrrad-Ergometer-Training vor und sofort nach erschöpfenden sportlichen Übungen gemessen. Es wurde eine starke Korrelation zwischen der empfundenen Anstrengung während des erschöpfenden Trainings und der Zeit bis zur Erschöpfung wahrgenommen. Diese Ergebnisse stützen die allgemein anerkannte Annahme, dass durch äußerst intensives aerobes Training muskuläre Ermüdung entsteht, die körperliche Erschöpfung verursacht, und dass die Belastungsgrenze bei hochmotivierten Probanden überwiegend durch die empfundene Anstrengung bestimmt wird (Marcora und Staiano 2010).

In den Frontallappen des Großhirns treffen alle Signale aus dem Körper zusammen und werden von dem „central governor" zusammengefasst. So kann bei außerordentlich großer Belastung ein Schutzsignal gesendet werden, das zum Gefühl der Erschöpfung führt und die Motorik dermaßen hemmt, dass Weitermachen kaum noch möglich ist: „Ich kann nicht mehr". So wird vermieden, dass körperliche Anstrengung den Sportlern Schaden zufügt (Noakes 2007).

7.3 Von Leistungsorientierung zur Konsumorientierung

„Vollgas, Vollgas, Vollgas" (DJ Ötzi)

Sport und Leistung hängen eng miteinander zusammen, denn im Sport werden ganz selbstverständlich Leistungen gefordert und erbracht. Wie auch immer das dominante Motiv des individuellen Sportbetreibens sein mag, sportliche Aktivität wird stets durch ein messbares Ergebnis gekennzeichnet.

Die sportliche Leistung selbst nimmt jedoch sehr unterschiedliche Formen an. So kann es für den einen schon eine Leistung sein, überhaupt an Sportaktivitäten teilzunehmen, für den anderen liegt die Motivation, Sport zu betreiben, darin, die Grenzen der eigenen Leistungsfähigkeit zu erweitern. Spitzensportlerinnen und -sportler versuchen dagegen, bestehende Rekorde zu brechen und die absoluten Grenzen in ihrer Sportart zu überschreiten. Und heute rückt das Gesundheitsmotiv immer mehr in den Vordergrund (Schwier 2003).

Wie ist jetzt die sportliche Leistung zu bewerten? Führt Leistungsstreben zu persönlicher Selbstbestimmung, Entfaltung und Freiheit – wie im abendländischen Denken über Sport – oder werden diese Werte eher eingeschränkt?

Rigauer vergleicht Sport mit Arbeit und stellte schon 1969 fest: *„Leistungssport betreiben heißt leisten müssen, um gesellschaftliche Leistungserwartungen zu erfüllen. … Intervalltraining und Fließbandarbeit können beide als repressive Systeme von Handlungsvorschriften bezeichnet werden, die den Entscheidungs- und Verhaltensspielraum der Individuen extrem einschränken"* (Rigauer 1969). Sport also als Arbeitsprozess. Vor allem im Hochleistungsbereich wird „sportliche

Zurschaustellung“ als eine Art von Warenkonsum gesehen. Gebauer und Hortleder bezeichnen diesen Charakterzug des modernen Sports als „Show-Sports“ (Gebauer und Hortleder 1986).

Der Philosoph und Soziologe Jürgen Habermas konstatierte, dass *„der Sport unterm Schein des Spiels und der freien Entfaltung der Kräfte die Arbeitswelt verdopple“*. Dies steht im Widerspruch zu dem Prinzip, Sport unterliegt der Freizeitsphäre, Sport nach eigenem Interesse zu betreiben und so die Selbstbestimmung zu fordern: *„Im entspannten Müßiggang sowohl wie in der mußevollen Anspannung gewinnt der Mensch die Bestimmung über sich selbst zurück“* (Penz 2004).

Als die Arbeiter im Zuge der Industrialisierung über mehr Freizeit verfügen konnten, wurde der Sport immer mehr zur Beschäftigung einer breiten Bevölkerungsschicht.

Massive Arbeitszeitverkürzungen, wie jene in Österreich von 45 auf 40 Wochenstunden in der ersten Hälfte der 1970er Jahre, förderten aber nicht den „entspannten Müßiggang“, sondern die Beschleunigung des Freizeitlebens, ein „time deepening“ beim Versuch, den Verheißungen der Konsum- und Unterhaltungsbranche nachzukommen (Penz 2004).

Neue Marktstrategien bildeten in den 1980er-Jahren eine kommerziell ausgerichtete Konsumgesellschaft, die schnell zu einer anspruchslosen Massenkultur heranwuchs. Auch das Freizeitverhalten der Hobbysportler änderte sich schlagartig. Neben den üblichen Sportvereinen schossen modische Fitnesscenter und Wellnesseinrichtungen wie Pilze aus dem Boden. So boomte der Bodybuilding-Mythos für Männer und die Aerobic-Welle für Frauen, angeführt durch die amerikanische Schauspielerin Jane Fonda, die es verstand, mit der europaweiten Vermarktung von Fitness-Videos den Markt kommerziell anzuheizen. Große Summen wurden in Sportstudios für die Umgestaltung des Körpers investiert, um Individualität und Anziehungskraft auszustrahlen. Der menschliche Körper schien zum „Gegenstand des Heils“ zu mutieren (Baudrillard 1981).

Sport als Anschauungsobjekt wurde in den letzten beiden Jahrzehnten des 20. Jahrhunderts immer spektakulärer. Künstlerische Elemente umrahmten nun auch Sportveranstaltungen, angefangen z. B. bei den Eröffnungsfeiern der Olympischen Spiele bis hin zu einer Vermischung von Popkultur und Spitzensport im amerikanischen Basketball (Schmidt 2002, 68ff). Ebenso stieg die Kommerzialisierung des Hochleistungssports in schwindelerregende Höhe – Sponsorenverträge sind ein Millionengeschäft, was auch an den enorm steigenden (Werbe-)Einkünften der Stars einiger Disziplinen sichtbar wird.

In dieser Entwicklung der Kommerzialisierung des Sports hat das Fernsehen eine maßgebliche Rolle gespielt. Regelmäßige Übertragungen popularisierten den Sport; das Medium Fernsehen konnte so das auf Profit ausgerichtete Potenzial des Sports erhöhen und für ungeheure Einnahmesteigerungen nutzen.

In dieser Konsumgesellschaft florieren Sportprojekte mit großer Außenwirkung. Sie dienen einerseits der Selbstdarstellung („Fun-Kultur“), haben aber andererseits auch einen hohen Erlebniswert (Extremsport). So werden im Bereich des Extremsports Persönlichkeiten als Marke etabliert, während die Fun-Sportler in ihrem „Outfit“ von gewerblicher Ausrüstung und Bekleidung vereinnahmt werden (Penz 2004).

7.4 Der Weg zum Erfolg

Welcher Weg nun führt, nicht nur im Sport, zum Erfolg?

Die Ordnung des Sportsystems ist grundsätzlich darauf ausgerichtet, Leistung ständig zu verbessern. Der Rangplatzierung kommt eine verstärkende Funktion zu, damit alle Handlungsempfehlungen, welche zur Leistungssteigerung nötig sind, auch tatsächlich angewendet werden: Der Sportler wird angehalten, andauernd an Steigerungsprozessen teilzunehmen. So wird ein erfolgreicher Athlet motiviert, eine asketische Lebensweise zu führen, eine strenge Zeitplanung zu akzeptieren und für weitere Leistungssteigerungen hart zu trainieren. Er soll sich nicht mit seiner einmal erreichten Leistung zufriedengeben und bloß nicht beginnen, sich den angenehmen Seiten des Lebens zu widmen.

Vier Mechanismen sichern die hohe Attraktivität dieser Rangplatzierung:

- Künstliche Verknappung der Rangplätze führt zu einer verschärften Konkurrenzlage unter den Sportlern.
- Gerechte Zuweisung: Nur wer regelgerecht im Wettkampf erfolgreich war, kann einen Rangplatz erhalten.
- Extrinsische Anreize wie Geld und/oder soziale Anerkennung vergrößern die Motivation.
- Der Faktor Zeit: Der Chronometer bestimmt den Leistungssport. Wird eine zuvor definierte Zeitgrenze überschritten, so gibt es beispielsweise beim Turnen Punktabzüge. Beim Weitsprung werden Versuche als ungültig erklärt, wenn sie nicht innerhalb der gesetzten Zeit erfolgen. Allgegenwärtige Präsenz der Zeitgrenzen ist notwendig, da die Leistungssteigerungen und die Zuordnung der Ergebnisse zu Rangplätzen auf exakt vergleichender Zeitregistrierung basiert (Schwier 2003).

Allerdings ist Zeit eine Ressource, die niemandem, auch nicht dem Sportler, unbegrenzt zur Verfügung steht. So ist es nur möglich, innerhalb einer bestimmten Lebenszeitspanne sportliche Höchstleistungen zu erbringen. Für den Athleten bedeutet dies: Er muss innerhalb dieses Zeitrahmens alles tun, will er einen hochwertigen Rangplatz belegen. Die forcierte Verknappung der Rangplätze intensiviert unter diesem Aspekt das Problem der Zeitknappheit. Nimmt die Anzahl wichtiger Wettkampftermine zu, wird für die Sportler das Zeitkontingent für die optimale Vorbereitungszeit zunehmend geringer. Bestes Beispiel bietet die Fußballbundesliga: Unmittelbar an ein beendetes Spiel anknüpfend beginnt das Training und die Vorbereitung auf das nachfolgende Match. Ein (Hoch-)Leistungssportler muss in der Lage sein, die ihm zur Verfügung stehende Zeit so effektiv wie möglich zu nutzen. So muss er vorgegebene Trainingspläne, Wettkampf- und Terminkalender einhalten. Da seine Leistungszeit begrenzt ist, darf er diese nicht vertrödeln und nicht dem Zufall überlassen (Schwier 2003).

Knappe Leistungszeit erfordert Professionalisierung und Verwissenschaftlichung der Trainings- und Wettkampfpraxis. Fehlentscheidungen sind kaum zu korrigieren. Maßnahmen zur Leistungssteigerung sollen nach Möglichkeit evident, Trainings- oder Wettkampfentscheidungen sicher und möglichst unanfechtbar sein. Aus diesem Bedürfnis erwächst eine stetig steigende Nachfrage nach wissenschaftlicher Information und Planungssicherheit (Schwier 2003). Der hohe Erfolgsdruck kann allerdings auch dazu führen, dass Sportler sich an Vertreter der Alternativmedizin wenden und/oder nach leistungssteigernden Mitteln greifen.

So stellt sich der Sportwissenschaftler Jürgen Schwier abschließend die Frage, *„ob Leistung denn unbedingt immer ins Endlose gesteigert werden sollte oder ob die physischen und psychischen Kosten und Schäden, die diese Steigerungsmentalität erzeugt, nicht ein zu hoher Preis für faszinierende Wettkämpfe und Rekorde sind. Wäre denn die Existenz des Sportsystems gefährdet, wenn sich Athleten auch mal mehr Zeit ließen und das Fortschreiten der Höchstleistung zeitweilig zum Stillstand käme, wenn neben rasanter Schnelligkeit auch langsame und sanfte Bewegungsformen im Sport ihren Platz fänden?"* (Schwier 2003).

Literatur

Aufmuth U (1983) Risikosport und Identitätsproblematik. Überlegungen am Beispiel des Extrem-Alpinismus. Sportwissenschaft 13(3):249–270

Bakker FC, Oudejans RRD (2012) Sportpsychologie, Arko Sports Media, Nieuwegein, S 39

Baudrillard J (1981) Der schönste Konsumgegenstand: Der Körper, in: Claudia Gehrke (Hrsg): Ich habe einen Körper, München, Matthes & Seitz, 93-128

Bauer C (2018) Stabhochsprung: Das ist der Weltrekord. https://praxistipps.focus.de/stabhochsprung-das-ist-der-weltrekord_104011/. Zugegriffen am 16.09.2018

Dekkers M. (2006) lichamelijke oefening. contact, Amsterdam

DPA (2012) London rockt bis zum Erlöschen des olympischen Feuers. https://www.zeit.de/sport/2012-08/olympia-london-abschlusszeremonie-feier-schluss/. Zugegriffen am10.10.2014

Gebauer G, Hortleder G (1986) Sport – Eros – Tod. Suhrkamp, Frankfurt am Main

Herzog M (1954) Annapurna. Translated by Morin, Nea; Adam Smith, Janet. Reprint Society. Introduction by Shipton, Eric

Marcora SM, Staiano W (2010) The limit to exercise tolerance in humans: mind over muscle? Eur J Appl Physiol 109(4):763–770. https://doi.org/10.1007/s00421-010-1418-6. Epub 2010 Mar 11

Matthews P (Hrsg) (2009) Athletics 2009. SportsBooks, Cheltenham

Müller T (2015) Hochrisikosport: Kalkulierter Wahnsinn statt nur Nervenkitzel, DGPPN-Kongress 2015, 25.-28. November 2015, Berlin; Symposium S-031 Extremsport und Sportsucht

Nicholson G (1991) Le Tour, the rise and rise of the Tour de France. Hodder and Stoughton, UK

Noakes TD (2007) The central governor model of exercise regulation applied to the marathon. Sports Med 37(4):374–377

Penz O (2004) Praxis und Symbolik. Zur Ökonomisierung des Sports. In Kurswechsel, Zeitschrift für gesellschafts-, wirtschafts- und umweltpolitische Alternativen. Hrsg: Beirat für gesellschafts-, wirtschafts- und umweltpolitische Alternativen (BEIGEWUM) Sonderzahl Verlag Wien

Redaktion Die Welt (2011) Marathonläufer (100) schafft es ins Guinness-Buch. https://www.welt.de/vermischtes/kurioses/article13664692/Marathonlaeufer-100-schafft-es-ins-Guinness-Buch.html/. Zugegriffen am 25.03.2017

Rigauer B (1969) Sport und Arbeit – soziologische Zusammenhänge und ideologische Implikationen, 1. Aufl. Suhrkamp, Frankfurt am Main

Roe N (2007) Against all odds. https://www.telegraph.co.uk/news/features/3632942/Against-all-odds.html/. Zugegriffen am 12.09.2012

Schmidt R (2002) Pop – Sport – Kultur. Praxisformen körperlicher Aufführungen. UVK Verlagsgesellschaft, Konstanz-Germany

Schwier J (2003) Sport und (Höchst-) Leistung, Justus-Liebig-Universität-Giessen. http://www.staff.uni-giessen.de/~g51039/vorlesungVIII.htm/. Zugegriffen am 12.10.2017

TSV Lensahn von 1924 e.V. (2018) https://www.triathlon-lensahn.de/. Zugegriffen am 12.02.2018, 20.02.2018

Zeifang JP, Chirau AL (o. J.) Weltrecord Entwicklung beim Männer Marathon. www.unique-sportstime.de; https://unique-sportstime.de/laufen/weltrekorde-laufsport/marathon-weltrekord/. Zugegriffen am 12.10.2018

Motorische Vielfältigkeit durch Integration automatischer Bewegung und Willkürmotorik

8

Inhaltsverzeichnis

Die Bandbreite der menschlichen Motorik ist riesig. Motorische Lernprozesse führen zu neuer, manchmal spektakulärer Motorik, wobei die Basis der Reflexmotorik auf Rückenmarksebene und die automatisierte Motorik auf Hirnstammebene erhalten bleibt, auch wenn sie nicht immer zu erkennen ist (Abb. 8.1).

John Bargh, ein US-amerikanischer Psychologe, hat mit Experimenten zur unbewussten Beeinflussung von Verhalten bahnbrechende Arbeit geleistet und meinte, 99,44 % aller Verhaltensweisen basieren auf automatisierten Prozessen (Kolk 2012). Der amerikanische Sozialpsychologe Daniel Merton Wegner, der Experimente zu mentaler Kontrolle und freiem Willen durchführte, behauptete, der freie Wille sei eine Illusion (Blackmore 2006; Horgan 2002).

So gesehen ist es schwierig, Motorik bewusst zu steuern. Sie konkurriert immer mit dem unbewussten Verhalten, das schließlich niedergerungen werden muss (Abb. 8.1).

Unter dem Aspekt der Steuerung lässt sich die automatische Motorik von der planenden Zielmotorik unterscheiden.

8.1 Motorische Adaptation

Motorische Anpassungsmechanismen wie Gewöhnung, Erwartung, Automatisierung und Konditionierung können zu bedingten, aber nicht immer identischen Reflexen führen. Diese automatische Motorik läuft nicht nur unter Einfluss des Mittelhirns im Hirnstamm ab, sondern auch unter dem Einfluss der Hirnrinde. Und diese Hirnrinde entscheidet letztendlich, abhängig von Umgebungsbedingungen, wie die endgültige Reaktion ausfällt.

P. Geraedts, *Motorische Entwicklung und Steuerung*, https://doi.org/10.1007/978-3-662-58296-1_8

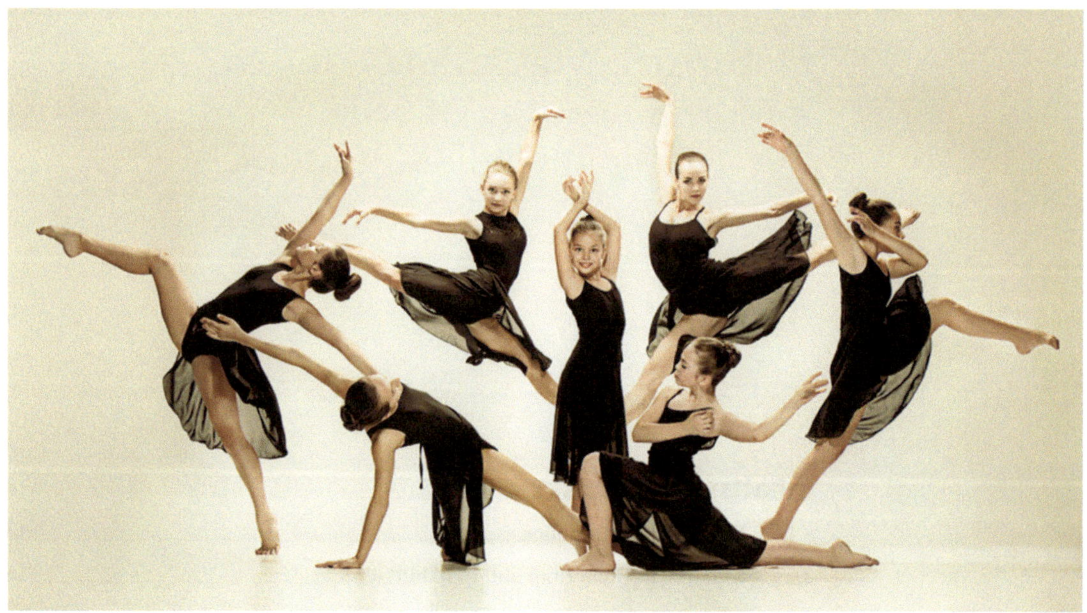

Abb. 8.1 Gruppe moderner Balletttänzer. (© Master1305, 723999331, www.shutterstock.com)

Die klassische Konditionierung, zu der auch der weit verbreitete Pavlov-Reflex gehört, ist das prominente Beispiel, wie eine Erwartung zu einer erlernten automatisierten Reaktion (Konditionierung) führen kann.

Pavlov-Reflex: Der Forscher Ivan Pavlov, ein russischer Physiologe, experimentierte mit hungrigen Hunden, die immer Speichel abgaben, sobald sie Futter sahen oder witterten. Er zeigte ihnen Futter (Stimulus) und kombinierte dies mit dem Läuten einer Glocke (Reiz). Nach mehrmaligen Wiederholungen des Versuchs sonderten die Hunde schon Speichel ab, wenn nur die Glocke ertönte. Die Reaktion von Speichelproduktion auf den bloßen Glockenton ist der eigentliche konditionierte Reflex.

▶ Viele motorische Strategien beziehungsweise motorische Verhalten basieren auf den Pavlov-Reflex.

Tsukahara, Cotman und Lynch untersuchten und beschrieben diese Konditionierung bei Schmerzreizen ausführlich anhand eines Tierversuchs (Tsukahara und Oda 1981; Cotman und Lynch 1990).

Dem Vorderfuß eines Versuchstieres wurde ein starker Schmerzreiz zugefügt; es entstand eine sofortige automatische motorische Reaktion in Form einer rückziehenden Bewegung des Fußes. Auf einen geringen Schmerzreiz reagierte das Tier normalerweise motorisch nicht. Folgte jedoch einem minimalen Reiz unmittelbar danach ein starker Reiz, bildete sich eine Verknüpfung beider Reize dergestalt, dass nach mehreren Wiederholungen selbst bei geringem Reiz ebenfalls eine automatische motorische Reaktion, ähnlich wie bei dem starken Schmerzreiz, erfolgte. Das Tier lernte, in Erwartung eines stärkeren Schmerzes schon bei einem geringen Reiz den Fuß zurückzuziehen.

Gleichgewichtsreaktionen basieren auf einem ähnlichen Prinzip: Steht ein Mensch auf einer Plattform, die sich plötzlich nach hinten abfallend bewegt, so wird er beim ersten Mal hinfallen: Die vestibulären Basisreflexe (Ausfallschritt und Greifbewegung der Arme) sind zwar da, aber die automatische Reaktion ist noch zu langsam, um den Sturz zu verhindern. Nach mehreren Versuchen reagiert die Muskulatur wesentlich schneller und die Person wird das Gleichgewicht besser halten können. Die vestibulären Reflexe stellen sich auf eine zu erwartende Bewegung ein. Die Person hat motorisch etwas dazugelernt. Die automatische Motorik wird mit bewusster Zielmotorik erweitert. Diese korrigierenden, bewusst vorgreifenden Reaktionen bleiben jedoch aus, wenn man die automatische Steuerung aus dem Hirnstamm blockiert (Dudel et al. 2000).

Ein anderes, wohl auch vertrautes Beispiel dieser antizipatorischen Reaktion ist, wenn wir in einem Personenzug stehen und sehen, wie ein benachbarter Zug abfährt. Automatisch stellen wir uns schräg, um ein vermeintliches Fallen zu vermeiden, da wir das Anfahren des eigenen Zuges erwarten. Stünden wir auf dem unverrückbaren Bahnsteig, passierte nichts; schließlich kennen wir keinen fahrenden Bahnsteig. Anpassung dieser spinalen und Hirnstammreflexe kann nur stattfinden, wenn höhere Teile des Gehirns mit aktiviert werden.

Alltägliche, komplexe motorische Abläufe wie Gehen oder Laufen basieren ebenfalls auf basalen, reflexartigen, rhythmischen Bewegungsmustern, deren Steuerung auf Rückenmarks- und Hirnstammebene stattfindet (Leonard 1988).

Eine solche lokomotorische Aktivität kann man bewusst beeinflussen. Man muss z. B. einer hervorstehenden Platte auf einem Gehweg ausweichen, schneller gehen, um den Bus nicht zu verpassen oder weil es zu regnen anfängt usw. Auch beim Laufen gibt es diese Unterschiede. Läuft man gemächlich und unterhält sich mit seinem Laufpartner, so wird die Laufmotorik weitgehend automatisch gesteuert. Wird die Laufstrecke anspruchsvoller und anstrengender, so wird auch das Bewusstsein mehr gefordert und die Aufmerksamkeit auf das Laufen selbst gelenkt. Leiser gehen oder laufen zur Schonung der Gelenke fordert ebenfalls mehr Aufmerksamkeit. Und das Gespräch stockt. Je differenzierter die Aufgabe, desto bewusster muss ich handeln. Bei Wettkämpfen muss man sich 100 %ig auf das Tempo konzentrieren. Etwaige mimische Verzerrungen bei derartig strapaziösen motorischen Aktivitäten finden allerdings wieder auf Rückenmarks- und Hirnstammebene statt.

Der US-amerikanische Psychologe William James beschrieb bereits 1890 in seiner Arbeit „Principles of Psychology“, dass sich Reflexe durch Lernerfahrung ändern können. Folgendes Beispiel illustriert den Denkansatz: Ein Kind greift zunächst nach einer Flamme, weil es die nicht kennt und nicht weiß, was passieren wird. Nach dem ersten Schreck und Schmerzempfinden vermeidet es, erneut nach der Flamme zu greifen. Der bloße Anblick einer Flamme reicht aus, um den Arm zurückzuziehen. In der Hirnrinde entstehen Assoziationen (das Kind „weiß“…), die dem Kind vermitteln, was geschieht, wenn es nach der Flamme greift. Hat es sich nicht an der Flamme verbrannt und keinen Schmerz empfunden, z. B. weil die Mutter oder der Vater es rechtzeitig gewarnt haben, wird es immer wieder versuchen, nach der Flamme zu langen, bis es sich weh tut. Der erfahrene Schmerz stoppt das Greifen nach der Flamme. War der Schmerz nur ganz gering, weil das Kind die Hand rechtzeitig zurückgezogen hat, kann unter Umstände das Greifen nach der Flamme zu einem Spiel werden. Das Kind „weiß“, dass, wenn es rechtzeitig die Hand zurückzieht, kein oder nur ein geringer, ertragbarer Schmerz entsteht. Voraussetzung ist allerdings, dass das Kind ein entsprechendes Alter hat und die Rückziehbewegung aufgrund des Schmerzes gut kontrollieren kann (Dewey 2004).

Erwachsene können diese Fähigkeit, Reflexe bewusst zu unterdrücken, verbessern und benutzen. Wenn man *weiß,* warum und wann z. B. ein Krampf entsteht, ist man in der Lage, ihn durch richtige Bewegung zu lösen oder ihm gar vorzubeugen. Bei Gelenkbeschwerden sind Patienten geneigt, den Arm oder das Bein ruhig zu halten, um eine Verschlimmerung der Schmerzen zu vermeiden. Weiß der Betroffene, dass durch bestimmte gezielte Bewegungen die Schmerzen gelindert werden, auch wenn die Bewegungen an sich schmerzhaft sind, wird er eher bereit sein, den Arm oder das Bein zu bewegen und einen momentanen Schmerz zu ertragen. Wer beim Laufen ein leichtes Gefühl von Krampf beispielsweise in der Wade spürt, der kann, indem er mit dem Fuß anders auftritt, diesen Krampf zumindest vermindern oder sogar beheben. Ist der Krampf hingegen einmal voll ausgeprägt, lässt er sich kaum noch beeinflussen.

Reaktionen auf Schmerzen können über Rückenmark- oder Hirnstammebene verlaufen, der Einfluss aus der Hirnrinde (Bewusstsein) kann auch hier groß sein. Wenn man bei einem Patienten, der z. B. am Knie verletzt oder operiert ist, einen Befund erheben will, wird dieser sofort mit Muskelabwehrspannung reagieren, fasst man ihn ohne jegliche Erklärung an. Wird der Patient allerdings umfassend aufgeklärt und auf einen eventuellen Schmerz vorbereitet, auf den er dann rechtzeitig reagieren kann, wird die Abwehrspannung wesentlich geringer sein und einem besseren Befund steht nichts mehr im Wege. Der Einfluss des Bewusstseins kann die reflexartige Reaktion, die über den Hirnstamm und die basalen Ganglien verläuft, sogar unterdrücken.

▶ Je mehr man sich auf eine motorische Aktion konzentrieren muss, desto stärker wird das höhere Niveau im Kortex beansprucht. Konzentration bedeutet bewusste, kognitive Aktivität. Dies ist bei allen Sportarten wahrnehmbar, egal ob es sich um einen Wettkampf oder eine neu zu erlernende Disziplin handelt.

Wenn ein Athlet auf Zeit läuft, um einen Wettkampf zu gewinnen, muss er ständig überlegen und planen, wie schnell er laufen kann, ohne dass er zusammenbricht oder zu früh zu stark ermüdet. Aber er muss auch auf seinen Körper hören, um seine Kräfte optimal zu verteilen und seine Strategie daran anzupassen. Dieses strategische Laufen fordert den vollen Einsatz des höheren kortikalen Niveaus, ist also sehr anstrengend, insbesondere für den Anfänger. Für einen erfahrenen Läufer wird die Kognition erst beansprucht, sobald die Bedingungen komplexer werden.

Der Kontext einer sozialen Situation, in der man sich befindet, kann (motorisches) Verhalten grundlegend verändern. Menschen können durch ihre sozial positive Umgebung zu überdurchschnittlichen motorischen Leistungen angespornt werden – oder aber gehemmt werden, wenn die soziale Umgebung auf die Initiative, körperlich aktiv zu werden, negativ reagiert. Mentaler Druck durch Arzt oder Therapeut wird dann wahrscheinlich nicht zu dem erhofften Ergebnis führen. Um diese automatische Reaktion, sich der sozialen Umgebung anzupassen, zu ändern, muss bewusst und gewollt gehandelt werden.

Auch bei Kindern verhält es sich ähnlich. Motorische Fertigkeiten lernen sie eher von anderen Kindern. Das Betreiben von Sport in einer Gruppe verfestigt das Gelernte besser, als wenn alleine gespielt/geübt werden würde. Es gibt keine faulen, trägen Kinder; die Umstände machen Kinder träge oder faul.

8.2 Motorische Steuerung und Rehabilitation

Medizinische Motorik, also körperliche Aktivität im Rahmen der Rehabilitation, kann man auch nur im Zusammenhang mit motorischem Lernen und mit Konditionierung sehen. In der neurologischen Rehabilitation liegt das Hauptaugenmerk auf dem Erlernen anderer Bewegungsstrategien, denn Nervenschäden sind in der Regel sehr schlecht zu beheben. Bestes Beispiel ist die Gebärdensprache, auf die Gehörlose angewiesen sind, um „sprechen" zu können. Eine Körpersprache, die komplett neu erlernt werden muss.

Im Rahmen der neurologischen Rehabilitation werden weitere meisterliche Leistungen der Willkürmotorik erbracht, beispielsweise das Ansteuern einer Prothese mittels der Gedanken, wieder laufen lernen nach einem Schlaganfall. Höchstleistungen dieser rehabilitativen Motorik zeigen die Paralympics, olympische Spiele für Menschen mit einer Behinderung.

In der Orthopädie dagegen wird als Ziel der Rehabilitation die Verbesserung eines Bewegungsablaufs angestrebt. Denn Gelenkfunktionen und damit Muskelfunktionen können ja verbessert werden. Eine andere, schonende Haltung kann erlernt werden. Allem voran ist der körperliche Kraftaufwand recht groß. Man muss sich aufraffen, schwitzt, muss sich anschließend duschen, benötigt eine Erholungsphase, und als ob das alles noch nicht genug wäre, bekommt man möglicherweise auch noch einen Muskelkater. Auf der anderen Seite werden Beschwerden gelindert, das Wohlbefinden steigt, Stress hat weniger negativen Einfluss und das Immunsystem wird gestärkt (weniger krankheitsbedingte Arbeitsausfälle). Diese

Vorteile entstehen erst nach einer bestimmten Zeit konsequenten Trainings. Wenn man aber dieses positive Körpergefühl erstmals erfahren hat, kann das der Auslöser für weitere sportliche Aktivitäten sein. Auch hier ist die Erwartungshaltung, die durch Erfahrung bestimmt wird, ausschlaggebend. Das Denken auf längere Sicht ist ein bewusster Prozess und fordert Kognition (zu wissen, dass es nachher besser sein wird). Es muss gelernt werden.

Belohnung und Bestrafung oder eine erlebte Enttäuschung kann die Beziehung zwischen Gehirn und Muskulatur komplett verändern. Wird eine bestimmte Aktivität durch Belohnung gefördert, bildet sich eine Verbindung zwischen den aktiven kortikalen Neuronen und der entsprechenden Muskulatur. Andererseits kann die Verbindung beim Ausbleiben einer bestimmten Aktivität komplett unterbrochen werden. Die organische Beziehung zwischen Muskeln und Gehirn ist also flexibel und abhängig vom Bedarf. Hierbei sollte man bedenken, dass sich die Hirnrinde mehr auf Handlungen als auf Muskeln bezieht (Fetz und Cheney 1987).

> Erfolgserlebnisse können zu riesigen Fortschritten beim Erlernen motorischer Fertigkeiten führen. Rehabilitation stockt, wenn keine Erfolge sichtbar sind.

Die Vielseitigkeit des Gehirns wird eindrucksvoll unter Beweis gestellt, bedenkt man, dass eine örtlich begrenzte Hirnschädigung niemals zum Ausfall einer vollständigen Funktion führt; es bleiben immer Restfunktionen erhalten. Es gibt Parallelsysteme nicht nur vertikal zwischen den Ebenen, sondern auch horizontal, innerhalb einer Ebene des zentralen Nervensystems (van Cranenburgh 2007).

Im Krankheitsfall kann allerdings ein Defizit auf Hirnstammebene und unter oder in der Hirnrinde zu verwirrenden Situationen führen. Unter Umständen finden dann Aktionen, die normalerweise ohne Probleme vorgenommen werden, nicht mehr statt. Handlungen können sowohl auf Hirnstammebene als auch auf der Ebene der Hirnrinde angesteuert werden. So ist bei einer halbseitigen Lähmung der Gesichtsmuskulatur ein symmetrisches Anspannen dieser Muskulatur, z. B. das Zeigen der Zähne als gewollte Motorik, unmöglich (Ebene der Hirnrinde). Fängt der Patient hingegen spontan an zu weinen oder zu lachen, spannt die Gesichtsmuskulatur beidseitig an, das Gesicht ist auf einmal sehr wohl symmetrisch (Hirnstammebene). Das emotionale Kontrollzentrum im Hirnstamm, zuständig für Weinen und Lachen, funktioniert einwandfrei, die Kontrolle aus der Großhirnrinde hingegen nicht, also liegt hier auch die Störung. Läge der Defekt in dem peripheren Nervensystem, würden beide mimische Bewegungen, unabhängig von dem Ort des Auslösers, asymmetrisch sein.

Ein ähnliches Bild trifft man bei Patienten mit einer Apraxie an, einer Störung gewollter, zielgerichteter und zweckmäßiger Bewegungen trotz intakter Motorik. Betroffene können bei Sprachübungen nicht die Zunge herausstrecken. Das Anfeuchten einer Briefmarke hingegen (automatisierte Motorik, größtenteils lokalisiert im Hirnstamm) gelingt.

Muss ein Schlaganfallpatient seinen Schnürsenkel binden, gelingt es ihm nicht; wird er jedoch abgelenkt, spricht man mit ihm oder denkt er an etwas ganz anderes, glückt es eher.

Im Notfall verfügt der Mensch, sowohl der Gesunde als auch der Kranke, über ungekannte Kräfte. Einem stark emotionalisierten Parkinson-Patienten gelingt es plötzlich, z. B. bei herannahender Gefahr, wenn ein Kind zu fallen droht, adäquat einzugreifen, um das Kind aufzufangen (paradoxe Kinese) (van Cranenburgh 2007).

Visuelle Steuerung kann erstaunlicherweise ebenfalls die Willkürmotorik aktivieren: Ein Parkinson-Patient, der normalerweise langsam und schlurfend geht, hebt auf einmal seine Füße hoch, sieht er ein Hindernis auf dem Boden liegen oder muss er über ein kleines Loch im Boden gehen.

8.3 Motorische Steuerung und Stress

Eine Notfallsituation kann zu gravierenden Fehlentscheidungen führen. Ein Beispiel aus den Medien: Ein Polizeibeamter wurde in Untersuchungshaft genommen, weil er einen jungen Mann mit einem verdächtigen Verhalten erschossen hatte. Laut Aussage des Beamten griff der Mann nach seiner Tasche, nachdem er aufgefordert worden war, sich zu ergeben. Der

Beamte glaubte, der Verdächtige wolle nach einer Waffe greifen, und schoss daraufhin sofort. Die nachvollziehbare, aber unüberlegte Reaktion fand wahrscheinlich auf Hirnstamm- und/oder subkortikaler Ebene statt. Er war nicht in der Lage, die Situation auf kortikalem Niveau zu beurteilen. Angst wird sicherlich eine Rolle gespielt haben. Studien belegen auch, dass in solchen Stresssituationen die Wahrnehmung auf nicht immer realistische Erwartungen reduziert wird.

Jedem sind die reflexartigen Flucht- und Kampfreaktionen in drohenden Gefahrensituationen bekannt. Blitzschnell werden Hormone ausgeschüttet, sodass der Mensch schnellstens über große physische und psychische Kraft und Ausdauer verfügen kann. Schmerzen werden nicht oder erst zeitverzögert empfunden.

8.4 Motorische Steuerung und Sport

Visuelle Steuerung kann erstaunlicherweise ebenfalls die Willkürmotorik aktivieren: Ein Parkinson-Patient, der normalerweise langsam und schlurfend geht, hebt auf einmal seine Füße hoch, sieht er ein Hindernis auf dem Boden liegen oder muss er über ein kleines Loch im Boden gehen.

Auch beim Sport/Hochleistungssport ist die Balance zwischen automatisierter und bewusst gesteuerter Motorik entscheidend.

Konzentriert sich der Sportler zu sehr auf die Details seiner motorischen Aktivität, z. B. bei einem Endspiel, kann es durchaus sein, dass selbst bei einem hohen Chancenplus das Ergebnis hinter den Erwartungen zurückbleibt oder in komplettem Versagen endet, weil der notwendige Automatismus, der durch langwieriges und intensives Training entstanden und im Stammhirn und in basalen Ganglien abgespeichert ist, vorübergehend unterdrückt wurde. Enttäuschende Leistungen beispielsweise von tabellenführenden Fußballmannschaften bei Europa- oder Weltmeisterschaften sind hierauf wahrscheinlich zurückzuführen. Richard Masters spricht in diesem Zusammenhang von der „Hypothese der bewussten Verarbeitung“ (Wulf 2009).

Sich aktiv und bewusst etwas weniger zu konzentrieren und sich mehr auf die automatisierte Kontrolle zu verlassen, könnte dann zu besseren Resultaten führen. Voraussetzung dafür ist die richtige Selbsteinschätzung des Sportlers im Hinblick auf seine motorischen, automatisierten Fertigkeiten. Die richtige Mischung aus Automatik und Willkür ist schwer feststellbar und selbst für einen Coach nicht zu prognostizieren.

8.4.1 Motorische Leistung und Erfolgsdruck

Gabriele Wulf (2009), Professorin am Department of Kinesiology, University of Nevada, Las Vegas/USA, hat in ihrem Buch „Aufmerksamkeit und motorisches Lernen“ weitere überraschende sportliche Leistungen geschildert.

So verblüffte die 16-jährige Eiskunstläuferin Sarah Hughes aus Long Island, New York, bei den Olympischen Winterspielen in Salt Lake City 2002 Freund und Feind mit ihrem unerwarteten Sieg bei der Finalrunde der Damen, nachdem sie im Anschluss an das Kurzprogramm noch auf Platz vier gelegen hatte. Weil der Leistungsdruck („Choking“) weggefallen war, tanzte sie freimütig den Tanz ihres Lebens. Sie lief fehlerfrei und zeigte sieben Dreifachsprünge, eine Leistung an sich! Wie sie selber später sagte, wollte sie „einfach nur Spaß“ haben. Die gefeierte Favoritin für die Goldmedaille dagegen, Michelle Kwan, hielt dem Leistungsdruck nicht stand und stürzte sogar bei einem Dreifachsprung. Und so gewann Sarah Hughes olympisches Gold und Michelle Kwan Bronze.

Auch Easterbrook, Wine, Baumeister und Showers gehen davon aus, dass Leistungsdruck zu Ablenkungen führen kann. Nicht nur die individuelle motorische Leistung kann durch übermäßigen Druck beeinträchtigt werden, sondern auch die ganzer Mannschaften. Baumeister und Steinhilber konnten, nachdem sie die Endspiele mehrerer Jahrzehnte um die US-Meisterschaft im Baseball analysierten, beobachten, dass sich der Vorteil eines Heimspiels bei zu hohem Erfolgsdruck zum Nachteil wenden kann. Die Nervosität der Heimmannschaft und nicht die bessere Spielweise der Gastmannschaft war ausschlaggebend für das Ergebnis (Wulf 2009).

Ein anderes Beispiel ist der Elfmeter beim Fußball, der für einen professionellen Fußballspieler kein Problem sein sollte; dennoch misslingt dieser Strafstoß häufig. So hat Arjen Robben 2012 durch einen Fehlschuss beim Elfmeter maßgeblich zum Misslingen des Champions-League-Endspiels in München beigetragen. Mit der bayerischen Fußballmannschaft erreichte Robben das Finale der UEFA Champions League. Dort verschoss er beim Stand von 1:1 in der ersten Hälfte der Verlängerung einen wichtigen Elfmeter. Bayern München verlor schließlich das Elfmeterschießen mit 3:4 gegen den FC Chelsea (Theweleit 2012).

Nicht nur im Sport, sondern auch bei der Ausübung von Berufen, in denen Feinmotorik entscheidend für das Ergebnis ist, ist dieses Phänomen zu beobachten. Man denke an Musiker, (Mikro-)Chirurgen oder Zahnärzte.

8.4.2 Automatisierte Motorik und Erfolgsdruck

Wozu Automatisierung motorischer Abläufe führen kann, zeigte der legendäre Basketballspieler Harold Levitt (1910–2006), berühmt geworden für seine Freiwürfe. Weil er so klein war (1,63 m), wurde er im Spiel oft gefoult. Deshalb übte er, auch schon als Kind, stundenlang Freiwürfe. Als er dann an Freiwurfwettkämpfen teilnahm, gewann er Stadt-, Bundesstaat- und Weltmeisterschaften. Einen unvergesslichen Höhepunkt erreichte er beim Wettbewerb vom 6. April 1935 im Madison Square Garden, organisiert von der Amateur Athletic Union. Levitt warf hier nacheinander 499 Körbe. Der 500. Wurf misslang, weil „er sich wohl verkrampft habe", wie er im Interview mit Ocala Life Magazine sagte (Wulf 2009).

Gray (2004) konnte aufgrund einer Baseball-Simulationsstudie experimentell belegen, dass erfolgreiche motorische Leistung (in diesem Fall die Baseballschläge) mit weniger Aufmerksamkeit für die Details der Bewegungsausführung einhergingen und die Bewegungskoordination durch Leistungsdruck, welcher Art auch immer, beeinflusst wurde. Die Zeitspanne zwischen dem Anheben und dem Wiederaufsetzen des vorderen Fußes und der Schwungphase des Schlagholzes zeigte größere und mehr Schwankungen in einer „schlechten" Phase als in einer „guten", wo die Leistung optimal ist und die Bewegung automatisch abläuft. Dies zeigt sehr schön, wie der Rückfall in eine bewusstere Form der Bewegungskontrolle infolge des Leistungsdrucks den Bewegungsfluss und damit das Ergebnis erheblich beeinträchtigen kann (Wulf 2009).

Am 18. April 2005 sendete Nevada Public Radio (NPR) im Programm „Fresh Air" ein Interview mit Gary Leffew, einem ehemaligen Rodeo-Bullenreiter (Weltmeister 1970), Schauspieler, Autor und Koordinator für Stunts. In diesem Interview gab Leffew interessante Einblicke in seine Erfahrungen als Bullenreiter:

> **Leffew**: *„Irgendwann war ich richtig gut … Ich hatte gelernt, nicht mehr mit dem Verstand zu arbeiten, ich war auf einer unteren Denkebene, wo alles sehr viel schneller passiert … wenn man auf diese untere Ebene kommt, ist man ungefähr da, wo auch das Tier denkt, und man kann sozusagen mit ihm zusammen denken. Man weiß, wohin der Bulle sich als nächstes bewegen wird, man wird eins mit ihm, man geht mit ihm mit. Das klingt ein bisschen nach Zen, aber es funktioniert wirklich.* **Interviewer**: *Sie sagten vorhin, wenn Sie sich ganz darauf konzentrieren, ihre Sache gut zu machen, … dann lief es schlechter. Was haben Sie gemacht, um ihre Gedanken wieder in andere Bahnen zu bringen?* **Leffew**: *Also, der Grund, weshalb es nicht so gut ging war … obgleich ich nicht weiß, wie der Verstand eigentlich arbeitet … Ich machte mir Sorgen. Wenn man sich Sorgen macht, dann stellt man sich ein Endergebnis vor, ein negatives Endergebnis, und … man denkt so viel und immer wieder darüber nach, dass der Verstand schließlich meint, dass es Realität ist, und dass man möchte, dass es passiert. Dann kann man so gut reiten wie man will, besser als je zuvor im Leben, und ganz plötzlich stellt man sich sozusagen selbst ein Bein, und es haut einen aus dem Spiel. Das ist mir immer und immer wieder passiert, und ich habe nicht begriffen wieso. Ich fing gut an, aber ich kam nicht durch. Und als ich dann allmählich begriff, was diese Art von Eigensabotage ist und wie der Verstand arbeitet, da lernte ich auch, den Gedankengang umzudrehen. Ich dachte daran, wie gut es sich anfühlen würde, wenn ich mit einem großen Bullen perfekt abgestimmt wäre … wie es sich anhört, wenn die Leute begeistert jubeln … dieser Adrenalinstoß, wenn man 1,50 m über dem Boden vollständige Kontrolle über etwas hat, was eigentlich nicht zu kontrollieren ist … Man macht sich ein ganz anderes Bild davon, man geht das immer wieder durch,*

und ziemlich bald wird es real. **Interviewer:** *Das klingt, als wären Sie auf diesem … tonnenschweren, wütenden Bullen, in einer der furchterregendsten, spannungsgeladensten Situationen, die man sich überhaupt vorstellen kann, ganz entspannt.* **Leffew:** *Man ist wirklich entspannt. Wenn man es richtig macht, ist es eine überwältigende Erfahrung, die großartigste überhaupt. Denn dieser Bulle ist so außer Kontrolle und so voller Kraft, aber man ist eins mit ihm. Man ist ganz und gar eins mit ihm, und das ist dann ein unglaublicher Ritt … Ich bin einige Male in die Bande geknallt … Am schlimmsten ist es, wenn man auf den Boden aufschlägt und dieses tonnenschwere Tier ist über einem und tritt auf einen.* **Interviewer:** *Das wird Sie ziemlich gründlich aus diesem Zen-Zustand katapultiert haben.* **Leffew:** *Oh ja, aber wenn man in diesem Zen-Zustand ist, … es passiert dann nicht sehr oft. Immer wenn ich zurückblicke … wenn so etwas passiert, … dann hatte ich den Verstand eingeschaltet.“*

Leffew sagt hier deutlich, dass bewusste Kontrollversuche zu langsam sind und zu einer suboptimalen Leistung führen, gerade beim Bullenreiten nicht ungefährlich (Wulf 2009).

8.4.3 Trainieren unter Erfolgsdruck

Der Bewegungswissenschaftler Raôul Oudejans von der Vrije Universiteit in Amsterdam analysierte mithilfe von Fragebögen die Gedanken und Gefühle vieler Spitzenathleten unterschiedlichster Disziplinen und kam zu dem Ergebnis, dass ein Großteil der Sportler unter hohem Druck anfangen, sich alle möglichen Gedanken zu machen. „Was werden meine Eltern denken, wenn ich versage? Kann ich in der Mannschaft bleiben? Worauf muss ich genau achten? …“ Die Lösung von Oudejans: Trainieren unter ähnlichen Stressniveaus!

So standen beim Dartsport die Sportler auf einer schmalen Ebene 5,5 m über dem Boden, um die Pfeile zu werfen. Kontrollgruppen standen fest und sicher.

Basketballspielern wurde gesagt, zwei Kameras würden die Spiele aufzeichnen, um anschließend von Experten analysiert zu werden. In allen Fällen zeigte sich eindeutig: Trainieren unter Stress führt beim Spielen unter Stress zu besseren Ergebnissen!

Viele Trainer haben mittlerweile diese Methode in ihrer praktischen Arbeit etabliert. So wurde seinerzeit der Schwimmer Michael Phelps angewiesen, im Dunkeln zu trainieren. Als bei den Olympischen Spielen von Peking 2008 beim Schmetterlingsschlag seine Schwimmbrille voll Wasser lief und er nichts mehr sehen konnte, war er dennoch in der Lage, seine Position zu bestimmen und sogar einen Weltrekord aufzustellen. Er gewann seine achte Goldmedaille und brach damit den Rekord von Landsmann Mark Spitz (Mudde 2012).

Der Trainer der koreanischen Fußballnationalmannschaft Guus Hiddink, der angeblich das Verwandeln eines Elfmeters als Lotteriespiel bezeichnete, ließ seine Mannschaft in einem vollbesetzten Stadion trainieren. Beim Elfmeterschießen musste der ausgewählte Spieler, unter dem wachsamen Auge der schreienden Fans, von der Mittelinie zum Elfmeterpunkt gehen. (Elf Meter stellen hier eine lange Strecke dar, die genügend Zeit für viele Gedanken zulässt!) Im Viertelfinale gegen Spanien dann, bei der Weltmeisterschaft 2002, waren alle fünf Elfmeter der koreanischen Mannschaft ein Volltreffer. Zufall? (Mudde 2012).

Wahrscheinlich wären die Fußballspieler generell erfolgreicher, wenn sie mit einer gelasseneren Haltung und auf den motorischen Automatismus vertrauend einen Elfmeter schießen würden.

Raôul Oudejans steht mit seiner Ansicht nicht alleine. Unter hohem Leistungsdruck zu versagen, kann man vermeiden, indem man in Situationen übt oder trainiert, die ein beachtliches Maß an Selbst-Bewusstheit fordern. Beilock und Carr (2001) filmten eine Gruppe, die das Putten beim Golf unter Druck übte. Den Versuchspersonen wurde mitgeteilt, dass professionelle Golflehrer die Filmaufnahmen auswerten würden. An diesen Test anschließend absolvierte die Gruppe einen weiteren Test unter größerem Erfolgsdruck: Sollte sich die Leistung dabei um 20 % verbessern, winkte ein finanzieller Gewinn. Verglichen mit einer Kontrollgruppe und einer Gruppe, die eine ablenkende Zweitaufgabe erledigen musste, zeigten die Teilnehmer der Testgruppe eine tendenzielle Leistungssteigerung, während die Leistungen der Teilnehmer aus den anderen Gruppen sogar sanken. Beim Putten wurde die Leistung unter Erfolgsdruck durch Training mit Zweitaufgaben eher nachteilig beeinflusst. Wiederholte Trainingssituationen mit hohem Selbsfokus dagegen führten zur Leistungssteigerung.

Lewis und Linder (1997) untersuchten auf ähnliche Weise den Einfluss auf Leistung durch druckerhöhende Zweitaufgaben: Ablenkung durch eine Zweitaufgabe oder Erhöhung des Drucks durch Steigerung des internen Fokus.

Als Zweitaufgabe wurde die eine Hälfte der Probanden gebeten, von 100 an rückwärts zu zählen, während sie ihre eigentliche Aufgabe erfüllten. Bei der anderen Hälfte wurden aufgabenbegleitend lediglich Videoaufnahmen zur Steigerung des Selbstfokus gemacht. Die Ergebnisse zeigten hier, dass die Probanden, welchen einer Zweitaufgabe gestellt wurden, angeblich bessere Leistungen erzielten als diejenigen, die zu intensiverem Selbstfokus gezwungen waren. Durch Steigerung der kognitiven Belastung oder durch Gewöhnung (Training) an Leistung unter Erfolgsdruck konnte aber die Leistungsfähigkeit gesteigert werden.

Dass „zu viel nachdenken" über eine Bewegung oder motorische Aktivität für gut Geübte sehr nachteilig sein kann, zeigt folgendes Experiment. Beilock (Beilock et al. 2004) ließ einer Gruppe Golfer beim Putten beliebig viel Zeit, Teilnehmer einer anderen Gruppe mussten innerhalb von 3 Sekunden putten, nachdem sie ihre korrekte Position gefunden hatten. Erfahrene Golfer zeigten bessere Ergebnisse unter Zeitdruck als innerhalb eines beliebig großen Zeitrahmens. Golfanfänger dagegen waren ohne Zeitdruck erfolgreicher (Wulf 2009)

8.5 Motorische Steuerung und Musik

Ähnliche Ergebnisse zeigen Tests aus dem Bereich Musik. Wan und Huon (2005) ließen in drei Gruppen aufgeteilte musikalische Anfänger, denen die Grundlagen der Musik wie Notenlesen und Rhythmik bekannt waren, unter unterschiedlichen Bedingungen an einem Keyboard üben: Die erste Gruppe erhielt eine Einzelaufgabe, wobei nur am Keyboard geprobt wurde; die zweite Gruppe bearbeitete eine Doppelaufgabe, bei der gleichzeitig ein anderes Musikstück mit abweichendem Tempo zu hören war. Der dritten Gruppe wurde eine musikalische Aufgabe mit gleichzeitigen Videoaufnahmen *und* der Anweisung „Achten Sie genau darauf, was Sie machen" zugewiesen. Ähnlich wie bei Beilock und Carr zeigten die Schüler der dritten Gruppe, welche unter dem größten Leistungsdruck arbeiteten, ein deutlich besseres Ergebnis gegenüber den anderen.

Literatur

Beilock SL, Carr TH (2001) On the fragility of skilled performance: what governs choking under pressure. J Exp Psychol 130(4):701–725. https://doi.org/10.1037//0096-3445.130.4.7011

Beilock SL, Kulp CA, Holt LE, Carr TH (2004) More on the fragility of performance: Choking under pressure in mathematical problem solving. J Exp Psychol 133:584–600

Blackmore S (2006) Conversations on consciousness. Oxford University Press, Oxford, S 245–257

Cotman CW, Lynch GS (1990) The neurobiology of learning and memory. In: Eimas PD, Galaburda AM (Hrsg) Neurobiology of cognition. The MIT Press. Classic, Cambridge

van Cranenburgh B (2007) Neurorehabilitation, 1. Aufl. Elsevier GmbH, München

Dewey J (2004) In: Hickman LA, Neubert S, Reich K (Hrsg) Zwischen Pragmatismus und Konstruktivismus, 1. Aufl. Waxmann, Münster

Dudel J, Menzel R, Schmidt RF (2000) Neurowissenschaft – von Molekül zur Kognition, 2. Aufl. Springer, Berlin/Heidelberg, S 42

Fetz E, Cheney P (1987) Functional relations between primate motor cortex cells and muscles: fixed and flexible, 1987. In: Neurorehabilitation, van Cranenburgh B (2007) 1. Aufl. 2007. Elsevier GmbH, München

Gray R (2004) Attending to the execution of a complex sensorimotor skill: Expertise differences, choking, and slumps. J. Exp. Psychol. Appl. 10, 42–54

Horgan J (2002) More than good intentions: Holding fast to faith in free will. Essay The New York Times, 31 December 2002

Kolk H (2012) Vrije will is geen illusie. Bert Bakker, Amsterdam

Leonard CT (1988) The neuroscience of human movement. Mosby, USA

Lewis BP, Linder DE (1997) Thinking about choking? Attentional processes and paradoxical performance. Sage J 23(9):937–944. https://doi.org/10.1177/0146167297239003

Mudde T (2012) Knikkende knietjes, de Volkskrant, Wissenschaftsmagasin, 9. Juni 2012

Theweleit D (2012) „Es tut mir wirklich leid". Spiegel Online: http://www.spiegel.de/sport/fussball/bayerns-arjen-robben-verschiesst-elfmeter-beim-0-1-gegen-borussia-dortmund-a-827039.html/. Zugegriffen am 06.06.2015

Tsukahara N, Oda Y (1981) Appearance of new synaptic potentials at corticorubral synapses after the establishments of classical conditioning. Proc Jap Acad Sc Series B 57:389–384

Wan CV, Huon GF (2005) Performance degradation under pressure in music: an examination of attentional processes. Psychol Music 33:155–172

Wulf G (2009) Aufmerksamkeit und motorisches Lernen. Urban und Fischer, München

Okulomotorik – Motorik der Augen

9

Inhaltsverzeichnis

Augen initiieren Motorik
Das Auge ist eine Schöpfung des Lichtes. Ein Frühgeborenes kann Helligkeit und Dunkelheit unterscheiden, erst später entwickelt sich die Fähigkeit, Farben wahrzunehmen. Sehen *wollen* führt zu sehen *können*. Goethe: „*Das Auge hat sein Dasein dem Licht zu danken. Aus gleichgültigen tierischen Hilfsorganen ruft sich das Licht ein Organ hervor, das seinesgleichen werde, und so bildet sich das Auge am Lichte fürs Licht, damit das innere Licht dem äußeren entgegentrete*" (Oonk 1988).

9.1 Muskulatur der Augen

Die Motorik der Augen wird durch drei antagonistische, am äußeren Augapfel befindliche Muskelpaare kontrolliert, die sich ähnlich wie quergestreifte Skelettmuskeln verhalten. Sie unterscheiden sich von diesen Skelettmuskeln einschließlich des Herzmuskels durch ausgeprägte Ausdauerfähigkeit und außergewöhnlich gute Durchblutung. Somit besitzen sie eine hervorragende Sauerstoffkapazität und eine hochspezialisierte Innervation.

Die äußeren Augenmuskeln haben im Vergleich zu den Skelettmuskeln einen sehr komplexen Feinbau. Sie weisen, neben den zwei üblichen Fasertypen der Skelettmuskulatur, den „Slow-Twitch-Fasern" und den „Fast-Twitch-Fasern", einen weiteren Fasertyp auf: die sogenannten „Non-Twitch-Fasern", die bei Amphibien und Vögeln weit verbreitet sind, beim Menschen außer in der Augenmuskulatur nur noch in der Larynxmuskulatur vorkommen. Die Slow- und Fast-Twitch-Fasern sind einfach innervierte Muskelfa-

P. Geraedts, *Motorische Entwicklung und Steuerung*, https://doi.org/10.1007/978-3-662-58296-1_9

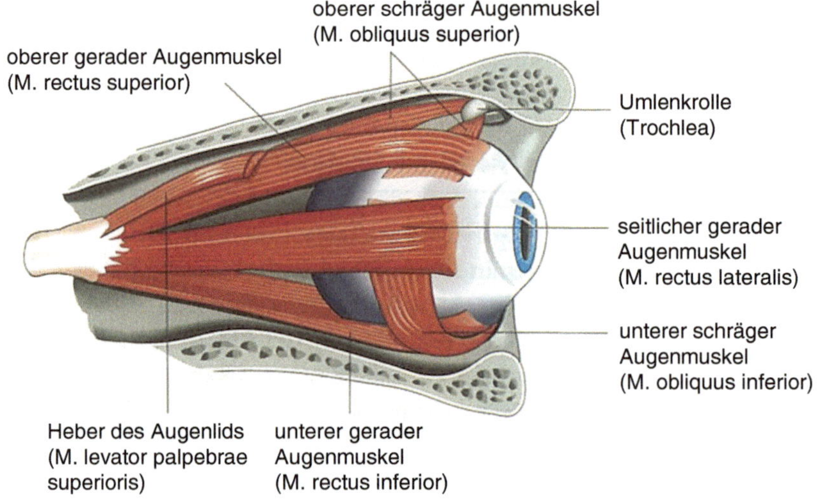

Abb. 9.1 Die äußeren Augenmuskeln. (Aus Spornitz 2010; Zeichnung Dr. Michael und Christiane von Solodkoff, Neckargemünd)

sern, das heißt, sie reagieren auf einen elektrischen Reiz mit dem „Alles-oder-nichts-Prinzip". Dies führt zu einer schnellen Kontraktion und dient in erster Linie dann auch den schnellen phasischen Augenbewegungen. Sie werden von relativ dicken (7–11 µm) Nervenfasern innerviert, während die Non-Twitch-Fasern mehrfach von dünnen (3–5 µm) myelinisierten Nervenfasern erregt werden. Die motorische Endplatte ist in kleine, verzweigte Untereinheiten aufgeteilt, sogenannte „En grappe-Endplatten", die sich diffus über den gesamten Muskel verteilen. Sie ermüden nicht und antworten auf einen elektrischen Reiz mit einer langsamen, tonischen Kontraktion, die sich nicht über den ganzen Muskel ausbreitet. Zusätzlich kann der Muskeltonus über einen längeren Zeitraum mit relativ wenig Energieaufwand gehalten werden (Nouriani 2008) (Abb. 9.1).

Der obere gerade Augenmuskel bewirkt vornehmlich die Hebung eines Auges und sein Antagonist, der untere gerade Augenmuskel, seine Senkung. Beide Augenmuskeln bewirken jeweils die entgegengesetzte Aktion des anderen, sind also gleichsam Antagonisten.

Unterstützt werden sie von den schrägen Augenmuskeln; der mittlere und der äußere Augenmuskel bewegen das Auge nach innen zur Nase hin und nach außen; der obere und der untere schräge Augenmuskel sind primär verantwortlich für die Torsionsbewegung des Augapfels in der Augenhöhle und unterstützen die Bewegung nach oben und unten.

Dazu gibt es noch den Lidhebemuskel, der *automatisch* aktiviert wird, sobald sich das Auge nach oben dreht, um den Blickwinkel nach oben zu vergrößern. Der obere gerade Augenmuskel und der Lidhebemuskel werden beide vom III. Hirnnerv innerviert, sind daher eng miteinander verbunden und führen automatische, assoziierte Bewegungen aus. Auch der mimische Stirnmuskel, der die Stirn runzelt, kann bewusst mit eingesetzt werden beim Emporschauen. Dies ist allerdings keine assoziierte Bewegung, sondern eine bewusste, willkürliche Aktivität.

Die innere Augenmuskulatur unterliegt als glatte Muskulatur der *unbewussten* Steuerung, da sie der Akkomodation und Pupillomotorik dient. Durch Veränderung der Augenblickachsen kann das Auge einen Gegenstand sowohl in der Ferne (Divergenz) als auch in der Nähe (Konvergenz) scharf sehen. Konvergenz geht immer mit der Kontraktion des in jedem Auge paarig angelegten glatten Ziliarmuskels und einer Pupillenverengung einher, wodurch die Krümmung der Linse verändert wird und das Auge in unterschiedlichen Distanzen scharf sehen kann.

9.2 Motorische Steuerung

Die äußeren Augenmuskeln werden von drei Hirnnerven, welche alle im Mittelhirn entspringen, motorisch gesteuert. Der III. Hirnnerv (N. oculomotorius) steuert die Augen- und Augenlidbewegung und den Ziliarmuskel, zuständig für die Akkommodation des Auges. Der IV. Hirnnerv (N. trochlearis) lenkt die oberen schrägen Augenmuskeln und tritt als einziger Hirnnerv dorsal am Hirnstamm aus. Der VI. Hirnnerv (N. abducens) ist zuständig für die äußeren geraden Augenmuskeln, die das Auge nach außen bewegen.

Die Augenmuskeln unterliegen einer ständigen Innervation, die selbst im Schlaf nie vollkommen erlahmt. Jeder Augenmuskel wird dabei von etwa 1000 sogenannten Motoneuronen stimuliert. Jedes Motoneuron verzweigt sich im Muskel und kann unterschiedlich mit 4–40 Muskelfasern eine motorische Einheit bilden.

Die Zugkraft eines Augenmuskels erhöht sich, wenn entweder motorische Einheiten, die anfangs inaktiv waren oder zwar tätig, aber nicht gänzlich ausgelastet, zugeschaltet werden. Somit lässt sich die Entladungsfrequenz um bis zu 300 Entladungen pro Sekunde steigern. Bei geringer Aktivität werden zuallererst kontinuierlich niederschwellige motorische Einheiten aktiviert und zunehmend hochschwellige in Muskelzugrichtung (intensivere Augenmuskelaktivität). Die Bewegungen der Augen kommen durch eine reziproke Änderung der Innervation der Augenmuskeln nach dem Gesetz von Sherrington zustande. Dieses Gesetz besagt, dass die Innervation eines Antagonisten, und damit die Muskelkraft dieses Gegenspielers, in dem Maße nachlässt, in dem die des Agonisten zunimmt. Wird das Auge nach oben bewegt, werden bereits aktivierte motorische Einheiten des oberen Augenmuskels mehr ausgelastet und zusätzlich noch nicht aktivierte motorische Einheiten angeregt. Die Innervation des unteren Augenmuskels als Gegenspieler verringert sich, womit die Bewegung nach oben erleichtert wird. Höhere Prozesse steuern im Gehirn die Feinabstimmung, damit koordinativ glatt verlaufende Augenbewegungen entstehen. Dieses Phänomen gilt auch gleichermaßen für die gegenüberliegenden Synergisten und Antagonisten des anderen Auges, so das Hering'sche Gesetz der seitengleichen Innervation. Bewegt sich das eine Auge nach rechts, bewegt sich das andere Auge parallel dazu ebenfalls nach rechts (Berke 1999; Naish und Syndercombe Court 2015).

Die Augenbewegungen werden teilweise reflektorisch von einem supranukleären System im Mittelhirn gelenkt, teilweise willkürlich durch Signale aus dem vorderseitig gelegenen Augenfeld des Frontalhirns. Die meisten alltäglichen Augenbewegungen geschehen automatisch, aber bewusste Steuerung entsteht, sobald erhöhte Aufmerksamkeit oder eine gezielte Blickwendung gefordert ist.

Reflektorische Steuerung der Augenbewegung wird durch sensorische Information aus der Netzhaut ausgelöst, die „fühlt“, wie die Augenbewegung reguliert werden soll. Bei Blickzielbewegungen soll ein Bild in der Fovea centralis fixiert werden, damit es deutlich konturiert wahrgenommen werden kann. Bewegt sich das gesamte visuelle Umfeld, beispielsweise wenn wir uns selbst fortbewegen (optokinetischer Reflex), ist die Geschwindigkeit der Bildverschiebung über die Netzhaut der Auslöser für reflektorische Steuerung. Dieser Mechanismus stabilisiert das Blickfeld.

Bei langsamen Augenfolgebewegungen („smooth pursuit eye movement“) ist es eine Kombination aus den vorgenannten Regelmechanismen. Bei Di- und Konvergenzen sind es die Verschiedenheit und die Schärfe der Abbildung.

All diese Werte werden an die einzelnen Regelzentren im Zentralnervensystem übermittelt, wo, nach einem Vergleich mit den ankommenden Signalen, eine motorische Reaktion der Augenmuskeln ausgelöst wird (Berke 1999; Naish und Syndercombe Court 2015).

9.3 Augenmotorik und Vestibularorgan

Auch eine Stimulation des Vestibularorgans im Innenohr kann reflektorische Augenbewegungen erzeugen. Fasern aus den Vestibulariskernen schalten dann im Hirnstamm (Formatio reticularis) weiter auf motorische Nervenfasern, welche die Augenmuskeln ansteuern, und auf Fasern, die weiter zum Kleinhirn und Thalamus bis hin zum Kortex verlaufen. Über diesen vestibulookulären Reflex (VOR) kann ebenfalls eine Blickrichtung bei schnellen Bewegungen des Kopfes stabilisiert werden. Dreht der Kopf nach rechts, richten sich die Augen automatisch nach links, soll der Blick nach vorne gewendet sein. Auch starke akustische Signale rufen eine reflektorische Augenbewegung hervor: Man zuckt zusammen und schließt die Augen (Nonnenbacher 2018; Naish und Syndercombe Court 2015).

9.4 Blickrichtung

Zur Änderung der Blickrichtung können die äußeren Augenmuskeln in einem komplexen Zusammenspiel die Augäpfel in alle Richtungen bewegen. Entwicklungsgeschichtlich betrachtet dienten die äußeren Augenmuskeln ihrem Ursprung nach nicht den zielgerichteten Blickbewegungen der Augen, sondern bei Kopf- oder Körperbewegungen der Ruhigstellung der Bilder auf der Netzhaut. Erst mit der Ausbildung der Fovea centralis, das ist die Stelle der Netzhaut mit der stärksten Repräsentation im visuellen Kortex, die damit die schärfste Sehfähigkeit aufweist, entwickelte sie sich zunehmend als Instrument für Blickbewegungen. Sie richtet die Gesichtslinie, die von der Fovea centralis als *motorischer Nullpunkt* ausgeht, millimetergenau auf das anvisierte Objekt aus und sorgt außerdem dafür, dass sich die Stellung der Augen zueinander in einem stabilen Gleichgewicht befindet (Berke 1999). Nur so kann das Bild des rechten Auges genau über das Bild des linken Auges gelegt werden. Die Überlappung der Sehfelder beider Augen macht auf diese Weise erst das Tiefensehen möglich.

> Die Fovea centralis oder Sehgrube ist eine im Zentrum des sogenannten gelben Flecks (*Macula lutea*) gelegene Einsenkung (beim Menschen ~1,5 mm Durchmesser), an der die Netzhaut bei Säugetieren die schärfste Sehfähigkeit aufweist. Sie besteht ausschließlich aus Zapfen, wodurch die Sehkraft in der Dämmerung nur auf Schwarz-Weiß-Sehen beschränkt ist.

Da nur in der Netzhautgrube (Fovea) Objekte etwa von der Größe eines Daumennagels im Abstand einer Armlänge scharf zu sehen sind, macht der gesunde Erwachsene beim natürlichen Sehen unbewusst 3–5 Blicksprünge (Sakkaden) pro Sekunde, um ein größeres Gesichtsfeld scharf erfassen zu können. Testen Sie selbst: Schauen Sie auf ein Wort dieses Textes und versuchen Sie, das Wort daneben zu lesen, ohne die Augen zu bewegen.

Diese optomotorischen Zyklen von Fixation und Blicksprüngen, vergleichbar mit einem Stop-and-go-Verkehr, bilden den Baustein für die Sehfähigkeit. So werden alle interessanten Dinge nacheinander in Einzelbildern angeschaut und im Gehirn zu einem Gesamtbild zusammengesetzt, weshalb man dann auch tatsächlich „sehen“ kann. Mit einer Häufigkeit von 1–3 Mikrosakkaden (schnelle Blicksprünge) pro Sekunde sind die äußeren Augenmuskeln die aktivsten Muskeln im menschlichen Körper (Berke 1999; Nonnenbacher 2018).

Wo sich bei normalen Sakkaden der Blick auf einen Gegenstand richtet, wird die Blickrichtung bei den Mikrosakkaden lediglich leicht nachjustiert. Sie folgen einem erkennbaren, schnellen Rhythmus und heben auch Punkte außerhalb des fokussierten Objekts hervor. Auf diese Weise wird die Umgebung kontrolliert, selbst wenn die Augen eigentlich beschäftigt sind. So können wir unsere aktive Wahrnehmung sofort an Änderungen in unserer Umgebung anpassen (Chen et al. 2015).

Laura Fademrecht vom Max-Planck-Institut für biologische Kybernetik in Tübingen untersuchte in einem Experiment die menschliche Sehfähigkeit im Randbereich des Sichtfeldes, wo das Sehvermögen aufgrund der schlechten Auflösung schnell abnimmt. Dazu setzte sie Probanden vor eine 3 Meter hohe, gebogene Panorama-Leinwand, die ein Blickfeld von 230 Grad abdeckt. Das visuelle Feld vermittelte die Illusion, selbst Teil der virtuellen Szene zu sein. Am Sichtfeldrand führten grafisch vereinfachte menschliche Figuren verschiedene Bewegungen aus, wobei die Forscher die Blickrichtungen der Versuchsteilnehmer kontrollierten.

Die Probanden konnten Bewegungen der Strichmännchen, die 45 Grad von der Blickrichtung entfernt waren, mit gleicher Genauigkeit erkennen wie deren Handlungen in der direkten Blickrichtung. „Diese Studie zeigt, dass wir menschliche Handlungen in der Peripherie besser wahrnehmen als bisher gedacht“. Fademrecht erkennt in dieser Fähigkeit einen basalen Schutzmechanismus: „Handlungen anderer Menschen aus den Augenwinkeln erkennen zu können ist vermutlich deshalb so wichtig, weil wir dadurch frühzeitig erkennen, ob eine sich nähernde Person gute oder schlechte Absichten hat" (Fademrecht et al. 2016).

Muss man beispielsweise ein bewegliches, vorbeiziehendes Objekt während einer Autofahrt erfassen, folgen die Augen mit vielen kurzen Bewegungen der vorbeiziehenden Landschaft. Die Bildinformationen einzelner Lichtsinneszellen werden dabei im Gehirn miteinander verglichen – und zwar zeitverzögert. Um die visuellen Reize in ein Steuersignal für die Augenmuskulatur umzuwandeln, verschlüsseln Nervenzellen im hinteren Scheitellappen die Information über die Geschwindigkeit, die Sehreize aus der Umgebung treffen auf die Netzhaut und die motorischen Signale für die Augenmuskulatur werden ausgelöst. So passt sich die Geschwindigkeit der Augenbewegung an die Umgebungsgeschwindigkeit an, und wir sind in der Lage, die vorbeiziehende Landschaft scharf zu erkennen oder einem schnellen Ball beim Tennisspiel visuell zu folgen (Brostek et al. 2015).

Das Abtasten des Gesichtsfeldes mit Blicksprüngen wird während der ersten Lebensjahre erlernt und erfolgt normalerweise automatisch, das heißt ohne unser bewusstes Dazutun. Dabei kommt es auf einen „Augenblick" mehr oder weniger und auf die Zielgenauigkeit meist nicht so sehr an. Wenn man allerdings besonders schwierige Aufgaben zu lösen hat, bei der z. B. die Augen etwas sehr Kleines exakt sehen sollen, wird eine hohe Anforderung an die Fähigkeit, die Blickrichtung zu fixieren, gestellt. Verlangt die Aufgabe dagegen die Suche nach einem bestimmten Gegenstand unter vielen anderen oder das Erlernen komplizierter bzw. komplexer Bewegungen, so müssen wir unseren Blick blitzschnell springen lassen können.

Die Qualität des statischen Sehens wird in erster Linie durch die Sehschärfe bestimmt. Aber man muss auch schnell genug sehen können, bedenkt man, dass durch die dauernden Blicksprünge 3–5 Bilder pro Sekunde an das Gehirn gesendet werden. Die Wahrnehmung schneller zeitlicher Prozesse (wie z. B. bei der Bewegungswahrnehmung) wird als dynamisches Sehen bezeichnet. Mit 15 Jahren ist das durch die Blickmotorik gestützte Bewegungssehen ausgereift, also in dem Alter, wo sich generell die Motorik stabilisiert und verfeinert hat (Fischer et al. 1997). Im Laufe des Lebens, zwischen 15 und 60 Jahren, vermindert sich die Blickmotorik um fast die Hälfte.

9.5 Beidäugiges Sehen

Um gut sehen zu können – man denke an die Bearbeitung von Texten am Bildschirm – ist das reibungslose Zusammenspiel beider Augen von zentraler Bedeutung, vergleichbar mit der Koordinationsleistung der Hände. Denn auch hier ist bei schaffender Tätigkeit das Zusammenspiel *beider* Hände unentbehrlich!

Heutzutage arbeitet ein Großteil der Beschäftigten an einem PC; im Lesen besteht die hauptsächliche Arbeitsaufgabe. Die Arbeitswissenschaft hat sich bis jetzt nur wenig damit auseinandergesetzt, welche Augenbewegungen beim Lesen stattfinden. Man ging einfach davon aus, dass diese Prozesse quasi automatisch ablaufen und man sich deshalb eine eingehendere Analyse sparen könne.

Stephanie Jainta, Mitglied der Forschungsgruppe „Individuelle Sehleistungen" am Leibniz-Institut für Arbeitsforschung in Dortmund (IfADo), hat nun versucht, in Kooperation mit Leseforschern an der britischen Universität Southampton diese Augenbewegungen zu analysieren, um zu klären, welche Vorteile das beidäugige Sehen beim Lesen im Vergleich zum Lesen mit nur einem Auge hat.

Bislang vermutete man die Qualität des binokularen Lesens „lediglich bei der Wahrnehmung als frühe Phase menschlicher Informationsverarbeitung", die automatisch auf Hirnstamm- und subkortikaler Ebene stattfindet. Ein und dasselbe Signal wird gleich verdoppelt im Gehirn aufgenommen. Jainta und ihre britischen Kollegen konnten experimentell belegen, dass sich dieser Vorteil bei Erwachsenen auf der Ebene der Hirnrinde (kortikale Ebene) fortsetzt, wo die eigentliche Informationsverarbeitung, die dem Textverständnis dient, stattfindet. Besonders deutlich wurde das bei sich wiederholenden Wörtern, die schneller verarbeitet wurden, als seltene und daher prinzipiell langsamer zu erfassende Wörter. Optimierung der sekundären Wahrnehmungsbedingungen bei computerunterstützter Textverarbeitung, wie Schriftgröße oder Beleuchtung, haben also einen wesentlich geringeren Einfluss auf die Lesegeschwindigkeit (Jainta et al. 2014).

9.6 Dominanz eines Auges

Bei gesunden Augen lässt sich, genau wie bei den Händen, eine Seitigkeit feststellen, das heißt, ein Auge dominiert über das andere. Mit dem dominanten Auge guckt man z. B. durch ein Fernrohr. Ist das rechte Auge dominant, spricht man von rechtswendigem Sehen oder rechtswendiger Blickrichtung, ist das linke Auge dominant, von linkswendigem Sehen. Stimmt die Seitigkeit des Auges mit der Seitigkeit der Hand (Händigkeit) überein, ist die Seitigkeit eindeutig. Linkswendiges Sehen bei Rechtshändigkeit oder umgekehrt, wird als Kreuzdominanz und in der Regel als ungünstig bezeichnet. Zielen Sehen und Handeln nicht in dieselbe Richtung, haben Kinder beinahe immer Probleme beim Lesen, Schreiben und auch Rechnen (Mildenberger o. J.).

9.7 Trainieren der Blickfähigkeit

Die Blickfähigkeit kann man trainieren und verbessern. Was im Sport und in der Musikerziehung schon längst anerkannt ist, gilt auch hier: Kann ich etwas nicht so gut, muss ich üben. Das Gehirn ist in besonderem Maße lernfähig, weshalb auch in den Bereichen der Verarbeitung von Sinneswahrnehmung und Blicksteuerung ein Training naheliegend ist (Trautmann o. J.).

Das Freiburger Blickzentrum (www.blicklabor.de) hat zu diesem Training ein kleines Gerät mit dem Charakter eines Computerspiels entwickelt, den „FixTrain". Hiermit können täglich das dynamische Sehen, die Blicksteuerung, die Konzentrationsfähigkeit und die Ausrichtung der Aufmerksamkeit trainiert werden. Der FixTrain benutzt eine einfache visuelle Wahrnehmungsaufgabe, die nur bei aufmerksamem Hinschauen mit genügender Genauigkeit gelöst werden kann. Mithilfe dreier Programme können die stationäre Fixierung des Blickes und die zeit- und ortsgenauen Blicksprünge sowohl in Reizrichtung (reflexiv) als auch entgegen der Reizrichtung (willentlich) geübt werden. Der Schwierigkeitsgrad der Aufgaben wird automatisch vom Gerät an den Trainingsstand des Nutzers angepasst (Trautmann o. J.).

▶ Auch bei (Hochleistungs-)Sportlern ist es sinnvoll, die Dominanz des Auges zu kennen.

Der ehemalige Sportlehrer Gijs Segers hat eine stroboskopische Brille entwickelt, um die Sehfähigkeit zu trainieren. Das systematische Trainieren des schwächeren Auges („Eye-Gym") führte bei Hockeyspielern zu einer Verbesserung der visuellen Fähigkeiten um 9,8 %, einer Reduzierung der Reaktionszeit um 9,4 % und einer Verbesserung der Auge-Hand-Koordination um 8,7 %. Die Zahl der Wahrnehmungen pro Zeiteinheit steigerte sich außerordentlich um sogar 65 %! Das Training basiert auf der in Japan von Tetsuya Tamura, entwickelten LCD-Shutter-Brille, deren Gläser aus zwei Flüssigkristallflächen, die mit einer Frequenz zwischen 5 bis 150 Mal pro Sekunde blinken können, bestehen und stereoskopisches Sehen, also 3D-Sehen ermöglicht. Zum Einsatz kommt diese Brille unter anderem in Fabriken, um am Fließband schneller Fehler in der Produktion zu erkennen. Die „Blinkerbrille" wurde ebenfalls schon bei Kindern mit Dyslexie oder einem Rückstand in der Sprachentwicklung getestet. Auch die Wahrnehmung der Peripherie, also der Umgebung, konnte mit ihr verbessert werden (Misset 2015a, b).

Literatur

Berke A (1999) Biologie des Auges, 2. Aufl. WVAO Wissenschaftliche Vereinigung für Augenoptik und Optometrie e.V. Mainz Bibliothek Bd 10

Brostek L, Büttner U, Mustari MJ, Glasauer S (2015) Eye velocity gain fields in MSTd during optokinetic stimulation. Cereb Cortex 25(8):2181–2190. https://doi.org/10.1093/cercor/bhu024

Chen CY, Ignashchenkova A, Thier P, Hafed ZM (2015) Curr Biol 25:2065–2074. Elsevier Germany. https://doi.org/10.1016/j.cub.2015.06.022

Fademrecht L, Bülthoff I, de la Rosa S (2016) Action recognition in the visual periphery. J Vis 16:33. https://doi.org/10.1167/16.3.33

Fischer B, Biscaldi M, Gezeck S (1997) On the development of voluntary and reflexive components in human saccade generation. Brain Res 754(1–2):285–297

Jainta S, Blythe H, Liversedge S (2014) Binocular advantages in reading. In: Current biology: CB. 24. https://doi.org/10.1016/j.cub.2014.01.014

Mildenberger F (o. J.) Die Grundlagen: Motorik, Koordination, Seitigkeit von Hand und Auge. www.silbenmethode.de und www.abc-der-tiere.de Lesen und Schreiben lernen mit der Silbenmethode. Mildenberger Verlag GmbH Offenburg. Zugegriffen am 12.02.2016

Misset R (2015a) Na „knipperbril scherper op het veld" De Volkskrant 29.08.2015

Misset R (2015b) Topsporters, train ook je ogen – visuele training in de sport. De Volkskrant 29.08.2015

Naish J, Syndercombe Court D (2015) Medical sciences, 2. Aufl. Saunders Elsevier, London

Nonnenbacher A (2018) Konjugierte Augenbewegungen. Medlexi Berlin. https://medlexi.de/Konjugierte_Augenbewegungen/. Zugegriffen am 04.10.2018

Nouriani A (2008) Neuroanatomische Charakterisierung von Neuronen im Trigeminus-Ganglion, die den extraoculären Augenmuskel des Primaten innervieren. Dissertation, Ludwig-Maximilians-Universität München

Oonk HHN (1988) Osteo- en Arthro-Kinematika, Henric Graaff van Ijssel Verlag, Nederweert

Trautmann M (o. J.) Blicklabor – leichter Lernen lernen. http://www.blicklabor.de/train/training.htm/. Zugegriffen am 23.10.2013

Hand- und Graphomotorik 10

Inhaltsverzeichnis

Denk- und Handarbeit gehen Hand in Hand
Die Motorik der Hände ist eine Motorik ganz besonderer Art. Sie umfasst die hochdifferenzierten und kompliziertesten Bewegungen, zu denen ein Mensch fähig ist. Die Hände dienen zu Anfang der kindlichen Entwicklung helfend dem Mund als primäres Tastorgan eines Säuglings. Alles Fassbare wird zuallererst mit dem Mund geprüft. Gemeinsam mit dem Tastsinn bildet die Bewegungsfähigkeit der Hände und Finger die motorische Basis allen Handelns. Mund und Hand, nicht die Augen, bestimmen im ersten Lebenszyklus das Verhalten des Säuglings (Petruschat et al. 2001; Keppler-Rau 2011).

10.1 Handmotorik und Sprache

Das Baby erkundet seine Umwelt zuerst durch Tasten und Schmecken mit dem Mund, um danach seine Hände zum „Begreifen" und zum Zeigen einzusetzen. Sprechen(lernen) geschieht zeitgleich mit der fortschreitenden Gestik der Hände und der Mimik; kleine Kinder sprechen noch „mit dem ganzen Körper". Beim konzentrierten Arbeiten mit den Händen schieben sie die Zunge aus dem Mund, beim Ausschneiden schwieriger Formen bewegen sich Mund und Kiefer mit (Ellersiek 2015; Keppler-Rau 2011).

Amerikanische Wissenschaftler konnten einen organischen Zusammenhang zwischen Hand- und Mundmotorik nachweisen. Bei neun bewusstlosen Patienten wurde die motorische Aktivität, die Hände zum Mund zu führen und ihn zu öffnen, durch die gezielte Reizung eines bestimmten Areals im Gehirn ausgelöst. Das heißt, dieser Zusammenhang ist genetisch bedingt und bei der Geburt schon vorhanden – Hand-Mund-Motorik bei Säuglingen – (Graziano und Aflalo 2007).

Das Sprachzentrum im Gehirn liegt direkt neben dem für die motorische Steuerung der Hände zuständigen Bereich. Sowohl die feinnervige Mund- wie auch die Handmotorik sind

P. Geraedts, *Motorische Entwicklung und Steuerung*, https://doi.org/10.1007/978-3-662-58296-1_10

im somatosensorischen Kortex überdimensional vertreten.

Selbst im Erwachsenenalter gibt es noch ein deutliches Zusammenspiel von Hand und Mund. Die Hand vor den Mund halten beim Erschrecken oder Staunen, an den Nägeln kauen oder gestenreiches Sprechen sind lebhafte Beispiele. Oder mit den Händen auf den Tisch schlagen, wenn man etwas mit Nachdruck betonen möchte.

Şeyda Özçalışkan und sein Team von der Georgia State University in Atlanta konnten einen aufregenden Zusammenhang zwischen Gestik und Sprache, also zwischen Hand- und Mundmotorik aufzeigen. Obwohl Menschen in der ganzen Welt unterschiedlich gestikulieren, sind Parallelen bei Menschen mit identischer Muttersprache zu beobachten. Bisher war man der Auffassung, Gestik würde wahrscheinlich durch Beobachtung und Nachahmung anderer Menschen mit derselben Erstsprache erlernt. Demgemäß müssten sich Blinde und Sehende unterschiedlicher Gesten bedienen. Şeyda Özçalışkan verglich die Gestik von erwachsenen sehenden Personen mit der Gestik von Personen, die von Geburt an blind waren. Beide verband dieselbe Muttersprache. Überraschenderweise stellte er fest, dass die Gestik der Erblindeten der der Sehenden aus demselben Sprachraum sehr ähnlich war. Wo die sprachspezifische Gestik nicht durch Beobachtung erlernt werden konnte, scheint sie als begleitender Aspekt des Spracherwerbs zu fungieren. So ist zu erklären, dass Menschen einer Sprachgruppe über eine ähnliche Gestik verfügen (Özçalışkan et al. 2016).

Offenbar bietet die Sprache genügend Handhabung, um sich über eine bestimmte Situation oder Aktivität eine gedankliche Vorstellung zu machen und diese über Gestik darzustellen. Bei Sehenden führt ein visuelles Bild zu ähnlicher Gestik.

Die Hand-Arm-Motorik ist also eng verbunden mit Sprache und anscheinend auch eine Voraussetzung, um seine Gedanken zum Ausdruck zu bringen. Denn auch wenn Blinde sich verbal austauschen, ist Gestik ein steter Begleiter.

Gehörlose sind auf ihre Hände, auf Gebärdensprache, angewiesen, um „sprechen“ zu können: Die Deutsche Gebärdensprache (DGS) ist eine reguläre Sprache, die in Deutschland durch das Bundesgleichstellungsgesetz im Jahre 2002 als eigenständige Sprache anerkannt worden ist (Fritsche o.J.; Abb. 10.1).

Auch diejenigen, die die Lautsprache beherrschen, müssen zuweilen auf „Gebärdensprache“ zurückgreifen. Sind wir in einem Land, dessen Sprache wir nicht beherrschen, versuchen wir uns mit Gesten zu verständigen. Die Hände bilden Gegenstände oder beabsichtigte Handlungen nach, die wir vermitteln wollen. Pantomimisch zeigen wir an, ob wir essen oder trinken möchten. Die reduzierten Gesten folgen keiner bestimmten Regel, sondern obliegen der Fantasie der „erzählenden“ Person. Bemerkenswerterweise wird diese Form der Mitteilung von den meisten Menschen verstanden.

10.2 Handmotorik und Kreativität

Der US-amerikanische Neurologe Frank R. Wilson beschreibt in seinem Buch *Die Hand – Geniestreich der Evolution. Ihr Einfluss auf Gehirn, Sprache und Kultur des Menschen* (Wilson 2000) Personen mit außergewöhnlich geschickten Händen, wie etwa Klavier- oder Marionettenspieler und Jongleure, und vertritt die Theorie, dass menschliche Intelligenz und Kreativität gebunden ist an manuelle Fertigkeiten. „Der ‚intelligente‘ Gebrauch der Hand“ ist die „elementare Kraft, die die Entstehung dessen, was wir Verstand nennen, vorantrieb.“ Man denkt also mit den Händen Wilson (2000).

Das Greifen nach und das Manipulieren mit Gegenständen unter visueller Kontrolle wird in der späteren kognitiven Entwicklung des Kindes ein wichtiges Merkmal. Auch die Handgeschicklichkeit entwickelt sich und versetzt schon das Kind in die Lage, Gegenstände zu benutzen und deren physikalische Eigenschaften wie Gewicht, Größe, Härte, Temperatur und Textur zu beurteilen. Im Erwachsenenalter verfügt der Mensch dann über die Fähigkeit, Werkzeuge jeder Art zu benutzen und schöpferisch tätig zu sein.

Erst in den letzten Jahren wird von Neurophysiologen erkannt, wie wichtig der Zusammenhang zwischen Denken, Geschicklichkeit der

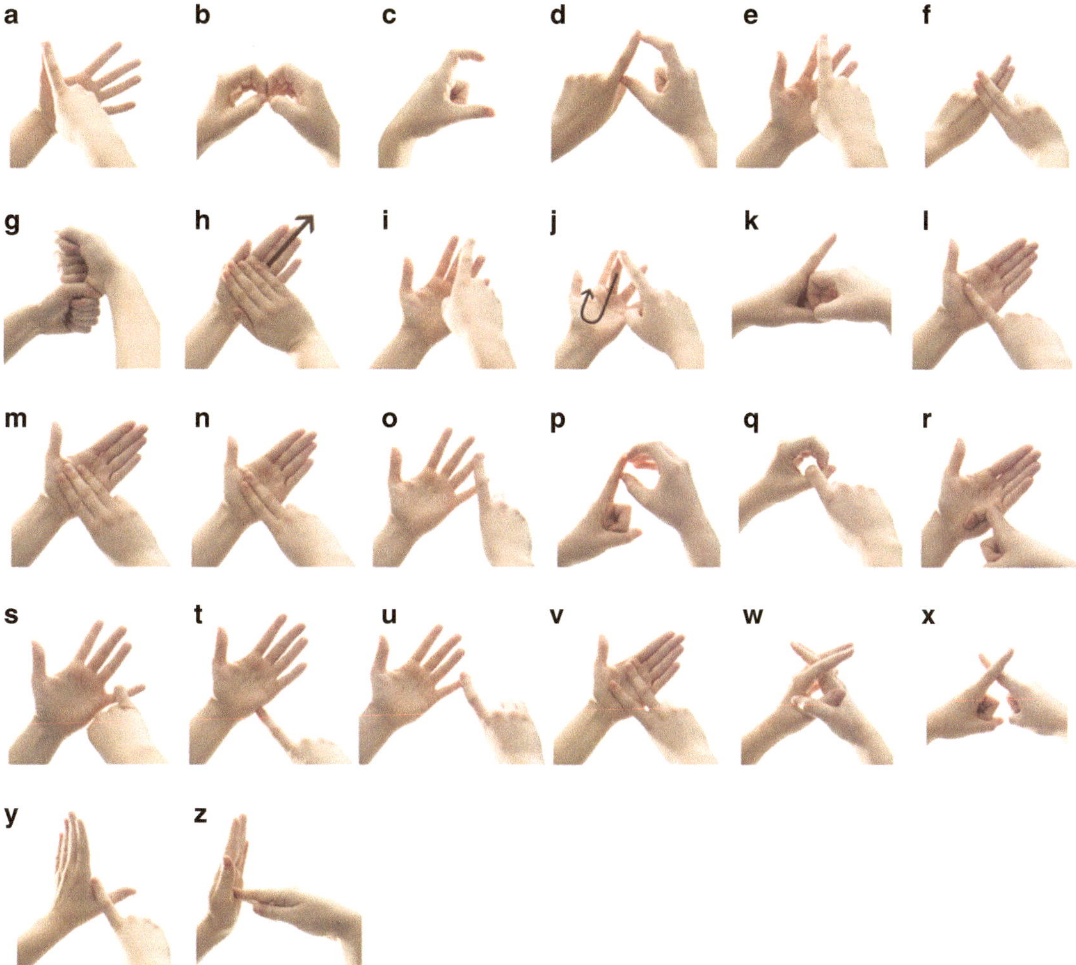

Abb. 10.1 Alphabet der englischen Gebärdensprache. (© P Maxwell Photography, https://www.shutterstock.com)

Hände, Sehfähigkeit und Sprache ist. Kreative schöpferische Gedanken können nur umgesetzt werden, wenn die motorische Geschicklichkeit der Hände ausreichend ist. Die technische Entwicklung unserer heutigen Gesellschaft ist zurückzuführen auf die „Denk- und Handarbeit", welche den Menschen befähigt, sowohl eine Uhr als auch ein Flugzeug zu bauen.

In der heutigen Zeit besteht die Tendenz, die Hände teilweise durch Geräte wie Tastaturen und Voice-Interfaces zu entlasten. Die Fähigkeit der Augen, das Begreifen/Verstehen anstelle der Hände zu übernehmen führt dazu, dass die Gabe der Hände, zu erschaffen und zu erforschen, aus unserem Leben schwindet. Das Erkunden der Wirklichkeit findet mithilfe von audiovisuellen und symbolischen Ordnungen statt. Das Scannen mit den Augen (und teilweise mit den Ohren) z. B. ist zur Metapher für das heutige Wahrnehmen geworden. Das Abtasten von Gegenständen findet auf einer anderen sensorischen Ebene statt: visuell, mit den Augen, anstatt mit den somatosensorischen Händen (Petruschat et al. 2001).

10.3 Entwicklung der Hand- und Graphomotorik

Die Entwicklung der Handmotorik verläuft mit hoher individueller Variabilität und logischerweise parallel mit der Entwicklung der Schultermotorik. Die stabilisierende Motorik der Schulter

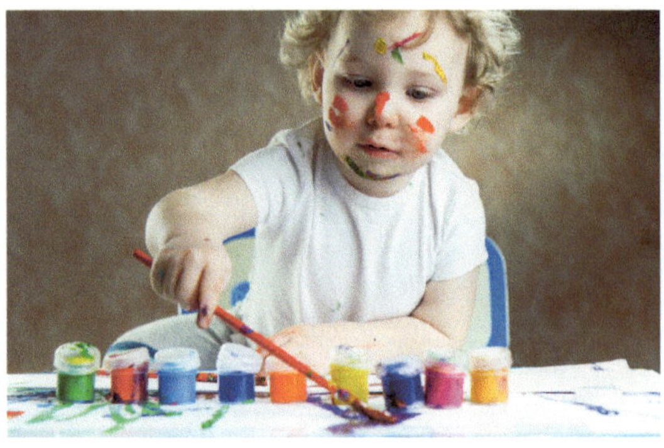

Abb. 10.2 Scherengriff. (© Spass, 134494787, www.shutterstock.com)

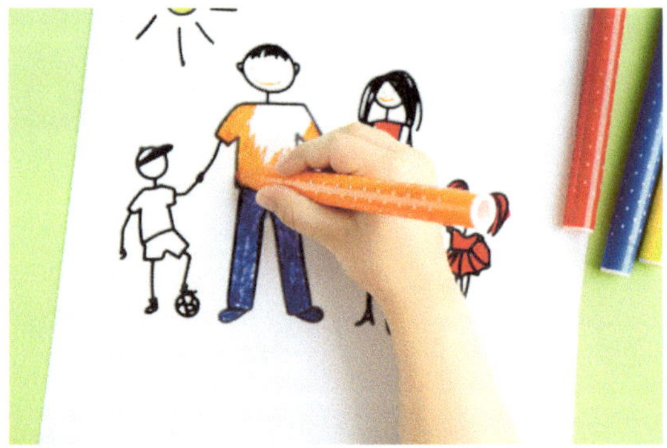

Abb. 10.3 Pinzettengriff. (© Africa Studio, 435955672, www.shutterstock,com)

spielt eine bis jetzt unterschätzte Rolle bei der Führung der Hand und der Finger.Mit 3 Monaten können die Hände eines Kindes in der Mittellinie zusammengebracht werden. Mit 6 Monaten kann ein Spielzeug von der einen in die andere Hand gegeben werden. Das Kind greift noch mit der ganzen Hand, und der Daumen ist den übrigen Fingern gleichgestellt und liegt neben den Fingern. Das Kind kann nur grobmotorisch greifen.

Mit 9 Monaten hat sich der Tastsinn eines Kindes so weit entwickelt, dass es in der Lage ist, Spielzeug und Gegenstände zu untersuchen. Es kann jetzt auch vorsätzlich mit dem Inneren der Hand greifen (Scherengriff, Abb. 10.2); der Daumen ist den anderen Fingern schon gegenübergestellt und Daumen und Finger beugen überwiegend im Grundgelenk. Mit 12 Monaten können kleinere Gegenstände gezielt gefasst und untersucht werden, da das Kind jetzt mit Daumen und Zeigefinger und zunehmender Beugung in den Fingergelenken greifen kann (Pinzettengriff, Abb. 10.3). Die Feinmotorik wird hierdurch enorm erweitert.

Wenn das Kind 15 Monate alt ist, kann es, da sich die Schulterfunktion verbessert hat, auf Aufforderung mehrere Klötze aufeinander stapeln. Mit 18 Monaten versteht es, Gegenstände in eine Dose hineinzulegen oder herauszunehmen. Die Feinmotorik entwickelt sich weiter parallel zu der kognitiven Entwicklung. Feinmotorisch schwierigere Aufgaben können wegen der Fähigkeit, Gegenstände mit den Fingerspitzen zu greifen (Zangengriff, vollständige Beugung aller Fingergelenke) ausgeführt werden. Die Opposition des Daumens dient nun einer besseren Dosierung der Kraft. Mit 4 Jahren hält das Kind einen Malstift richtig zwischen dem 1. und 3. Finger der Hand.

In gleichem Maße, wie sich die Feinmotorik entwickelt, entwickelt sich auch die Sehfähigkeit. So wird die Hand „entlastet", die bis dahin primär alleine den Tastsinn stimulierte (Auge-Hand-Koordination). Andererseits führt die Reifung des Visus zu einer beachtlichen Steigerung des schöpferischen Potenzials der Hände. Die Fähigkeit, mit kleineren Werkzeugen zu arbeiten, bildet sich mit der Entwicklung der Sehfähigkeit enorm weiter.

Die sensomotorische Repräsentation der Hand im Gehirn übertrifft die aller anderen Körperteile, obwohl der motorisch ausführende Apparat relativ klein ist. Die Fläche, die im Gehirn aktiviert wird, deutet auf eine sehr große koordinative Kapazität hin und führt zu immer umfassenderen Handfertigkeiten.

10.4 Motorische Steuerung der Hände

Hände und Füße unterscheiden sich im Hinblick auf die Motorik stark voneinander, wobei die Motorik der Hände der Motorik der Füße eindeutig überlegen ist. Mit den Zehen einen kleinen Ball zu greifen, scheint schier unmöglich, mit der Hand ist diese Aufgabe leicht zu lösen. Die Steuerung der Handmotorik geschieht aus dem primären Motorkortex (M1) im Frontalhirn heraus, wobei das supplementär-motorische Areal zunehmend eine Rolle bei komplexeren Handbewegungen spielt. Bis jetzt war nicht bekannt, wie und wo die spezifische Steuerung der Hände stattfindet. Die Basler Neurobiologin Silvia Arber und ihre Mitstreiter am Friedrich Miescher Institute for Biomedical Research der Universität Basel haben nun untersucht, wo die Spezialisierung einsetzt, welche verschiedenen Nervennetzwerke diese Unterschiede kontrollieren und wie sie dies tun.

Mittels modernster Methoden konnten im Tierversuch hochspezialisierte Verbindungen zwischen Neuronen im Hirnstamm und dem Rückenmark einer Maus sichtbar gemacht werden. So deckten sie ein dreidimensionales Verbindungsraster zwischen Hirnstamm und Motoneuronen im Rückenmark auf.

Dabei wurde deutlich, „dass Nervenzellen im Hirnstamm, die über das Rückenmark mit den Motoneuronen der Vorderbeine (entsprechen beim Menschen den Armen) verbunden sind, in einigen Fällen in anderen Regionen des Hirnstammes sitzen als diejenigen der Hinterbeine (Arber 2017)." Die Ansteuerung der vorderen Extremitäten trat in einer Region des Hirnstamms mit der Bezeichnung MdV besonders auffällig hervor.

So waren bestimmte Areale mit Motoneuronen für – bezogen auf den Menschen – die Armbeuger, andere aber mit Motoneuronen für die Armstrecker und wiederum andere mit beiden verbunden. Nähere Analysen der MdV-Region im Hirnstamm zeigten, dass MdV-Neuronen nur feinmotorische, aber keine grobmotorischen Bewegungen steuern. Im weiteren Verlauf der Versuche stellten sie fest, MdV-Neuronen der Maus steuern *nur das zielgerichtete Zugreifen* der Futterpellets, nicht aber das Ausstrecken der Pfote zur Futterquelle und auch nicht das abschließende Zurückziehen zum Schnäuzchen. Mit diesen Forschungen konnte man so „eine erste Ebene von Verbindungen identifizieren, die eine klar definierte Bewegung lenken" (Arber 2017; Ruder et al. 2016; Satoh et al. 2016).

Neurowissenschaftler der Forschungsgruppe Neurokognition und Bewegung – Biomechanik, die am Exzellenzcluster CITEC der Universität Bielefeld beteiligt sind, untersuchten, wie lange das Gehirn braucht, um eine Präzisionsbewegung wie das Greifen zu planen und auszuführen. 20 Personen bekamen die Aufgabe, einen Stab zu umfassen, der auf einer drehbaren Scheibe montiert war. Sie sollten eines seiner Enden zu einem von acht Zielpunkten am Rand drehen. Diese Präzisionsbewegung ist zu vergleichen mit der des offenen Greifens, wie sie beispielsweise gemacht wird, wenn wir ein Behältnis in die Auto-Becherhalterung stellen, erklärt der Neurowissenschaftler Dirk Koester, die Bewegung mündet in einer Präzisionsanforderung.

Die Messungen der Forschungsgruppe zeigen, dass die Vorausplanung einer Bewegung ca. 600 Millisekunden *vor* Bewegungsende anfängt. *Nachdem* das Ziel der Greifbewegung erreicht ist, braucht unser Gehirn weitere 200 Millisekunden, um zu kontrollieren, ob die Bewegung richtig ausgeführt wurde oder ob sie noch korrigiert werden muss, so der Leiter der Forschungsgruppe Thomas Schack, (Westerholz et al. 2014).

An dieser wie auch an vorangegangenen Untersuchungen wird ersichtlich, wie sehr Greifbewegungen das Arbeitsgedächtnis in Anspruch nehmen. Das Planen und Ausführen einer aktuellen Greifbewegung strapaziert sowohl das räumliche als auch das verbale Arbeitsgedächtnis und beschränkt andere kognitive-motorische Vorgänge. Anders gesagt: „Wer beim Autofahren nach dem Handy sucht oder nach dem Kaffeebecher greift, könnte in kritischen Verkehrssituationen dann Probleme haben, schnell genug zu reagieren und zum Beispiel auszuweichen", so Thomas Schack (Westerholz et al. 2014). Warnschilder auf der Autobahn lassen diesbezüglich keinen Zweifel an der Botschaft: „Einer verliert die Aufmerksamkeit, vier Menschen sterben".

E-Bikes, die gerne von älteren Mitmenschen genutzt werden, haben alle ein Display, das Informationen über Tempo, Stufe der Unterstützung und zurückgelegte Kilometer gibt. Dieses Display zu lesen, stellt schon in dem Moment ein großes Risiko dar, wo nachgelassene Lesefähigkeit, die bei älteren Menschen nun mal auftritt, auf Geschwindigkeit stößt. Im Augenblick des Lesens fährt man „blind", und ein Unfall liegt dann nahe.

- Die Motorik der Hände ist eine feinmotorische Zielmotorik mit großem, schöpferischem Potenzial. Hände können, ähnlich wie das Sprachorgan, als „Werkzeuge des Geistes" betrachtet werden. Die Hand beginnt an den Fingerspitzen und endet förmlich im Gehirn.

10.4.1 Funktionen der Hand

Handmotorik ist in zwei Kategorien aufteilbar: Da sind zum einen schnelle Hand- und Fingerbewegungen, die mehr oder weniger automatisch und ohne Einfluss der höheren kortikalen Areale des Gehirns ablaufen. Blindschreiben und Klavierspielen sind zwar erlernte, aber dennoch für sich sprechende Beispiele. Zum anderen kennen wir die gezielten langsameren Bewegungen, die nur unter Einfluss der kortikalen Areale im Gehirn, also bewusst, stattfinden können. Nahezu alle Bewegungen der Finger und der Hand fordern den Einsatz mehrerer Muskeln oder Muskelgruppen. Die sensiblen taktilen Afferenzen der Haut sowie die Propriozeption der Gelenke sind wichtige Regulatoren, ohne die eine differenzierte Motorik der Hände unmöglich wäre (Koebke 2008).

Die Hand hat mehrere Funktionen: Sie kann als Stützorgan (Grobmotorik), Greif- und Halteorgan (Grob- und Präzisionsgriffe), Sinnesorgan (Tastorgan) und als Ausdrucksorgan (Gestik und Gebärden, Abb. 10.4) dienen.

Amerikanische Wissenschaftler haben eine bisher wenig beachtete Funktion der Hand untersucht: *Die Hand als Kampforgan.* Anscheinend war die Kampffähigkeit ein wichtiges Attribut seit der frühen Menschheitsgeschichte, nicht nur zum Überleben, sondern auch im Wettbewerb um Frauen. Durch die, im Vergleich zu unseren phylogenetisch nahestehenden Verwandten, den Affen, kürzeren Finger kann die Hand besser zu einer Faust geballt werden, und die Verletzungsgefahr der Hand beim Kampf wird hierdurch verringert. Außerdem ist die Auswirkung eines Faustschlages bis dreimal größer als die des Schlages mit der flachen Hand (Morgan und Carrier 2012).

10.4.2 Graphomotorik

Graphomotorik oder Schreibbewegung basiert auf subtil nuanciertem, hochkomplexem, rhythmischem Bewegen der Hand, das erlernt werden muss und somit eine der feinsten Koordinationsleistungen des Menschen überhaupt darstellt. Feinmotorik (Hände und Finger) und Grobmotorik (Schulter) führen gemeinsam zu einer gleichmäßig fließenden Bewegung. Feinmotorisch wird der Stift mit zwei Fingern und dem Daumen gehalten, im Handgelenk findet eine minimale Bewegung statt, die von der gewählten Schriftgröße abhängig ist.

Bei der europäischen Schreibtechnik bewegt der Arm im Schultergelenk von links nach rechts,

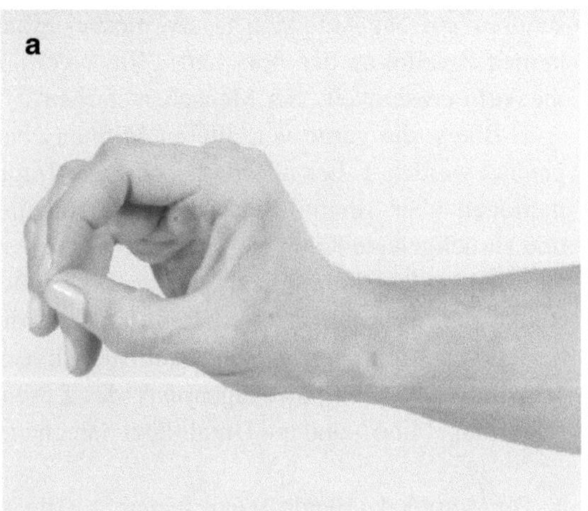

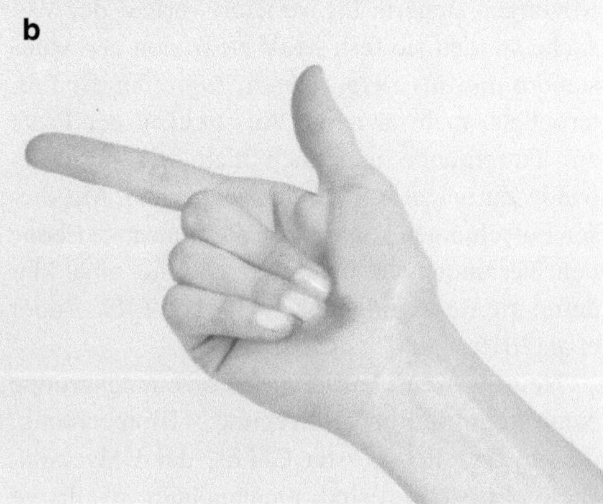

Abb. 10.4 Die Hand u. a. als Ausdrucksorgan: **a**: Der Sprecher weist auf Details hin; **b**: … und versucht seinem Gegner zu überzeugen. (Aus Sentürk J (2012) Schulterblick und Stöckelschuh. Springer Gabler, Wiesbaden, S. 122; mit freundlicher Genehmigung von © Springer Gabler Verlag 2012)

bei der arabischen und chinesischen bewegt er umgekehrt von rechts nach links. Die stabilisierende Schulterblattmuskulatur des Schultergelenks (dorsale Rumpfmuskulatur!) ist, genau wie sonst auch beim Anheben des Arms, dafür verantwortlich, dass der mit dem Stift ausgeübte Druck auf das Papier oder sonstige Unterlage reguliert wird. Wenn beim Schreiben die Feinabstimmung der Bewegungen in den einzelnen Gelenken nicht 100 %ig stimmt, wird die Schrift deutlich ungelenk (!) und schlecht leserlich. Außerdem bleibt die Schrift nicht auf einer Linie, sondern biegt nach unten ab, weil der Arm im Schultergelenk nicht ausreichend mit bewegt wird.

Nicht nur bei Kindern mit Entwicklungsverzögerungen oder -störungen, sondern auch bei Kindern mit Skoliosen sieht man zu viel Bewegung im Handgelenk und zu wenig im Schultergelenk.

Der Neurologe Vilayanur S. Ramachandran (Ramachandran und Blakeslee 2009) konstatierte, dass ein Hirnareal im Bereich des linken Gyrus angularis (eine Windung in der Großhirnrinde, wo Scheitel-, Schläfen- und Hinterhauptlappen aufeinandertreffen) auf noch unklare Weise sowohl für das Lösen von Rechenaufgaben als auch für das Benennen der einzelnen Finger erforderlich ist. Ein Patient, der nach einem Schlaganfall in diesem Areal nicht mehr in der Lage war, einfache Rechenaufgaben wie Addieren, Subtrahieren, Multiplizieren und Dividieren auszuführen, litt also plötzlich an Dyskalkulie. Sein Gefühl für Humor, sein Kurzzeitgedächtnis, sein Sprachvermögen und sein Verständnis für Zahlenbegriffe blieben indessen unberührt.

Zudem zeigen Patienten, die an Dyskalkulie leiden, auch noch eine andere Hirnstörung, die **Fingeragnosie** heißt. Sie sind außerstande, ihren eigenen Finger zu benennen, wenn auf ihn gezeigt oder er berührt wird. Ist es Zufall, dass wir in der Kindheit mit unseren Fingern zählen und rechnen lernen? Und liegt es nicht nahe, die unmittelbare Nachbarschaft der beiden Regionen im Gehirn als miteinander verknüpfte Bereiche zu verstehen, die als *ein* funktionelles Areal betrachtet werden müssten? Müssen vielleicht deshalb Kinder während der Lernphase wegen dieses gegenseitigen Einflusses die Finger zu Hilfe nehmen, um das Rechnen zu erlernen? Im Erwachsenenalter können die beiden Fähigkeiten unabhängig voneinander genutzt werden (Ramachandran und Blakeslee 2009).

Andere wissenschaftliche Forschungen führen ebenfalls zu der Erkenntnis, dass es wichtige Wechselbeziehungen zwischen der Schreibfähigkeit und anderen kognitiven Fähigkeiten zu geben scheint. Stanislas Dehaene, Psychologe am Collège de France in Paris, erklärt, wie beim Schreiben mit der Hand automatisch ein einzigartiges Netzwerk im Gehirn aktiviert wird, das kognitives Lernen vereinfacht. Kinder lernen schneller lesen, entwickeln ein besseres Gedächtnis und sind allgemein kreativer (Dehaene und Brannon 2011).

Karin James, Neurowissenschaftlerin an der US-amerikanischen Indiana University, zeigte 2012 im Rahmen einer Studie Kindern, die noch nicht schreiben oder lesen konnten, Karten mit abgebildeten Buchstaben. Die kleinen Probanden wurden aufgefordert, den jeweiligen Buchstaben entweder selbst auf Papier zu malen, ihn anhand einer gestrichelten Linie nachzuzeichnen oder per PC-Tastatur einzutippen. Anschließend wurde mittels eines Scanners die Durchblutung und damit die Aktivität des Gehirns gemessen. Bei den Kindern, die das Bild selbst zeichnend reproduzierten, war eine deutlich erhöhte Aktivität in den drei Hirnregionen, welche auch bei Erwachsenen aktiv beim Lesen und Schreiben beteiligt sind, festzustellen. Bei Kindern, die die Strichellinie oder den PC benutzten, war diese Aktivität deutlich geringer. James erklärt die höhere Aktivität damit, dass selbst geschriebene Buchstaben immer ein wenig anders sind und das Gehirn lernen muss, in jeder Handschrift dieselben Buchstaben zu erkennen. So können Schriftzeichen besser eingeprägt werden (James und Engelhardt 2012).

Die Psychologin Virginia Berninger von der University of Washington beobachtete in einer Studie mit Kindern zwischen 7 und 12 Jahren, dass schon Schreibbuchstaben, Druckbuchstaben und das Tippen auf einer Tastatur unterschiedliche Muster im Hirn auslösten. Kinder mit eigener entwickelter Handschrift produzierten nicht nur mehr und schneller Worte, sondern konnten auch Ideen besser in Worte fassen. Bei Menschen mit einer durch Krankheit bedingten Schreibschwäche (Dysgraphie) unterscheidet man zwischen denen, die Buchstaben aneinander schreiben können und deren Druckschrift verloren gegangen ist, und umgekehrt denen, deren Druckschrift beibehalten wurde, aber deren Schreibschrift abhanden gekommen ist. Bei verminderter Lesefähigkeit (Alexia) kann der eine die Schreibschrift nicht lesen und der andere die Druckschrift nicht. Dies führt zu der Vermutung, dass die zwei Schreibmethoden unterschiedliche Hirnareale aktivieren (Berninger et al. 2009). Die Psychologen Pam A. Mueller von der Princeton University und Daniel M. Oppenheimer von der California University berichteten über ähnliche Effekte bei Erwachsenen. Sowohl im Labor als auch im Hörsaal zeigten die Studenten eine bessere Lernfähigkeit, wenn mit der Hand, anstatt mit dem Tablet-PC Aufzeichnungen gemacht wurden (Mueller and Oppenheimer 2014).

Nicht jeder Experte ist von den Vorteilen des Schreibens überzeugt, aber selbst der Skeptiker Paul Bloom, Psychologe an der University of Yale, meint: „Mit der Hand schreiben zwingt einen, sich auf dasjenige zu fokussieren, was wichtig ist. Möglicherweise hilft es einem, besser zu denken" (Konnikova 2014).

Literatur

Arber S (2017) Organization and function of neuronal circuits controlling movement. EMBO Mol Med 9:281–284

Berninger VW, Abbott RD, Augsburger A (2009) Comparison of Pen and Keyboard Transcription Modes in Children with and without Learning Disabilities. Sage Journals 32 (3):123–141. https://doi.org/10.2307/27740364

Dehaene S, Brannon EM (Hrsg) (2011) Space, time and number in the brain. Academic Press – Elsevier, London

Ellersiek W (2015) Handgestenspiele, Reigen und Lieder: für Kindergarten- und erstes Schulalter: Frühjahr-Sommer, 2. Aufl. Freies Geistesleben

Fritsche O (o.J.) DGS-Deutsche Gebärden Sprache www.visuelles-denken.de; http://www.visuelles-denken.de/Schnupperkurs.html/. Zugegriffen am 12.10.2013

Graziano MS, Aflalo TN (2007) Rethinking cortical organization: moving away from discrete areas arranged in hierarchies. Neuroscientist 13(2):138–147

James KH, Engelhardt L (2012) The effects of handwriting experience on functional brain development in pre-literate children. Trends Neurosci Educ 1(1):32–42. https://doi.org/10.1016/j.tine.2012.08.001

Keppler-Rau B (2011) Warum und wodurch fördern Handgestenspiele die Sprech- und Sprachentwicklung? Singen Bewegen Sprechen (Arge SBS). Modellversuch des Landesverbandes der Musikschulen Baden-Württembergs e.V.

Koebke J (2008) Aspekte der Fingerbeweglichkeit. Der Orthopäde 37:1152–1158. https://doi.org/10.1007/s00132-008-1320-7

Konnikova M (2014) What's lost as handwriting fades. The New York Times. https://www.nytimes.com/2014/06/03/science/whats-lost-as-handwriting-fades.html/. Zugegriffen am 05.09.2016

Morgan MH, Carrier DR (2012) Protective buttressing of the human fist and the evolution of hominin hands. J Exp Biol 2013 216:236–244. https://doi.org/10.1242/jeb.075713

Mueller PA, Oppenheimer DA (2014) The Pen Is Mightier Than the Keyboard: Advantages of Longhand Over Laptop Note Taking. Psychological Science 1–10. https://doi.org/10.1177/0956797614524581.

Özçalışkan S, Lucero C, Goldin-Meadow S (2016) Is seeing gesture necessary to gesture like a native speaker? Psychol Sci 27(5):737–747. https://doi.org/10.1177/0956797616629931

Petruschat BT, Friemert C, Petruschat J (2001) Wohin mit den Händen? How to handle hands? 2. Aufl. Form und Zweck, Berlin

Ramachandran VS, Blakeslee S (2009) Die blinde Frau, die sehen kann, 4. Aufl. Rowohlt Verlag, Reinbek bei Hamburg

Ruder L, Takeoka A, Arber S (2016) Long-distance descending spinal neurons ensure quadrupedal locomotor stability. Neuron 92:1063–1078

Satoh D, Pudenz C, Arber S (2016) Context-dependent gait choice elicited by EphA4 mutation in Lbx1 spinal interneurons. Neuron 89:1046–1058

Sentürk J (2012) Schulterblick und Stöckelschuh. S. 122 Springer Gabler

Westerholz J, Schack T, Schütz C, Koester D (2014) Habitual vs non-habitual manual actions: an ERP study on overt movement execution. PLoS One. https://doi.org/10.1371/journal.pone.0093116

Wilson FR (2000) Die Hand – Geniestreich der Evolution. Ihr Einfluss auf Gehirn, Sprache und Kultur des Menschen. Klett-Cotta, Stuttgart

11 Sprachmotorik – das vielseitige Gesicht der Sprache

Inhaltsverzeichnis

> „Sie ist ziemlich alt und hat verschiedene Formen; sie kann zärtlich sein und auch ärgerlich, sanft und brutal; sie kann die Liebe erklären, aber auch den Krieg.
>
> Wir alle kennen sie – und doch irgendwie nicht so richtig. Wir begegnen ihr täglich – und doch: Müssten wir sie beschreiben, täten wir uns schwer. Sie kommt zu uns und wird ein Teil von uns – und doch wissen wir nicht wie." (Friederici 2002).

Die Fähigkeit, sprechen zu können, basiert auf einem koordinierten Zusammenspiel von kognitiver Aktivität einerseits und den physiologischen Voraussetzungen wie Stimmbändern, Gaumen, Lippen, Zunge, Kiefer und Atmungssystem andererseits. Obwohl die motorische Aktivität nur gering bemüht wird, wird die kognitive umso mehr beansprucht. Motorik und Sprache stehen, neurophysiologisch bedingt, in einem engen Zusammenhang miteinander. Diejenigen Regionen im Gehirn, die für die Sprachproduktion zuständig sind, befinden sich in unmittelbarer Nachbarschaft und damit in Wechselwirkung mit den für Bewegung und Koordination zuständigen Sektionen.

Die vom Max-Planck-Institut in Leipzig initiierte linguistische Datenbank „World Atlas of Language Structures" (WALS) hat bisher annähernd 2560 indoeuropäische Sprachen (von ca. 7000 Sprachen weltweit) auf ihre phonologischen, wortsemantischen und grammatikalischen Eigenschaften untersucht und in einer Datenbank zusammengefasst. 504 der in dieser Datensammlung berücksichtigten Sprachen unterzog der neuseeländische Evolutionspsychologe Quentin Atkinson einer genaueren Betrachtung im Rahmen der Erforschung von Verwandtschaftsbeziehungen und gemeinsamen Ursprüngen einzelner Wörter und Sprachen. Atkinson und seine Kollegen verglichen die Zahl der Phoneme in den Sprachen miteinander. Phoneme bilden die kleinsten Lauteinheiten (Vokale, Konsonanten,

P. Geraedts, *Motorische Entwicklung und Steuerung*, https://doi.org/10.1007/978-3-662-58296-1_11

aber auch Tonhöhen) die benötigt werden, um Wortbedeutungen voneinander zu unterscheiden. Dazu nutzten sie ein mathematisch-statistisches Modell aus der Evolutionsbiologie und beobachteten, dass die Sprachen mit den meisten Phonemen in Südwestafrika zu Hause sind und sich von hieraus über den Globus verbreitet haben („Out of Africa-Modell") (Atkinson 2012).

11.1 Die Entwicklung der menschlichen Sprache

Die Frage, warum nur der Mensch als einziger Vertreter aller höheren Säugetiere sprechen und denken kann, ist Forschungsgegenstand am Leipziger Max-Planck-Institut für evolutionäre Anthropologie.

Die Anatomie, das heißt die Ausbildung des organischen Sprechapparates, scheint dabei von geringerer Bedeutung zu sein. Vermutlich sind für die Entwicklung der menschlichen Sprache winzige Mutationen eines Gens verantwortlich, des FOXP2-Gens (Forkhead-Box-Protein P2) (Abb. 11.1).

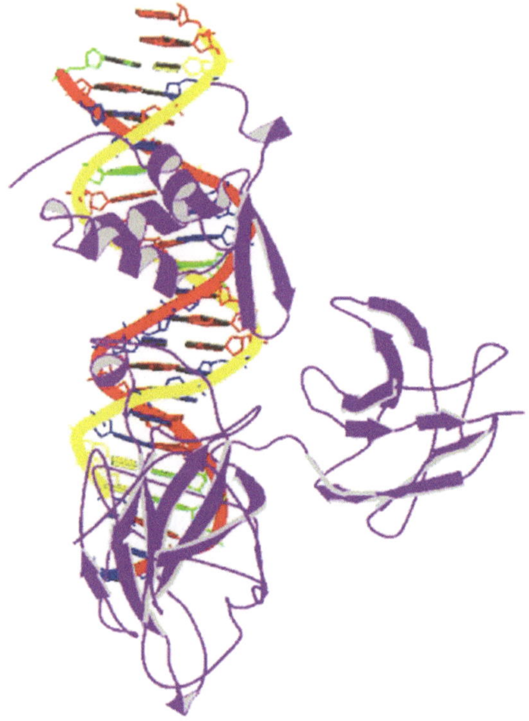

Abb. 11.1 Das FOXP2-Gen, vermutlich für die Entwicklung der menschlichen Sprache verantwortlich. (Quelle: Protein Data Bank: 2AS5; Wu Y, Borde M, Heissmeyer V, Feuerer M, Lapan AD, Stroud JC, Bates DL, Guo L, Han A, Ziegler SF, Mathis D, Benoist C, Chen L, Rao A (2006) FOXP3 controls regulatory T cell function through cooperation with NFAT. Cell 126:375–387 (PubMed: 16873067, DOI: 10.1016/j.cell.2006.05.042. PDB ID: 2AS5: Structure of the DNA binding domains of NFAT and FOXP2 bound specifically to DNA. DOI: 10.2210/pdb2AS5/pdb. NDB: PD0707. Classification: Transcription/DNA. Organism(s): Homo sapiens. Expression system: Escherichia coli, Escherichia coli BL21(DE3) http://www.rcsb.org/structure/2AS5 Zugegriffen am 12.10.2018))

Dieses Protein, auf dem das Gen basiert, wurde 1998 bei Untersuchungen an einer Londoner Großfamilie entdeckt, bei der etwa die Hälfte der Angehörigen über drei Generationen hinweg unter denselben schweren Sprach- und Sprechdefekten litten. Die Familienmitglieder hatten erhebliche Probleme mit Grammatik, Satzbau, Wortschatz und der Artikulation von Wörtern. Inzwischen ist bekannt, dass FOXP2 beim Spracherwerb, einschließlich grammatikalischer Fähigkeiten, eine große Rolle spielt (Lai et al. 2000).

Das FOXP2-Gen ist sowohl beim Menschen als auch bei fast allen Wirbel- und Säugetieren nachweisbar.

Singvögel, die für ihre tierische Kommunikation akustische Signale senden und durch Imitation der Lautfolgen ihre „Sprache" erlernen müssen, verfügen über dieses Gen. Während der Gesangslernphase beim Zebrafinken wurde eine maximale Expression des FOXP2-Proteins in der Area X beobachtet, dem hirnorganischen Bereich, der vergleichbar ist mit dem menschlichen Hirnareal, das für den Spracherwerb am wichtigsten ist. Auch bei Kanarienvögeln ist das Vorkommen von FOXP2 in den Zeiträumen, in denen der Gesang umgestellt oder neu erlernt werden muss, höher. Vogelarten, die ihren Gesang nicht erlernen müssen, wie beispielsweise Ringeltauben, zeigten keine vergleichbaren Veränderungen der FOXP2-Expression (Haesler et al. 2004).

Nicht nur bei Wirbel- und Säugetieren und Singvögeln spielt das Gen bei der lautlichen

Kommunikation eine Rolle, sondern auch bei der Entwicklung der Echoortung von Fledermäusen (Li et al. 2007).

Um die ausgesendeten Ultraschall-Laute empfangen zu können, ist eine ausgeprägte sensomotorische Feinabstimmung zwischen Gehör, Nase und Mundmotorik erforderlich (Moss und Sinha 2003).

In den vergangenen 6 Millionen Jahren, in denen sich die menschliche Entwicklungslinie von der anderer Primaten absonderte, hat sich allerdings das FOXP2-Protein beim Menschen verändert und unterscheidet sich nur durch drei Aminosäuren von dem des Orang-Utans und lediglich durch zwei von dem der Maus. Auch im Vergleich mit den Zebrafinken weicht das menschliche FOXP2-Protein nur durch sieben Aminosäuren ab (Enard et al. 2002; Teramitsu et al. 2004; Haesler et al. 2004).

Diese relativ minimalen Unterschiede in dem einen Gen ließen den Menschen anatomische und feinmotorische Fähigkeiten entwickeln, welche andere Primaten (z. B. die Schimpansen) als nächste Verwandte nicht aufweisen.

Der Evolutionsgenetiker Wolfgang Enard bemerkt zur Sprachentwicklung: *„Der Kehlkopf ist beim Menschen weiter herunter gewandert, was es uns vermutlich leichter macht, zwischen verschiedenen Vokalen Laute zu bilden. Im Prinzip spricht aus anatomischer Perspektive aber nichts dagegen, dass auch ein Schimpanse sprechen kann. Schimpansen vokalisieren auch, aber häufig in emotional relevanten Situationen, wie Angst oder Trauer; diese Vokalisierung passiert jedoch nicht willentlich. Beim Menschen dagegen hat sich eine willentliche Kontrolle des ganzen Sprechapparates entwickelt"* (Enard et al. 2002).

Sprache zu verstehen und selbst aktiv sprechen zu können sind hochkomplexe Vorgänge, die sicherlich nicht alleine auf dem Vorhandensein eines einzigen Gens beruhen. Es ist eher eine kognitive Fähigkeit und weniger eine motorische, die erlernt werden muss. Aber maßgeblich beteiligt an der singulären Fähigkeit des Menschen, sprechen zu können, ist sicherlich das Gen FOXP2.

Die viel diskutierte Frage, ob Sprache angeboren oder eher erlernt ist, beantwortet der Linguist Noam Chomsky dahingehend, dass die menschliche Sprachfähigkeit zum guten Teil genetisch veranlagt sei. Ausgehend von der grammatikalischen Ähnlichkeit aller Sprachen postulierte er eine Art abstrakte Universalgrammatik. So kennen die geographisch weit auseinanderliegenden Sprachen Chinesisch und Englisch weitestgehend ähnliche Grundregeln für ihre Grammatik. Die sprachliche Äußerung ist natürlich völlig verschieden, die Funktionsweise des Gehirns ist für beide Sprachen jedoch gleichartig: die universalen Grundregeln der Grammatik zeigen eine vergleichbare hirnorganische strukturelle Organisation (Chomsky in: Schlenker 2012; Damasio und Geschwind 1984).

David Poeppel und seinem Team am Max-Plack-Institut für empirische Ästhetik und an der New York University ist es gelungen, diese These teilweise zu bestätigen. Sie konnten mittels Tests belegen, dass Menschen eine abstrakte hierarchische Struktur eines Satzes verstehen können – auch wenn dieser sinnlos erscheint. *„Wir verstehen den Sinn von aneinandergereihten Wörtern, weil unser Gehirn diese einzelnen Bestandteile kombiniert und dann hierarchisch sortiert. Dieser Prozess zeigt, dass wir über eine Art inneren Grammatik-Mechanismus verfügen"*, so Poeppel. Danach werden Sätze wie „Farblose grüne Ideen schlafen wütend" als sinnlos, aber grammatikalisch richtig wahrgenommen. *„Unser Gehirn zielt zunächst auf Worte ab, bevor es dann versucht, Phrasen oder Sätze zu verstehen. Das zeigt, dass wir bei der Verarbeitung von Sprache auf der Grundlage von Grammatik aufbauen"*, erklärt Poeppel (Ding et al. 2016).

Die zwar eingeschränkte, aber immerhin nachweisbare Lernfähigkeit bei Singvögeln könnte darauf hindeuten, dass beim Erlernen einer Abfolge von Lauten ähnliche Prozesse im Gehirn der Vögel stattfinden wie beim Menschen während des Spracherwerbs. So könnten uns möglicherweise die Singvögel modellhaft einen Einblick in den evolutionären Ursprung der Sprache gewähren (Veldhuizen 2013).

11.2 Die Zunge als Sprachorgan

Für die Sprache ist, aus motorischer Sicht, die Bewegung der Zunge und des Unterkiefers von entscheidender Bedeutung. Die menschliche Zunge ist ein von Schleimhaut überzogener, außergewöhnlich beweglicher Muskel, der auf dem Boden der Mundhöhle liegt und diese bei geschlossenem Kiefer fast ganz ausfüllt. Die Muskelfasern sind in allen räumlichen Dimensionen angeordnet und ermöglichen die vielseitigen Funktionen der Zunge wie Kauen, Saugen, Schlucken und auch koordiniertes Sprechen. Außerdem ist die Zunge mit hochempfindlichen Sinnesorganen für das Schmecken und Tasten ausgestattet (Jastrow o. J.).

Aber die Zunge kann mehr, sie ist ein wahrer Alleskönner und braucht eine gewisse Kunstfertigkeit, um ihren täglichen Aufgaben gerecht zu werden: ob sie schmeckt, tastet, prüft oder artikuliert, immer ist sie in voller Aktion. Die besondere Architektur ihrer Muskeln erlaubt diese extreme Beweglichkeit. Die Muskelfasern sind in drei Raumachsen angeordnet und verlaufen in vertikaler, Längs- und Querrichtung, durch- und übereinander und bilden so ein dreidimensionales Netzwerk. Das Zusammenspiel zwischen diesen drei Muskelfaserrichtungen führt zu einer hohen Flexibilität der Zunge.

Zwei Systeme helfen der Zunge, sich zu verformen und zu bewegen:

- Das „Tongue-body-System" lässt den Zungenkörper in horizontaler Ausrichtung vorwärts und rückwärts und in vertikaler Richtung aufwärts und abwärts bewegen. Insbesondere die Artikulation von Vokalen ist auf die vertikale Bewegung des Zungenkörpers zurückzuführen. Hohe Vokale wie das deutsche [i] oder [u] entstehen durch Aufwärtsbewegung des Zungenrückens, niedrige Vokale wie [a] werden dagegen mit niedrigem Zungenrücken artikuliert. Bei vorderen Vokalen [i] wird die Zunge nach vorne bewegt, bei hinteren Vokalen [u] nach hinten, rückwärts (Wein et al. 1990; Zielke 2010).

  Vokale lassen sich also mit der Zungenrückenhöhe und der Zungenposition (vorne-hinten) definieren (Pompino-Marschall 2003).
- Das „Tip-blade-System" (Zungenspitze/Zungenblatt) bewegt die Zungenspitze/das Zungenblatt horizontal vorwärts-rückwärts oder in vertikaler Richtung aufwärts-abwärts. In Relation zum Gaumen kann der Zungenrücken seitlich bewegt werden (konkav-konvex).

Aber: ist das Zungenspitze/Zungenblatt- oder Tip-blade-System alleine überhaupt funktionstüchtig? Nur wenn es durch das Zungenkörpersystem unterstützt wird, kann es umfänglich aktiv sein und ist so gesehen eher als eine Verfeinerung dieser Motorik zu betrachten (Abb. 11.2).

▶ Die Motorik der Zunge ist sehr genau auf die Motorik des Kiefers und der Lippen abgestimmt, sowohl beim Sprechen als auch beim Kauen. Störungen in diesem Steuerungsmechanismus führen sofort zu Sprachdefiziten wie beispielsweise Lispeln oder Auf-die-Zunge-Beißen beim Kauen.

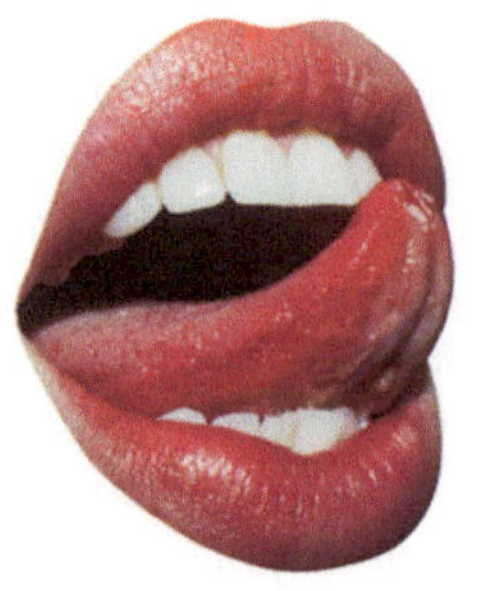
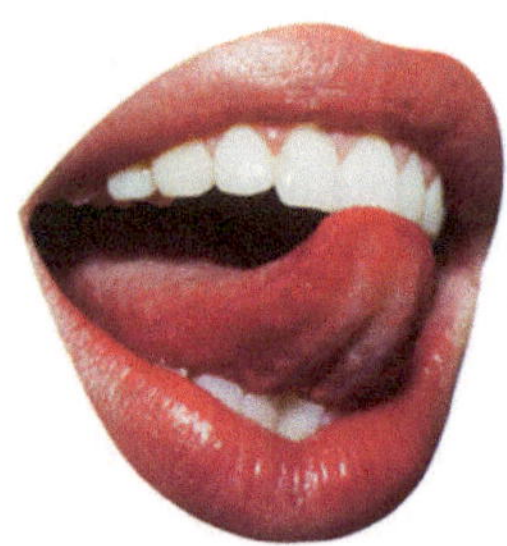
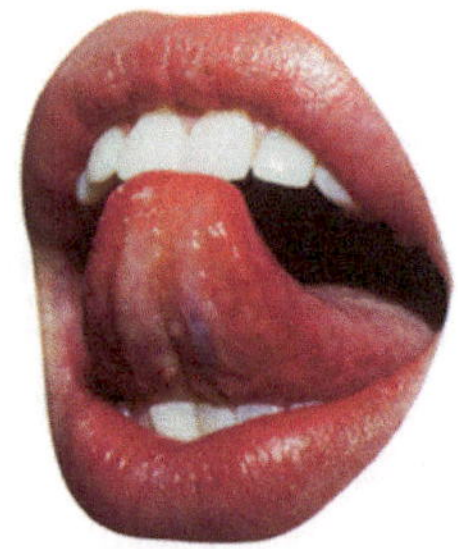
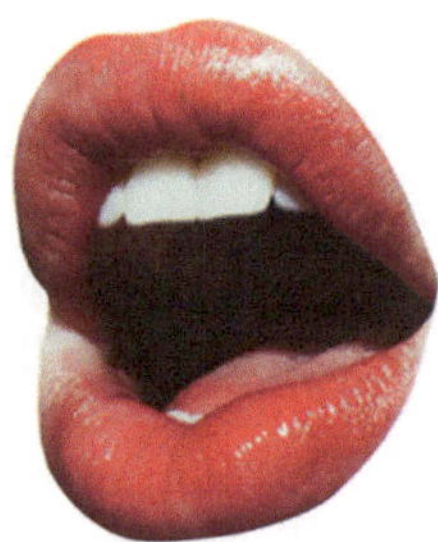

Abb. 11.2 Die Motorik der Zunge. (© Expensive, 570403597, www.shutterstock.com)

Die Zunge hat ein sehr feines Geflecht von Muskelspindeln, die ständig Informationen zum Gehirn senden. Daraufhin aktivieren Nervenzellen aus dem prämotorischen Kortex im Gehirn motorische Nervenzellen im Hirnstamm, die gleichzeitig die Zunge bewegen und den Kiefer öffnen. So gibt es verschiedene Regelkreise, welche die Bewegungen der Zunge und des Kiefers beim Kauen und Sprechen fein aufeinander abstimmen.

Im Zusammenhang mit den meisten motorischen Aufgaben sind große Teile des Gehirns involviert, die alle über ein ausgedehntes Netzwerk miteinander verbunden sind. Jede zu erfüllende Aufgabe nimmt ein eigenes Areal im Gehirn in Anspruch, wobei die Aktivität anderer gehemmt werden soll. Bei Kindern sind diese hirnorganischen Verknüpfungen noch nicht vollständig ausgereift. Die Hemmung findet unzureichend statt, und andere Körperteile bewegen mit; je schwieriger die Thematik, desto mehr Körperteile bewegen mit. Allen voran die Zunge, gerade bei graphomotorischen Aufgaben. So wird die Zunge aktiv bei Aufgaben, die ein hohes Maß an Konzentration erfordern. Lebhaft schreibende oder malende Kinder strecken dann lustig ihre Zungenspitze aus dem Mund, ein Phänomen, das auch bei Erwachsenen zu beobachten ist. Die für Hand- und Mundmotorik (insbesondere die Zunge) zuständigen Gehirnareale liegen halt sehr nah nebeneinander (Abb. 11.3) (Waarlo und Bons 2017).

Die Evolutionspsychologin Gillian S. Forrester von der University of London geht davon aus, dass im Laufe der Menschheitsgeschichte Gebärdensprache der vokalen Sprache vorausgegangen ist. Während einer „Übergangsphase" wurde die Artikulation mithilfe von Händen und Zunge von überlappenden Gehirnarealen in der linken Hemisphäre des Gehirns gesteuert. Aktuelle Verhaltensstudien zeigen, dass bestimmte Bewegungen dem Mund ähnlich und synchron mit Bewegungen der Hand sind. Beim Ergreifen eines kleinen Gegenstandes (mit Pinzettengriff) schließt sich gleichzeitig auch der Mund, indem die Lippen aufeinandergepresst werden.

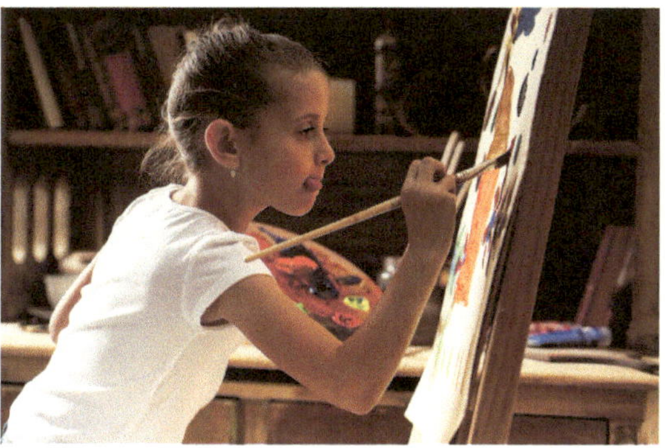

Abb. 11.3 Aufmerksames Malen eines Kindes. (© Solis Images, 224916412, www.shutterstock.com)

Und Rechtshändigkeit für genaue feinmotorische Handmotorik bei Kindern wird mit der Sprachentwicklung in Zusammenhang gebracht; ein Fehlen der Dominanz einer Handseite korreliert mit psychologischer Dysfunktion. Mundmotorik steht in eindeutiger Wechselbeziehung zu feinmotorischer komplexer Handmotorik und ist wahrscheinlich, genauso wie die Sprache, lateral im Gehirn lokalisiert, so Forrester (Forrester und Rodriguez 2015).

11.3 Sprache und Stimme

Sehr eng verknüpft mit Sprache ist die Stimme. Dieses Phänomen ist so komplex und an die jeweilige Persönlichkeit des Sprechenden gebunden, dass es Forschern schwerfällt, die Besonderheiten der Stimme zu ergründen. Sie unterliegt den Gesetzen der Akustik und Phonetik, Medizin und Psychologie, Logopädie und Sprechwissenschaft und ist zwischen Geist und Natur anzusiedeln. Die Stimme legt Emotion und Bedeutung in die Worte.

Um Gefühlsbotschaften zu entschlüsseln, die phonetisch mitschwingen, braucht unser Gehör als das denkbar feinste Messinstrument für Zwischentöne nur 60 Millisekunden. Ein einziges Wort kann schon ausdrücken, wie jemand sich fühlt. Sogar dann, wenn versucht wird, ein anderes Gefühl vorzutäuschen: „L'oreille est le chemin du coeur" (Voltaire) – „Das Ohr ist der Weg zum Herzen" (Quelle: https://citations.ouest-france.fr/citation-voltaire/oreille-chemin-coeur-78173.html accessed 16 June 2016).

Der Emotionsforscher Klaus Scherer von der Universität Genf hat untersucht, wie schwer es

Menschen fällt, ihre Stimme zu verstellen. Wer bewusst anstelle von Trauer oder Wut Freude zum Ausdruck bringen möchte, muss seine Körpersprache komplett umdirigieren, auch die Bereiche, die eigentlich kaum willentlich zu beeinflussen sind (Mimik, Gestik usw.). „Das schaffen nur sehr gute Schauspieler", so Scherer (Borgeest 2010).

Nichtdestotrotz kann man lernen, anders zu sprechen. Der legendäre antike Redner Demosthenes übte mit Kieselsteinen im Mund für eine bessere Aussprache. Denn er war sich völlig im Klaren, gut sprechen können zu müssen, um in der Politik erfolgreich zu sein. Margaret Thatcher erkannte ebenfalls die Macht einer tiefen Stimme und senkte ihre eigene durch intensives Training um eine halbe Oktave (Wüstenhagen 2013).

Ein gedanklicher Abstieg in unsere Kehle führt uns zu dem Organ, das die Stimme erzeugt. Stimmlippen oder Stimmbänder, die aus äußerst aktiven bis 15 Millimeter langen Muskeln bestehen, schließen wie ein Ventil die Lunge ab. Der ausströmende Atem regt sie in einer Frequenz von 440 Schwingungen pro Sekunde zu einem äußerst geschickten Muskeltanz an. Während eines einstündigen Vortrags bewegen sich diese Höchstleistungsorgane fast eine Million Mal (Luchsinger und Arnold 1970).

11.4 Sprechen und Denken

Sprache ist das wichtigste mit dem Denken verbundene wahrnehmbare Phänomen. Sowohl das Sprechen als auch das Handeln setzen voraus, dass man denkt. Man kann nicht sprechen, ohne zu denken; das gilt selbst dann, wenn Unsinn geredet wird. Dem Gesprochenen kann man entnehmen, was dem Sprecher gerade durch den Kopf geht: die Sprache als „Schaufenster des Denkens".

Bereits Platon erwog in seinem Dialog „Kratylos" die Möglichkeit, „Sprachstruktur als Indiz für Begriffsstruktur" zu nehmen (Lehmann 2013).

So bedeutet Sprechen, Phänomene zu beschreiben und anderen mitzuteilen, mitgeteilte Beschreibungen der Phänomene zu erfassen und in eigene Beschreibungen umzuwandeln, Bilder zu abstrahieren und Wahrnehmung zu ergänzen oder zu erklären (Stangl 2018).

Neuen Theorien des angesehenen Neurowissenschaftlers und Emotionsforschers António Damásio und seiner Ehefrau Hanna Damásio zufolge basiert Sprache vermutlich auf drei Strukturbereichen im Gehirn, die sich gegenseitig beeinflussen (Damasio und Damasio 1992).

Im ersten Bereich wirken neuronale Muster in beiden Hemisphären zusammen und dienen der Körpersprache, vermittelt durch sensorische und motorische Systeme. Der zweite, vornehmlich in der linken Hemisphäre befindliche Bereich besteht aus einer kleineren Anzahl neuronaler Strukturen und vertritt Phoneme, deren Kombinationen und syntaktische Regeln. Werden diese Systeme aktiviert, so bilden sie gesprochene oder geschriebene Sprache; der dritte Bereich vermittelt zwischen den ersten beiden Systemen. Hier werden Begriffe aufgenommen und Wortformen hervorgebracht (Stangl 2018).

11.5 Sprache und Motorik

Die enge Wechselbeziehung zwischen Motorik und Sprache beruht wahrscheinlich auch auf dem FOXP2-Gen. *„Mäuse können nicht sprechen lernen, auch nicht, wenn man ihnen ein menschliches FOXP2-Gen einpflanzt. Entzieht man Mäusen jedoch das Gen, bekommen sie Probleme mit der Motorik. In Bezug auf den Menschen bedeutet das, dass motorische Kontrolle und das Lernen von Sprache offensichtlich zusammenhängen"*, so Enard (Enard et al. 2002).

11.5.1 Bewegung und Sprachentwicklung

In der frühen Entwicklung gesunder Kinder hat die Art, wie sie über das Kriechen oder Robben das Gehen erlernen, normalerweise keinen Einfluss auf die (motorische) Sprachentwicklung. Grimm und Dannenbauer aber konnten bei Kindern mit „spezifischen Spracherwerbsstörungen" Zusammenhänge zwischen Motorik und Spracherwerb feststellen (Grimm 1999).

Die Symptome dieser Störung sind ein verspäteter Sprachbeginn, verlangsamter Spracherwerb mit möglicher Plateaubildung, eine schlechtere Sprachproduktion (Motorik) im Vergleich zum Sprachverständnis (Kognition) und, gegenüber der Semantik (Wortbedeutung) eine stärkere Beeinträchtigung der Syntax (Satzbau). Die betroffenen Kinder sind motorisch ungeschickt. Therapeutisch über die Motorik auf die Sprachmotorik dieser Kinder einzuwirken, ist jedoch schwierig (Grimm 1999).

In einer Pilotstudie untersuchte die Sozialanthropologin Sabine Strasser 2004 (Largo 2007) eine Gruppe von 30 Jungen im Alter von 5 bis 10 Jahren mit spezifischer Sprachentwicklungsstörung, die an die entwicklungspädiatrische Abteilung des Kinderspitals Zürich verwiesen worden waren. 73 % der Kinder zeigten Auffälligkeiten im Sprachverständnis, 70 % im phonetisch/phonologischen und 83 % im semantisch-lexikalischen Bereich. Im nichtsprachlichen Bereich waren die Jungen zumeist durchschnittlich intelligent. Die neuromotorische Entwicklung ergab eine Verlangsamung der sequenziell-motorischen Bewegungsmuster und eine stark beeinträchtigte Bewegungsqualität (Koordination).

Der Kinderarzt Professor Remo Largo (2007) erklärte den so geschilderten Zusammenhang zwischen Bewegung und Sprachentwicklung durch die gleichzeitige Aktivierung des Broca- und des Wernicke-Areals sowie des primär motorischen Kortex. Die enge Verflechtung dieser Areale legt die Vermutung nahe, dass eine Beeinträchtigung in diesem Bereich des Gehirns Folgen sowohl in der Sprachproduktion und -rezeption als auch in der Motorik (Koordination) nach sich zieht.

Dass Sprache sehr eng mit der Schreibfähigkeit verzahnt ist, konnten der Neurowissenschaftler Castro Caldas et al. (1998) nachweisen. Beim Lösen sprachlicher Aufgaben wurden bei Analphabeten andere Hirnareale aktiviert als bei Nichtanalphabeten. Also muss das Lesen- und Schreibenlernen die sprachliche Repräsentation im Gehirn beeinflussen. Worte entstehen, wenn eine ununterbrochene Aneinanderreihung von Klängen in Teile aufgeteilt und strukturiert wird. Nur so kann man lernen zu lesen und zu schreiben. Der Lernprozess beim Erlernen einer Sprache ist ähnlich wie der beim Erlernen von Schreiben und Lesen (van Cranenburgh 2007).

- Der Spracherwerb findet sehr früh in der Entwicklung eines Menschen statt.

Aufgrund der Aufzeichnung und Analyse der Augenbewegungen, dem sogenannten Eye-Tracking, bei Babys haben Forscher in einem der ersten deutschen „BabyLabs" an der Universität Potsdam festgestellt, dass sich schon Kleinkinder im Alter von etwa 2 Jahren Fantasiewörter merken können. Barbara Höhle vom Brandenburger BabyLab: *„Lange bevor sie selbst sprechen, wissen Babys schon eine ganze Menge über ihre spezielle Sprache. Das war früher außerhalb der Vorstellungskraft. So reagieren beispielsweise deutsche und französische Kinder bereits im Alter von sechs Monaten völlig unterschiedlich auf Betonungsmuster"* (Sticht 2012).

Wissenschaftler aus Würzburg fanden heraus, dass Babys von Geburt an beim Schreien die Sprachmelodie der Muttersprache nachahmen. So schrien deutsche Babys nachweislich anders als französische Neugeborene. Anscheinend lernen Babys schon im Mutterleib die Sprachmelodie und Sprachintensität ihrer Eltern kennen. Besonders von Bedeutung sind dabei vermutlich die letzten 3 Monate der Schwangerschaft (Mampe et al. 2009).

Ulrike Lüdtke vom BabyLab der Universität Hannover betont die enge Verwobenheit von Emotionen und Interaktion mit den Eltern bei der Entwicklung des kindlichen Spracherwerbs. Ihre Mitarbeiterin Franziska Leischner ist der gleichen Meinung: *„Nach Studien zeigen etwa 20 bis 50 Prozent der Kinder in Kitas Auffälligkeiten in der Sprachentwicklung, und das ist keineswegs bedingt durch einen Migrationshintergrund, sondern eher durch Emotionen und die mangelhafte Interaktion mit der Bezugsperson – meist die Mutter"* (Sticht 2012).

- Sprache wird für die allerhöchste kognitive Funktion des Menschen gehalten. Denn Gedanken in Worte zu kleiden bedeutet, kortikale Prozesse in feinmotorische Aktivität auf hohem Niveau umzuwandeln. Eine gesunde Entwicklung der Sprache ist die wesentliche Voraussetzung für die Entwicklung der Kognition, die Konzentrationsfähigkeit sowie auch umgekehrt das Handeln (Hand-/Graphomotorik) die kognitiven Fähigkeiten fördern kann.

Alle am Sprachprozess beteiligten Organe wie u. a. Stimmbänder, Gaumen, Lippen, Zunge, Kiefer und Atmungssystem sind nichtspezialisierte Körperstrukturen und haben keine vitale Funktion im engeren Sinn. Die sensomotorische Repräsentation im Gehirn der sprachmotorischen Organe ist relativ groß im Vergleich zu anderen motorischen Organen wie Beinen, Armen und Rumpf. Sprechen und Verstehen sind komplexe Vorgänge, die viel Gehirnfläche beanspruchen.

▶ Die enge Wechselbeziehung von Sprache, Emotionen und Motorik ist deutlich in der Körpersprache sichtbar (Abb. 11.4).

Will man verbal überzeugen, nimmt die Gestik der Arme zu; fühlt man sich zurückgesetzt, wird das Gesprochene von wütendem Aufstampfen begleitet. Schimpfen und beleidigende Äußerungen können sogar zu körperlichen Aggressionen führen. Lügt man, röten sich die Wangen, ohne dass man das hätte beeinflussen können. Menschen, die neben einer körperlichen Behinderung auch nur über eine eingeschränkte verbale Ausdrucksfähigkeit verfügen, rollen sich vor Wut darüber, sich nicht angemessen äußern zu können, über den Boden. Außerdem sind sie bisweilen nicht nur anderen, sondern auch sich selbst gegenüber sehr aggressiv und ernsthaft verletzend.

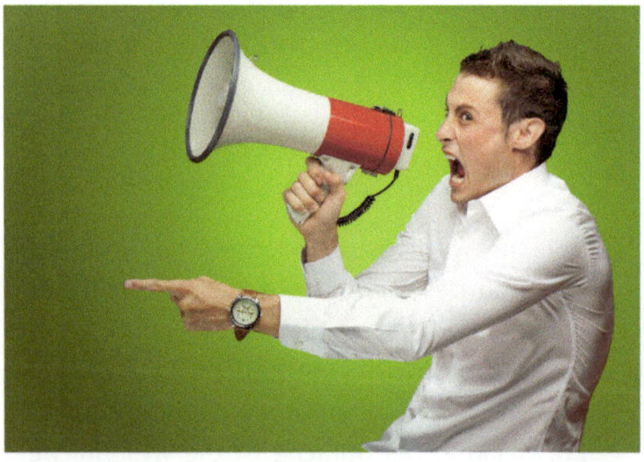

Abb. 11.4 Die enge Wechselbeziehung von Sprache, Emotionen und Motorik. (© Aaron Amat, 110104679, www.shutterstock.com)

11.5.2 Gehirnregionen der Sprachverarbeitung

Die wichtigsten Regionen der Sprachverarbeitung im Gehirn sind zwei durch Nervenfasern verbundene Bereiche: das Broca- und das Wernicke-Areal. Das im linken Temporallappen befindliche Wernicke-Areal ist überwiegend für das Sprachverständnis zuständig und das Broca-Areal für die Sprachmotorik, Wortfindung und den Satzbau.

Richard Kunert vom Max-Planck-Institut für Psycholinguistik in Nijmegen hat entdeckt, dass das Broca-Areal nicht nur Sprache, sondern auch Musik verarbeiten kann. Außerdem beeinflussen diese zwei Aufgaben einander: Wurde den Teilnehmern eine besonders schwierige Tonfolge vorgespielt, fiel es ihnen schwerer, zeitgleich die Struktur eines Satzes zu verarbeiten. Im Gehirn arbeiten verschiedene Regionen eng vernetzt, wobei spezialisierte Areale auf spezielle Aufgaben zugeschnitten sind (Kunert et al. 2015).

Heutzutage vertreten immer mehr Wissenschaftler die Meinung, dass noch weitere Areale, insbesondere das limbische System, im Gehirn an der Sprachverarbeitung beteiligt sind. Von hier aus werden diejenigen motorischen Areale im motorischen Kortex angesteuert, welche die Muskeln zur Artikulation aktivieren: Kehle, Zunge, Kiefer und Lippen. Die Motorik der Sprache ist größtenteils eine automatische Motorik; die Steuerung findet auf kognitiver Ebene durch die Denkprozesse statt.

Sprachstörungen sind diffizil und daher nur schwer zu korrigieren. Sie bedürfen eines langwierigen Trainings. Schon in der Grundschule werden betroffene Kinder oft sprachtherapeutisch begleitet, und damit beginnt zumeist eine jahrelange Behandlung. Wegen der großen Bedeutung einer gut beherrschten Sprachmotorik wäre es sinnvoller, gezielten Sprachunterricht in Kombination mit Sportunterricht einzuführen.

Aber auch eine willentliche Steuerung der Sprachmotorik ist durchaus möglich. In einem Medientraining werden Teilnehmer geschult, bei Vorlesungen korrekt und verständlich zu sprechen. Logopäden lehren erfolgreich im Sprachunterricht, die Artikulation von Worten zu verbessern. Kabarettisten sind Künstler in der Nachahmung fremder Stimmen.

11.5.3 Auditive Sprachverarbeitung

Ein wesentlicher Aspekt der Sprachentwicklung ist die Kopplung von sensorischen und motorischen Strukturen. Sprachverarbeitungs- und Sprachproduktionsprozesse bedürfen eines differenzierten Kontrollsystems in Form mehrerer Feedbacks: Maßgeblich ist zum einen das propriozeptive Feedback (Stellungsempfinden, Körperwahrnehmung), welches die Stellung und Lage von Gelenken und Organen mit den Bewegungen der Sprechmuskulatur kontrolliert. Zum anderen ist es das auditive Feedback, welches das klangliche Resultat der motorischen Aktivität prüft.

Man kann sein Gesprochenes hören, die ausführende Muskulatur wahrnehmen und im Bedarfsfall anpassen. Das sensorische Wernicke-Areal steht in enger Verbindung mit der Hörrinde, die für die akustische Verarbeitung benötigt wird, was zeigt, dass eine gute Entwicklung des Hörorgans unentbehrlich für eine gesunde Entwicklung des Sprachverständnisses ist.

Im Broca-Zentrum, das bekanntermaßen unsere Sprachmotorik steuert, befinden sich, wie auch an anderen Stellen des Gehirns, Spiegelneuronen, das heißt Nervenzellen, die dafür sorgen, dass beim Beobachten eines anderen im Gehirn die gleichen Zellen aktiv sind wie bei dem, der die eigentliche Tätigkeit ausübt. *„Sie scheinen für das innere Imitieren fremder Aktionen zuständig zu sein. Möglicherweise bildet diese Fähigkeit sogar das Fundament von Mitgefühl, Sprache und Denken“* (Sofia 2016).

Die Wahrnehmung von Sprachlauten unterscheidet sich grundsätzlich von der Wahrnehmung anderer auditiver Reize. Der Grund dafür scheint darin zu liegen, dass wir akustische Signale dann als Sprachlaute interpretieren, wenn wir motorisch in der Lage sind, diese Laute nachzuahmen. Die Linguisten Liberman und Mattingly (1985) entwickelten 1985 eine Theorie des Redeverstehens, wobei für die Wahrnehmung von sprachlichen Äußerungen genau diejenigen Nerven erregt werden, die auch zur Erzeugung derselben Sprachlaute erregt werden. Die passive Sprachbeherrschung, welche dem aktiven Spracherwerb voraus geht, bleibt hierbei unberücksichtigt. Die Theorie der Spiegelneuronen bezieht sich jedoch nicht nur auf die motorischen, sondern auch auf die sensorischen, passiven Aspekte des kommunikativen Verhaltens. Der Verstehende nimmt die Intonation, die Mimik und Gestik des Sprechers wahr und erspürt so die Emotionen seines Gegenübers. Die Spiegelneuronen suggerieren dem Verstehenden unmittelbar, die Erfahrung zu machen, die man macht, wenn man selbst so handelt oder spricht: Empathie auf neuronaler Ebene (Liberman und Mattingly 1985).

Zusammenfassung

Die ganz besondere Art der Handmotorik lässt eine komplizierte integrale Steuerung der unbewussten und bewussten Motorik und Denkprozesse in Erscheinung treten. Außerdem ist eine enge Verknüpfung mit der Mundmotorik unverkennbar ersichtlich. Im ersten Lebenszyklus des Säuglings bestimmen Mund und Hand, nicht die Augen, das Verhalten des Säuglings (Petruschat et al. 2001).

Im Erwachsenenalter führt die feinabgestimmte Vernetzung von kreativem Denken, motorischer Geschicklichkeit der Hände gemeinsam mit der Sehfähigkeit und dem Sprachvermögen zu umfassenden technischen Entwicklungen, kennzeichnend für unsere heutige Gesellschaft.

Literatur

Atkinson QD (2012) Phonemic diversity supports a serial founder effect model of language expansion from Africa. Science 332:346–348. https://doi.org/10.1126/science.1199295

Borgeest B (2010) Die Macht der Stimme, Focus Online Magazin 1; https://www.focus.de/gesundheit/news/kommunikat-i-o-n-die-macht-der-stimme_aid_467415.html/. Zugegriffen am 12.04.2014

Castro-Caldas A, Petersson KM, Reis A, Stone-Elander S, Ingvar M (1998) The illiterate brain. Learning to read and write during childhood influences the functional organization of the adult brain. Brain 121(Pt 6):1053–1063

Chomsky N (2012) In: Schlenker K (Hrsg) Vom ich zum du zum wir – Perspektivenwechsel und Triangulierung in der frühen Kindheit. Centaurus Verlag und Media KG, Freiburg

van Cranenburgh B (2007) Neurorehabilitation, 1. Aufl. Elsevier GmbH, München

Damasio AR, Geschwind N (1984) The neural basis of language. Annu Rev Neurosci 7:127–147

Damasio ARI, Damasio H (1992) Sprache und Gehirn. In: Spektrum der Wissenschaft. 11/1992, S. 80.

Ding N, Melloni L, Zhang H, Tian X, Poeppel D (2016) Cortical tracking of hierarchical linguistic structures in connected speech. Nat Neurosci 19(1):158–164. https://doi.org/10.1038/nn.4186. Epub 2015 Dec 7

Enard W, Przeworski M, Fisher SE, Lai CS, Wiebe V, Kitano T, Monaco AP, Pääbo S (2002) Molecular evolution of FOXP2, a gene involved in speech and language. Nature 418(6900):869–872. Epub 2002 Aug 14

Forrester GS, Rodriguez A (2015) Slip of the tongue: Implications for evolution and language development. Cognition 141:103–111. PMID: 25966841. https://doi.org/10.1016/j.cognition.2015.04.012

Friederici A (2002) In: Wie Sprache auf die Nerven geht. Wissen aus erster Hand, Max Plancx Forschung 3/2002

Grimm H (1999) Störung der Sprachentwicklung. Hogrefe, Göttingen

Haesler S, Wada K, Nshdejan A, Morrisey EE, Lints T, Jarvis ED, Scharff C (2004) FoxP2 expression in avian vocal learners and non-learners. J Neurosci 24(13):3164–3175

Jastrow H (o. J.) Die menschlichen Muskeln in Tabellen. Übersichtliche Lernhilfen für Präparierkurs und Physikum. Universität Mainz. http://www.drjastrow.de/WAI/Vokabular/Muskeln-A9.html/. Zugegriffen am 29.08.2014

Kunert R, Willems RM, Casasanto D, Patel AD, Hagoort P (2015) Music and language syntax interact in Broca's area: an fMRI Study. PLoS One 10(11):e0141069. https://doi.org/10.1371/journal.pone.0141069

Lai CS, Fisher SE, Hurst JA, Levy ER, Hodgson S, Fox M, Jeremiah S, Povey S, Jamison DC, Green ED, Vargha-Khadem F, Monaco AP (2000) Am J Hum Genet 67(2):357–368. Epub 2000 Jul 5

Largo R (2007) Entwicklung der Motorik: Zusammenhänge zwischen der Sprachentwicklung und der motorischen Entwicklung. Referat SAL-Tagung (24.11.2006) „Sprache und Motorik" Zusammenfassung von Sabine Kägi. SAL-Bulletin Nr. 123 März 2007, S 1

Lehmann C (2013) Sprache und Denken. Universität Erfurt. https://www.christianlehmann.eu/ling/ling_theo/spr&denken/index.html/. Zugegriffen am 21.10.2016

Li G, Wang J, Rossiter SJ, Jones G, Zhang S (2007) Accelerated FoxP2 evolution in echolocating bats. PLoS One 2(9):e900

Liberman AM, Mattingly IG (1985) The motor theory of speech perception revised. Cognition 21(1):1–36

Luchsinger R, Arnold GE (1970) Handbuch der Stimm- und Sprachheilkunde. Band 1: Richard Luchsinger R Die Stimme und ihre Störungen, 3. Aufl. Springer, Wien

Mampe B, Friederici AD, Christophe A, Wermke K (2009) Newborns' cry melody is shaped by their native language. Curr Biol 19(23):1994–1997. https://doi.org/10.1016/j.cub.2009.09.064. Epub 2009 Nov 5

Moss CF, Sinha SR (2003) Neurobiology of echolocation in bats. Curr Opin Neurobiol 13(6):751–758

Pompino-Marschall B (2003) Artikulation. In: Pompino-Marschall B (Hrsg) Einführung in die Phonetik, 2. Aufl. de Gruyter, Berlin/New York, S 47–53, 61

Petruschat BT, Friemert C, Petruschat J (2001) Wohin mit den Händen? How to handle hands? 2. Aufl. Form und Zweck, Berlin

Sofia G (2016) Bewegendes Schauspiel. Spektrum.de. https://www.spektrum.de/magazin/spiegelneurone-wenn-das-gehirn-theater-guckt/1421293. Zugegriffen am 06.01.2017

Stangl W (2018) Gehirn und Sprache. http://arbeitsblaetter.stangl-taller.at/GEHIRN/GehirnSprache.shtml/. Zugegriffen am 01.08.2018

Sticht C (2012) Mutti und Carla im Dienst der Sprachforschung. Ärztezeitung. https://www.aerztezeitung.de/panorama/article/809146/mutti-carla-dienst-sprachforschung.html?sh=5&h=-106464034/. Zugegriffen am 26.03.2015

Teramitsu I, Kudo LC, London SE, Geschwind DH, White SA (2004) Parallel FoxP1 and FoxP2 expression in songbird and human brain predicts functional interaction. J Neurosci 24(13):3152–3163

Veldhuizen R (2013) Zegt de ene Aaptegen de andere … De Volkskrant 02.11.2013 Wissenschaftmagasin

Waarlo N, Bons D (2017) waarom we onze tong uitsteken als we ons erg concentreren. Wiossenschaftmagasin Sir Edmund, De Volkskrant, 2 december 2017

Wein B, Böckler R, Huber W, Klajman S, Willmes K (1990) Computersonographische Darstellung der Zungenformen bei der Bildung der langen Vokale des Deutschen. Ultraschall Med 11:100–103

Wüstenhagen C (2013) Der Klang der Seele, Zeit Online Wissen Nr. 5/2013. http://www.zeit.de/zeit-wissen/2013/05/stimme-charakter-launen-krankheiten. Zugegriffen am 12.04.2014

Zielke A (2010) Zungensonographie und Gesichts-Hals-Motorik beim Spielen von Blasinstrumenten. Dissertation. Heinrich-Heine-Universität Düsseldorf

Körpersprache – expressive Motorik

12

Inhaltsverzeichnis

Vultus loquitur quodcumque tegis: Deine Miene spricht aus, was auch immer Du verheimlichst. (Seneca)

> „Du fragst: „Was ist?“ Ich sage: „Nichts.“
> – und ziehe weiter mein Gesicht
> Du sagst: „Dann ist ja alles gut.“
> Ich krieg’ die Wut, mir kocht das Blut.
> Hast du den Aufschrei nicht gehört,
> den meine Körpersprache röhrt?
> Den tiefen Schmerz zwischen den Zeilen,
> die schwer auf meiner Zunge weilen.
>
> Ich bombadier’ dich mit Photonen,
> die meine Aggressionen betonen.
> Sie interessier’n dich einen Scheiß,
> diese Millionen von Details.
>
> Das alles bleibt …
> Ausgesprochen unausgesprochen
> Alles bleibt
> Ausgesprochen unausgesprochen“ (Annett Louisan 2005)

Haltung, Mimik, Gestik, Körperkontakt und Wortbetonung können mehr ausdrücken als die ausgesprochenen Worte selbst. Im Gesundheitswesen ist die Kenntnis und das Gewahrwerden von Körpersprache von großer Bedeutung. Patienten äußern sich selten umfassend, und auf die Frage „Wie geht es Ihnen?“ folgt meist die Antwort „gut“, obwohl es dem Patienten sichtbar nicht gut geht. Ich selbst erfahre fast täglich, dass die Antwort vom Gesicht des Patienten abzulesen ist oder seine Haltung mir verrät, wie es tatsächlich um ihn steht.

Körpersprache, nonverbale Kommunikation oder auch Kinesik wird im digitalen Wörterbuch der deutschen Sprache beschrieben als die „Wissenschaft, die sich mit der Erforschung der Verständigung ohne Sprache (durch Mimik, Gestik, Körpersprache) befasst (DWDS o. J.). Der amerikanische Osteopath Stephan Typaldos (Stefan 2011) beschreibt Körpersprache als konsistente, unbewusste Bewegungen oder Haltungen. Der Begriff Körpersprache erscheint selten in einem wissenschaftli-

P. Geraedts, *Motorische Entwicklung und Steuerung*, https://doi.org/10.1007/978-3-662-58296-1_12

chen Kontext. Die Begriffe „Geste“ und „nonverbale Kommunikation“ werden eher benutzt.

Körpersprache ist sehr eng verbunden mit Haltung und fällt in den Bereich der Motorik. Sie wird daher in der Regel unbewusst gesteuert; bewusste Steuerung ist begrenzt möglich, aber schwer zu erlernen.

Körpersprache wird oft mit nonverbaler Kommunikation gleichgesetzt. Subtile Änderungen der Gestik, der Mimik oder der Motorik, bewusst oder unbewusst, bestimmen die menschliche Kommunikation mit und können das äußere Erscheinungsbild eines Menschen stark beeinflussen, weil innere Gefühle ebenfalls zum Ausdruck kommen. Nonverbale physische Informationen unterstützen den verbalen Inhalt oder widersprechen ihm. Sie sind schwer zu kontrollieren und werden daher als „echter“ angesehen, obwohl hier Vorsicht geboten ist.

Paul Watzlawick, Kommunikationspsychologe, fasst die Bedeutung der Körpersprache kurz in einem Satz zusammen: „Man kann nicht nicht kommunizieren“ (van der Lans 2009).

Schon Darwin wies darauf hin, dass die Körpersprache schwieriger zu beeinflussen ist, als die Lautsprache: *„The movements of expression give vividness and energy to our spoken word. They reveal the thoughts and intentions of others more truly than do words, which may be falsified.“* – „Die Körpersprache gibt unserem gesprochenen Wort Lebendigkeit und Energie. Sie verrät die Gedanken und Intentionen anderer wahrheitsgetreuer als Worte, die unter Umständen willentlich verfälscht sind“ – (Darwin 1897).

▶ Aus diesem Grund bietet es sich für Trainer oder Therapeuten förmlich an, sich ausreichende Kenntnisse über Körpersprache anzueignen und sie richtig zu interpretieren. Mimik, Gestik und Stimme bestimmen, wie innere Emotionen nach außen zum Ausdruck gebracht werden. *„Was wir sind, sind wir durch unseren Körper. Der Körper ist der Handschuh der Seele, seine Sprache das Wort des Herzens. Jede innere Bewegung, Gefühle, Emotionen, Wünsche drücken sich durch unseren Körper aus“* (Lohrmann 2017b).

Wenn man in einer öffentlichen Rede unbedingt überzeugen will, wird die Gestik wesentlich heftiger, reicher, und innere Gefühle werden anschaulicher: *„By performing the gesture, a core idea is brought into concrete existence and becomes part of the speaker's own existence at that moment“.* – „Mit dem Einsatz einer Geste nimmt ein Grundgedanke des Sprechers konkrete Gestalt an und wird in diesem Moment zum Bestandteil seines Seins“ (McNeill 1992).

Menschen, die sich einem gesellschaftlich höheren Status zugehörig fühlen, sprechen akzentuiert in oft kurzen Sätzen und nehmen gerne eine erhöhte Sitzposition ein. Auch die Gestik ist insgesamt zurückhaltender.

12.1 Kleines Wörterbuch der Körpersprache

Der Mensch „hört“ instinktiv viel mehr auf die Sprache des Körpers, als er sich selbst bewusst ist. Ein Körper ist niemals stumm, er sendet immer Signale. Wissenschaftler haben herausgefunden, dass der erste Eindruck, den wir von einem anderen Menschen bekommen, zu 95 % durch Sprache (Tempo, Stimmlage, Betonung), Aussehen, Gestik und Mimik bestimmt wird und nur zu 3 % von dem, was jemand inhaltlich sagt. Und dieser erste Eindruck entsteht in weniger als einer Sekunde! (Lohrmann 2017a).

- Zuneigung, Aufrichtigkeit und menschliche Wärme empfindet man durch das Angleichen der eigenen Körperhaltung an die des Gegenübers oder durch Bewegungen, die vom eigenen Körper wegführen. Man denke an das Öffnen der Arme, um jemanden zu begrüßen.
- Gehemmte oder verschlossene Menschen führen die Arme häufig von außen zum Körper hin, die Arme werden vor der Brust verschränkt.
- Unruhe und Nervosität drücken sich in fahrigen Bewegungen aus, wie wiederholtes Händereiben, etwas ständig in den Händen bewegen, sich unablässig umsetzen u. a.
- Eitelkeit und Stolz zeigt sich bei Männern gerne in mehrfachem Lockern des Kragens mit dem Zeigefinger.
- Schüchterne Personen reiben den Nacken am Haaransatz oder streichen sich über den Hinterkopf.

- Kritische, skeptische und nachdenkliche Menschen nehmen häufig das Kinn in die Hand.
- In raumgreifenden Gesten, in ruhigem und gelassenem Auftreten und etwa einem breitschultrigen, etwas übertrieben aufrechten Gang wird Machtanspruch dokumentiert.
- Schwäche ist zu erkennen an einer engen, in sich zusammengefallenen, schüchternen Körperhaltung mit schräger Kopfhaltung.
- Echte Begegnung und Aufrichtigkeit bei der Kommunikation zwischen Menschen zeigt sich in wohl dosiertem Augenkontakt.
- Auch der räumliche Abstand zwischen zwei Personen hat Einfluss auf die Körpersprache. Jeder Mensch hat seinen Privatraum, der ihn als symbolischer Schutzraum umgibt. Ein Eindringen eines oder mehrerer Menschen in diesen Raum kann als sehr bedrohend aufgefasst werden, gerade im Gesundheitswesen durch einen Therapeuten. Die stärkste Annäherung ist die Berührung. Man kann sie ablehnen, zulassen, aber auch billigen, so wie in einer engen (Liebes-) Beziehung oder im Rahmen einer Heilbehandlung. Als Therapeut muss man sich dessen sehr wohl bewusst sein. Abhängig von der Beziehung zwischen einzelnen Menschen kann der Abstand im Raum sehr unterschiedlich sein. In einer großen Menschenmenge führt in der Regel ein zu kleiner Abstand – weniger als 30–40 Zentimeter – zu Aggressivität oder sogar Panik. Ein angemessener Abstand beispielsweise zwischen Kunde und Händler beträgt etwa 1 Meter.

- Langeweile wird bei Jugendlichen in der Pubertät oft unübersehbar körpersprachlich ausgedrückt: Sie seufzen, atmen tief, rollen mit den Augen und lassen ihren Blick langsam suchend umherwandern.

12.2 Hinweise für Trainer und Therapeuten

Als Trainer oder Schulsportlehrer ist der richtige Umgang mit Körpersprache von großer Bedeutung für den Spaß am Sport bei Jugendlichen. Gerade in dieser Lebensphase, wo sich die Motorik noch entwickelt und die Basis gelegt wird für die lebenslange Einstellung zum Sport oder zur sportlichen Aktivität, muss ein Trainer anhand der Körpersprache feststellen können, ob seine Ansprüche an die Leistung der Jungen und Mädchen nicht zu hoch oder auch zu tief gegriffen sind. Jugendliche in diesem Alter äußern sich oft nur indirekt, nämlich über die Körpersprache. Denn Sport muss den Kindern angepasst werden und nicht umgekehrt das Kind dem Sport! Werden Signale nicht rechtzeitig oder gar nicht erkannt, kann ein Kind sich für immer vom Sport abwenden. Es entsteht ein Rückstand, der nicht mehr aufzuholen ist. Andererseits muss ein Trainer oder Schiedsrichter auch mit Autorität den jungen Leuten gegenüber auftreten können. Um als Respektsperson akzeptiert zu werden, braucht er „Body" und eine aufrechte Haltung.

Insbesondere bei einer therapeutischen Behandlung darf Körpersprache nicht missachtet werden. Übungsbehandlungen sind nur schwer richtig zu dosieren, gerade am Anfang, und die Resonanz der Patienten ist oftmals recht spärlich, so meine Erfahrung. Ist eine Übungsbehandlung zu schwierig oder treten gar Schmerzen auf, so muss der Therapeut dies sofort erkennen und angemessen darauf reagieren, noch bevor sich der Patient äußert. Patienten schätzen das und fühlen sich in guten Händen. Nimmt der Therapeut die körperlichen Signale nicht oder zu spät wahr, wird der Patient zum nächsten Termin vermutlich nicht mehr erscheinen.

Alle Heilkünste gehören im engeren und weiteren Sinn zu den „sprechenden Berufen". Im Arzt-Patienten-Gespräch können die nonverbalen Zeichen den Verlauf eines Gesprächs bis hin zur Diagnosestellung entscheidend beeinflussen. Ein Patient kann ohne den Gebrauch von Sprache seine Beschwerden bagatellisieren, obwohl sein Gesicht kreideweiß ist, oder aber seine Beschwerden dramatisieren und angeben, nicht arbeiten gehen zu können, obwohl sein körperlicher Zustand recht gesund und stabil erscheint. Natürlich können psychosoziale Gründe solchem Verhalten zugrunde liegen. So gibt beispielsweise ein Patient an, dass Schmerzen in seinen Oberarm ausstrahlen, wobei er punktuell auf das Schultereckgelenk deutet, auf die Rückseite des Schulterblattes oder sogar auf den Nacken.

Das Gangbild eines Patienten mit einem schmerzhaften Knie- oder Hüftgelenk oder mit Rückenschmerzen fällt nicht nur einem medizinisch Ausgebildeten sofort auf. Schmerzen führen zu einer oft typischen Motorik. Für den Behandelnden geben diese körpersprachlichen Äußerungen Hinweise auf die Ursache des Schmerzes. Genauere klinische Befunderhebung mag dann zu der endgültigen, richtigen Diagnose führen.

Auf der anderen Seite kann auch die Körpersprache des Therapeuten ein wichtiges Instrument sein. In 55 % aller Fälle bestimmt seine Körpersprache die Wirkung des Gesprochenen auf den Patienten, in 38 % beeinflusst die Stimmmodulation und in nur 7 % (!) (Ramseyer und Tschacher 2011) ist es der sachliche Inhalt! Dazu kommt, dass es bekanntlich keine zweite Chance für den ersten Eindruck gibt: Der erste „Schlag" zählt doppelt.

Möglicherweise ist das der Grund, warum Patienten sich manchmal überreden lassen, meist unsinnige Therapien oder Therapeutika zu kaufen.

► Also ist die Beobachtung der Körpersprache, das Zuhören und behutsame Nachfragen für und durch den Arzt oder Therapeuten von wesentlicher Bedeutung, um feststellen zu können, ob z. B. hinter den Rückenschmerzen, wegen denen der Patient den Hausarzt aufsucht, möglicherweise ein ganz anderes Leiden steckt. Dieser Aspekt darf gerade auch wegen der geringen Akzeptanz vieler Patienten der Tatsache gegenüber, dass auch noch andere Ursachen außer den rein körperlichen beim Entstehen von (Rücken-)Beschwerden eine Rolle spielen könnten, nicht unterschätzt werden.

Solch eine Art der Befunderhebung ist zeitaufwändiger, aber auf längere Sicht lohnenswert. Denn der Stellenwert der sprechenden Medizin ist momentan noch gering und ebenfalls ein Grund dafür, dass viele Patienten mit einer falschen Diagnose auf der falschen Schiene in das Gesundheitswesen gelotst werden und sich vielen teuren und unnötigen Behandlungen, ja sogar Operationen unterziehen. Nicht nur in Hausarztpraxen, sondern auch in physiotherapeutischen Praxen könnte eine bessere Bewertung der sowohl verbalen als auch nonverbalen Medizin zu einer enormen Ersparnis führen.

12.3 Körpersprache und Medizin

Wenn Kinder Schmerzen haben, können sie diese oftmals nicht benennen. Im Unterschied zu den meisten Erwachsenen sind jüngere Kinder nicht in der Lage zu sagen, wo es ihnen weh tut und wie stark die Schmerzen sind. Sie können sich nur äußern, indem sie weinen.

Abhängig vom Alter fällt es Kindern schwer, sich sprachlich präzise zu äußern. Auch das genaue Lokalisieren hängt von der Entwicklung der Wahrnehmung ab: Diese muss erst noch reifen, soll ein Kind den Schmerz genau angeben können. Erst im Schulalter beginnt ein Kind, sich an die Art der Schmerzwahrnehmung eines Erwachsenen anzunähern. So geben Kinder an, Schmerzen im Bauch zu haben, obwohl ihnen eigentlich das Ohr wehtut.

In der Konsequenz müssen Eltern, wenn Kinder Schmerzen haben, ganz besonders die Signale der Körpersprache beobachten, die wesentlich aufschlussreicher als die verbalen Äußerungen sind. So wird schnell klar, warum sich das Kind ständig ans Ohr fasst oder partout mit einem Bein nicht auftreten mag.

Bei Kleinkindern ist eine mögliche Depression, welche bei 0,5–2 % vorkommt, aus der Art des Spielens abzuleiten. Sie spielen weniger und mit weniger Fantasie, sind schneller abgelenkt. Traurige Situationen können sie spielerisch nicht nachahmen: stattdessen zeigen sie heftige Reaktionen wie Aggressivität oder Erstarrung (Vermeulen 2014).

Bei Schwerstbehinderten, die sich schlecht oder überhaupt nicht äußern können, ist man auf die Körpersprache regelrecht angewiesen.

Auch allgemein gesunde Erwachsene können (Rücken-)Beschwerden oft nicht gut interpretieren. Insbesondere ausstrahlende Beschwerden sind nicht selten undeutlich, mal spürbar, mal nicht. Rückenbeschwerden breiten sich oftmals völlig unbestimmt von einem Gelenk in die Muskulatur aus und werden dann als Muskelschmerz wahrgenommen. Häufig vorkommend ist der Schmerz aus dem Iliosakralgelenk in der Lendenwirbelsäule, der in die längs neben der Wirbelsäule liegende Muskulatur oder ins Gesäß strömt.

In der Körpersprache (vor allem beim Gangbild oder bei der Sitzhaltung) findet man Indizien, die auf Einschränkungen in einem Gelenk verweisen. Auch eine Schwäche der Hüftmuskulatur ist sehr gut beim Gehen an dem instabilen Becken, auch schon bei Jugendlichen, erkennbar. Häufiges Stolpern, Füße, die nach innen drehen, geringe Abweichungen der Achse des Beines nach innen (X-Beine) oder nach außen (O-Beine) lassen Rückschlüsse auf eine möglicherweise nicht erkannte Hüftdysplasie oder ein andersartiges Hüftgelenkproblem bei Jugendlichen zu. Auch begrenzte Lauffähigkeit, Sprungkapazität und Desinteresse an Sport (wahrscheinlich bedingt durch die leicht eingeschränkte Leistungsfähigkeit) können Anzeichen für Gelenkprobleme sein.

Beschreiben Patienten ein Taubheitsgefühl im Arm oder Bein, so ist aller Wahrscheinlichkeit nach nicht der medizinische Begriff „Taubheit", der Gefühllosigkeit aufgrund einer Schädigung sensorischer Nerven benennt, gemeint. Genau zuhören und beobachten kann schon hinreichenden Aufschluss darüber geben, ob die medizinische neurologische Taubheit oder ein ganz anderes Gefühl gemeint ist, was möglicherweise eine andere Ursache haben kann.

Eine anschließende klinische Differenzialdiagnostik wird diese Vermutungen dann bestätigen oder widerlegen. Ansonsten besteht die Gefahr, die beschriebenen Beschwerden als psychosomatisch zu diagnostizieren. Mit nur bildgebenden Verfahren kann eine ernsthafte Erkrankung nicht unbedingt ausreichend ausgeschlossen werden.

Zu spezifischen Erkrankungen der Gelenke gehören typische motorische Veränderungen, die pathologisch sind. Das charakteristische Gangbild eines Menschen mit zum Beispiel arthrotischen Hüftgelenken, bei dem der Oberkörper hin und her schaukelt, kennt wohl jeder und ist bei den meisten älteren Menschen deutlich sichtbar. Schmerzt zudem das Auftreten an sich, kommt zu dem veränderten Gangbild auch noch die kaum fehlzuinterpretierende Mimik hinzu.

Menschen mit Alzheimer, Demenz oder anderen neurologischen Erkrankungen fällt das Beschreiben von Schmerzen oft sehr schwer.

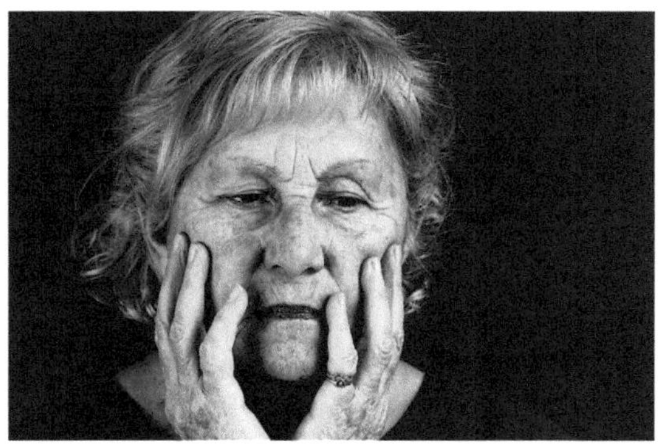

Abb. 12.1 Mimische Aussagekraft bei älteren Menschen. (© Sylvie Bouchard, 90595879, www.shutterstock.com)

Die einzige Möglichkeit, zu erkennen, ob ein neurologisch erkrankter Patient aufgrund von Einschränkungen der kognitiven, sprachlichen oder mimisch-gestischen Fähigkeiten nicht mehr in der Lage ist, sich über seine Schmerzen zu äußern, ist, die (mimische) Körpersprache (Abb. 12.1) genau zu beobachten und zu beurteilen.

Aufgrund der Tatsache, dass bei einer fortschreitenden (Demenz-)Erkrankung die emotionale Kompetenz im Gegensatz zur intellektuellen meist wesentlich länger erhalten bleibt, wird ein Mensch mit einer Demenzerkrankung den gefühlten Schmerz auch länger anzeigen können (Schuler 2010; Füsgen 2010).

Wenn ein älterer Patient aus dem Bett in einen Stuhl gesetzt werden soll und der Patient beim Anfassen zusammenzuckt, das Gesicht verzieht und sich gegen die Mobilisation wehrt, dann mag das ein Zeichen starken Schmerzempfindens sein. Geschlossene Augen mögen ebenfalls ein Anzeichen für Schmerzen sein. Leicht geschlossene Augen kombiniert mit zusammengezogenen Augenbrauen verweisen auf chronischen Schmerz. Schnelles Blinzeln kann auf einen plötzlich auftretenden Schmerz hindeuten.

Hier sind nun beispielsweise Pflegekräfte mehr denn je aufgefordert, einfühlsam Schmerzen und Symptome zu erfassen, um in Absprache mit dem behandelnden Arzt eine geeignete Therapie für den Patienten zu finden (Gerhard 2010).

Stationäre und ambulante Einrichtungen wie z. B. Krankenhäuser, Pflegeheime und Reha-Zentren, aber auch Schulungsinstitute müssen Sorge tragen, Personal und Studenten in dieser Beziehung umfassend zu schulen.

Die Wahrnehmung der Körpersprache kann von evidentem differenzialdiagnostischem Wert sein. Hierzu zwei Beispiele: Ein sportlich reger Patient, Mitte 40, der sich zur Behandlung seiner Schulter- und Rückenbeschwerden vorstellte, erschien auffällig *kurzatmig*, trotz seiner sportlichen Aktivität. Bei näherer Befragung nach seiner körperlichen Leistungsfähigkeit bemerkte er, dass er das Gefühl habe, immer träger zu werden. Eine Röntgenaufnahme seiner Lungen bestätigte den Verdacht auf eine Lungenerkrankung: es wurde ein Lungentumor festgestellt.

Eine andere Patientin mit starken Schmerzen im unteren Rückenbereich reagierte nicht auf eine Übungsbehandlung („Alles tut weh, jede Bewegung"). Wiederholte Inspektion des Gangbildes zeigte einen gering ataktischen und unsicheren Gang, der zuerst nicht aufgefallen war. Röntgenaufnahmen waren ohne Befund, eine MRT-Aufnahme machte jedoch einen kleinen Tumor im Rückenmark in der Lendenwirbelsäule sichtbar. Acht Monate später erlag die Patientin ihrer Erkrankung.

Unsere Haltung sendet nicht nur Signale an unsere Mitmenschen, sondern beeinflusst auch unser eigenes Verhalten, so Vanessa Bohns, Psychologin an der Universität von Toronto. Sie wies in einer Studie nach, dass eine bestimmte Körperhaltung – nämlich eine dominante – unser Schmerzempfinden abmildert und zeitgleich unsere Schmerzgrenze erhöht. Derjenige, der durch seine Körpersprache Überlegenheit und Macht signalisiert, verhält sich tatsächlich so, als verfüge er tatsächlich über diese Macht, und wer Macht hatte, zeigte sich im Experiment meistens schmerzresistenter. Damit wird deutlich, dass unser Körperausdruck nicht nur Signale an unser Gegenüber aussendet, sondern im Gegenzug auch unser eigenes Verhalten mitbestimmt. Dominantes Verhalten in Verbindung mit lauter Sprache und ausladender Gestik führt sowohl bei uns selber als auch bei unseren Mitmenschen zu geringerem Schmerzempfinden! So können unsere Mitmenschen auch unsere Schmerzempfindlichkeit beeinflussen, ohne dass wir es merken (Retti 2011).

▶ Seelische Befindlichkeit und physiologischer Körper stehen in einer engen wechselseitigen Beziehung zueinander.

Das Lesen und Verstehen der Körpersprache kann jedoch auch zu weniger noblen Zwecken verwendet werden. So behandelte ich eine 63-jährige Patientin mit bekannten medizinischen Diagnosen wie Herzinsuffizienz, Kurzatmigkeit, Schwitzen, Übergewicht, einer an den Gelenken sichtbaren Polyarthrose, die mit Knie- und Hüftprothese versorgt ein entsprechend typisches Gangbild aufwies. Diese alleinstehende, gutgläubige Frau hatte zuvor einen Heilpraktiker, der „Pendelmedizin" betrieb, aufgesucht.

Nach einer zweifelhaften Diagnosestellung („Sie haben mit dem Herzen zu tun, und Sie haben Arthrose") per Pendel und um 120 Euro erleichtert verließ die Patientin kurze Zeit später unverrichteter Dinge die Praxis des „Heil"praktikers. Schon geringes medizinisches Wissen hätte bei einem Laien ausgereicht, diejenigen Krankheiten zu benennen, an denen diese Frau litt. Das plötzlich schneller ausschlagende Pendel in den Händen des „Heilers" über den erkrankten Körperteilen sprach eher für geschickte Manipulation als für eine solide Befunderhebung.

Auch ein selbsternanntes „Medium" kann Körpersprache sehr raffiniert interpretieren, um scheinbar z. B. Kontakt mit Verstorbenen vorzutäuschen. Viele und sehr schnell gestellte Fragen und die genaue Beobachtung der Reaktionen des Probanden dienen diesen „Medien", um passgenaue Antworten zu formulieren. Im Grunde genommen geben die Probanden selber die Antwort, ohne sich allerdings dessen bewusst zu sein.

Literatur

Darwin C (1897) The expression of the emotions in man and animals. D. Appleton and Company, New York

DWDS o. J. – Digitales Wörterbuch der deutschen Sprache, hrsg. v. d. Berlin-Brandenburgischen Akademie der Wissenschaften, <https://www.dwds.de/d/wb-dwdswb>, Zugegriffen am 23.09.2019. „Kinesik", bereitgestellt durch das Digitale Wörterbuch der deutschen Sprache, <https://www.dwds.de/wb/Kinesik>. Zugegriffen am 23.09.2019

Füsgen I (2010) Demenz und Schmerz. Vortrag 17.03.2010

Gerhard C (2010) Schmerzerfassung bei fortgeschritten neurologisch Erkrankten. Angewandte Schmerztherapie und Palliativmedizin 2–10

van der Lans J (2009) 1967 Paul Watzlawick – Pragmatische aspecten van menselijke communicatie. https://www.canonsociaalwerk.eu/int/details.php?cps=18/. Zugegriffen am 12.09.2014

Lohrmann J (2017a) Körpersprache. https://www.planet-wissen.de/gesellschaft/kommunikation/koerpersprache/index.html/. Zugegriffen am 12.01.2018

Lohrmann J (2017b) Samy Molcho – vom Pantomimen zum Lehrer. https://www.planet-wissen.de/gesellschaft/kommunikation/koerpersprache/pwiesamymolchovompantomimenzumlehrer100.html/. Zugegriffen am 03.03.2018

Louisan A (2005) „Ausgesprochen unausgesprochen". http://www.songtextemania.com/ausgesprochen_unausgesprochen_songtext_annett_louisan.html/. Zugegriffen am 04.11.2016

McNeill D (1992) Hand and mind – what gestures reveal about thought. The University Of Chicago Press, Chicago

Ramseyer F, Tschacher W (2011) Nonverbal synchrony in psychotherapy. J Consult Clin Psychol 79(3):284–295

Retti D (2011) Haltung annehmen – Warum die Körpersprache unser Schmerzempfinden beeinflusst. Alltagsforschung. https://www.alltagsforschung.de/haltung-annehmen-warum-die-korpersprache-unser-schmerzempfinden-beeinflusst/. Zugegriffen am 20.12.2012

Schuler M (2010) Schmerz Assessment bei Menschen mit Demenz, Geriatrie-Report 03 2010

Stefan A (2011) Interrater-Reliabilität bei der Beurteilung der Körpersprache nach dem Fasziendistorsionsmodell (FDM). Master Thesis, Donau Universität Krems.

Vermeulen M (2014) Depressie valt af te leiden uit spel kleuters. De Volkskrant 13 Dezember 2014

Mimische Motorik 13

Inhaltsverzeichnis

13.1 Mimische Muskulatur

Die mimische Muskulatur bewegt die Haut und die Skelettmuskeln, aber kein Gelenk. Sie wird von sogenannten Ästen des Gesichtsnervs (N. facialis, VII. Hirnnerv) innerviert.

Von den insgesamt 26 Gesichtsmuskeln des Menschen sind im Wesentlichen nur folgende für die Mimik maßgebend verantwortlich:

- Der Augenbrauenheber (M. frontalis), auch Stirnmuskel oder Kopfhaubenmuskel genannt, liegt in ganzer Breite auf der Stirn bis hin zum Haaransatz.
- Der Augenbrauenrunzler (M. corrugator supercilii) kann die gesichtsmittige Seite der Augenbrauen nach unten ziehen und erzeugt so das Stirnrunzeln.
- Der Oberlidheber (M. levator palpebrae superioris) ist ein kurzer Muskel, der beim Erstaunen eine Rolle spielt. Er wird in vielen Definitionen nicht zur mimischen Muskulatur, sondern zu den Augenmuskeln gezählt, da er nicht vom Gesichtsnerv, sondern vom Augenbewegungsnerv innerviert wird.
- Der Augenringmuskel (M. orbicularis oculi) umschließt jeweils ein Auge. Er sorgt für das Schließen der Augenlider und ist somit für das Blinzeln verantwortlich.
- Der Oberlippenheber (M. levator labii superioris) oder kleine Jochbeinmuskel ist ein dreisträngiger Muskel, mit dem wir Ekel ausdrücken.
- Dank des großen Jochbeinmuskels (M. zygomaticus major) können wir lachen, denn er verbindet den Jochbogen mit dem Mundwinkel.
- Die Lippendehnmuskeln M. risorius (Lachmuskel)sprechen für sich selbst.
- Das Platysma (Hautmuskel des Halses) tritt in Aktion bei Schreckreaktionen.
- Der Mundringmuskel (M.orbicularis oris) oder Lippenspannmuskel umschließt den Mund ringförmig. Er ist an keinem Knochen fixiert, sondern wird von anderen Muskeln gehalten. Er ist besonders beweglich und erfüllt eine wichtige Funktion beim Sprechen.

P. Geraedts, *Motorische Entwicklung und Steuerung*, https://doi.org/10.1007/978-3-662-58296-1_13

- Die Mundwinkel- (M. depressor anguli oris) und Unterlippenherabzieher (M. depressor labii inferioris) verbinden die Unterlippe mit dem unteren Kieferrand und drücken ebenfalls Abscheu und Ekel aus.
- Der Schmoll- oder Kinnmuskel (M. mentalis) lässt das Kinn runzeln und drückt Missmut und Zweifel aus. (Martini et al. 2012)

13.2 Lächeln

An dem Akt des Lächelns lässt sich gut der Unterschied zwischen automatischer und bewusster Motorik ablesen. In alltäglichen sozialen Situationen lächelt man über das ganze Gesicht, wenn etwas Lustiges erzählt wird oder man jemandem begegnet, den man gut kennt und mag. Das Schwinden des Lächelns kennzeichnet den dauerhaften schwermütigen Zustand eines Menschen, so wie der Philosoph Emil Cioran beschreibt: „Das Lachen verschwand, dann das Lächeln" (Cioran 1979).

Wer erst mit den Augen lacht und dann mit dem Mund (der Jochbeinmuskel zieht den Mundwinkel nach hinten), lächelt echt (Abb. 13.1) und löst fast automatisch Sympathie aus. Das spontane Lächeln ist ein ganz natürlicher Gesichtsausdruck, vollzieht sich automatisch und blitzschnell. Wenn man aber aufgefordert wird, für ein Foto zu lächeln oder sich in einer Gesellschaft befindet, in der man sich nicht wohl fühlt, erscheint es auf einmal außerordentlich schwierig, „natürlich" zu lächeln, wenn überhaupt (Abb. 13.2).

Die Erklärung hierfür liegt im Gehirn. Das spontane Lächeln wird automatisch von den basalen Ganglien im Gehirn gesteuert. Die auditiven und visuellen Areale im Gehirn, die in direkter Verbindung mit dem limbischen System stehen, werden aktiviert und organisieren die Anspannung der mimischen Muskulatur, die daraufhin ein natürliches Lächeln zustande bringt. Geschieht das Lächeln auf Aufforderung, ist ein ganz anderer Schaltkreis angesprochen, bei dem das Bewusstsein im Vordergrund steht. Zuerst werden die höheren Denkzentren wie das Sprach- und Hörzentrum im Gehirn aktiviert und von dort aus das motorische Areal im Vorderhirn, das für die Willkür- und erlernte Motorik wie Ballspielen, Autofahren, aber auch alltägliche Aktivitäten wie Haarekämmen zuständig ist. Die willkürliche Aufgabe, zu lächeln, ist motorisch eine relativ schwere Herausforderung, so als ob z. B. ein Ungeübter plötzlich Skifahren müsste und damit zwangläufig verurteilt ist, zu scheitern; das Lächeln erscheint verkrampft und unnatürlich.

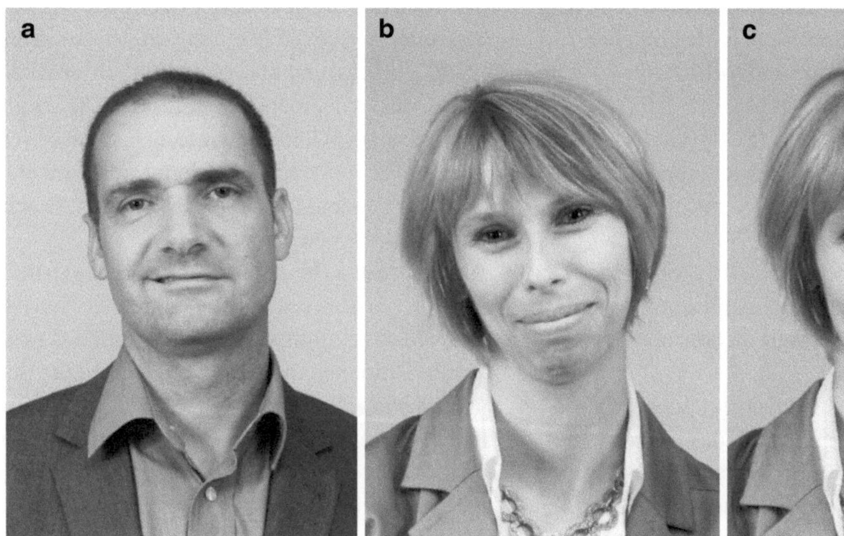

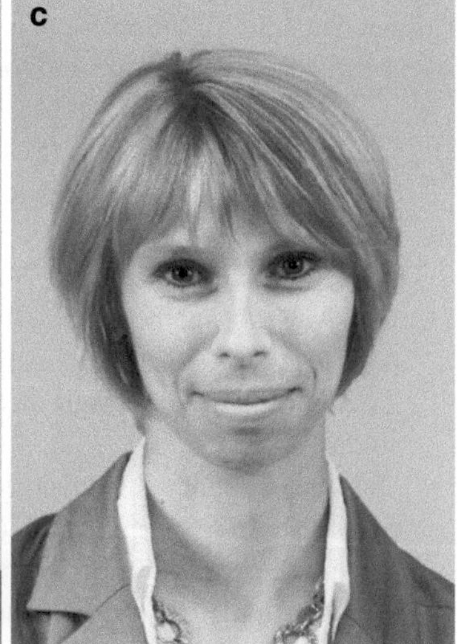

Abb. 13.1 Beim echten Lächeln unterstreicht der geneigte Kopf die Zuwendung. (Aus Sentürk 2012; mit freundlicher Genehmigung von © Springer Gabler Verlag 2012)

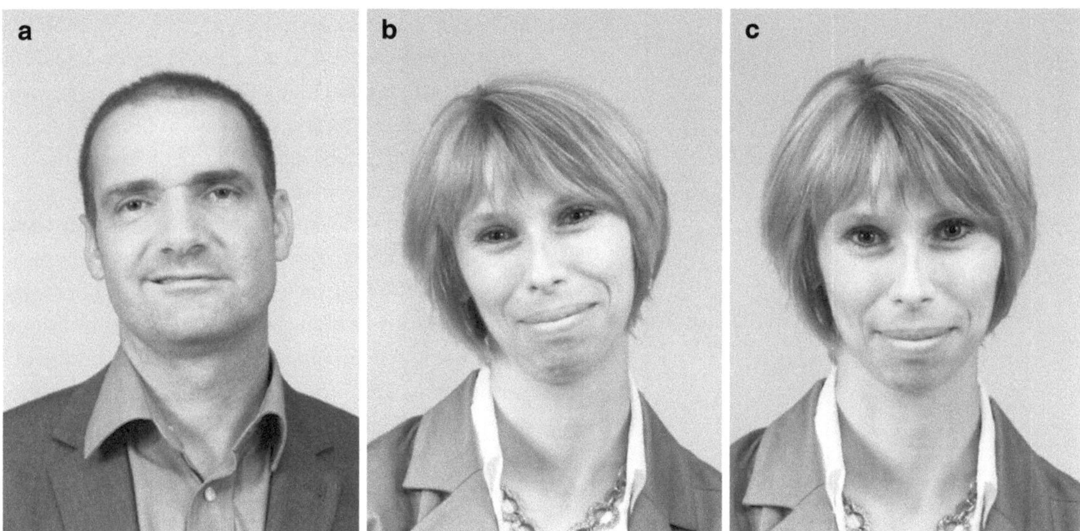

Abb. 13.2 Ein unechtes Lächeln. Die Augen sind nicht beteiligt. (Aus Sentürk 2012; mit freundlicher Genehmigung von © Springer Gabler Verlag 2012)

Bei Schlaganfallpatienten wird dieses Phänomen noch deutlicher: Eine rechtsseitige Blutung im motorischen Kortex, von wo aus die komplexe Motorik der linken Körperhälfte organisiert wird, führt bei der Aufforderung zu lächeln zu einem völlig unnatürlichen, verkrampften Gesichtsausdruck, der sich auf eine Gesichtshälfte beschränkt. Kommt aber ein guter Freund oder Angehöriger ins Zimmer, lächelt der Betroffene über das ganze Gesicht (Ramachandran und Blakeslee 2009).

> Spontanes Lächeln gehört zur automatischen Motorik und gezwungenes Lächeln zur bewussten Motorik.

Bis zu 80 Muskeln spannen automatisch im gesamten Körper an, sobald ein Mensch heftig lacht, andere Muskeln erschlaffen. Jedem ist der Muskelkater im Bauch bekannt, nachdem man an einem Abend zuvor viel gelacht hat. Die Redensart „Ich bin fast umgekippt vor Lachen" entspringt dem Verlust der Kontrolle über die Beinmuskeln. Sich „vor Lachen in die Hose pinkeln" geschieht, weil beim Lachen die Blasenmuskulatur unbewusst erschlafft (Richert 2009).

Zu den mimischen Muskeln gehören auch die quergestreiften Muskeln, die die Ohrmuschel bewegen können („Ohrspiel"). Diese Muskeln (Mm. auriculares) können, wenn auch nur sehr schwer, willentlich gesteuert werden, gehören aber wie die anderen mimischen Muskeln zu den Hautmuskeln und werden ebenfalls von dem Gesichtsnerv innerviert. Im weiteren Sinne können auch die beiden im Mittelohr gelegenen Skelettmuskeln, die das Trommelfell spannen, zur Ohrmuskulatur gerechnet werden. Im Gegensatz zu den Säugetieren haben die Ohrmuskeln bei Menschen nur eine geringe Funktion, und nur wenige können mit ihren Ohren wackeln. Für die Mimik und das Sozialverhalten der Tiere hingegen spielen die Ohrmuskeln aber eine große Rolle (Gille 2004).

13.3 Mimik und Kommunikation

Die Ausdruckskraft der Mimik ist enorm groß, denn sie kann emotionale, zweckbestimmte und auffordernde Verhaltensweisen ausdrücken (Abb. 13.3).

Die kommunikative Bedeutung der Mimik wird unterschätzt, ist aber größer als die auffälligere und besser dokumentierbare Sprache. Nicht zu sprechen sagt oft mehr aus als die Lautsprache: So ist die Aussagekraft des Stirnrunzelns als Zeichen von Nachdenklichkeit in Bezug auf das Gesagte nicht mit Worten zu erreichen. Andere Beispiele dieser mimischen Ausdrucksform sind das Vorschieben der Unterlippe und das Verdre-

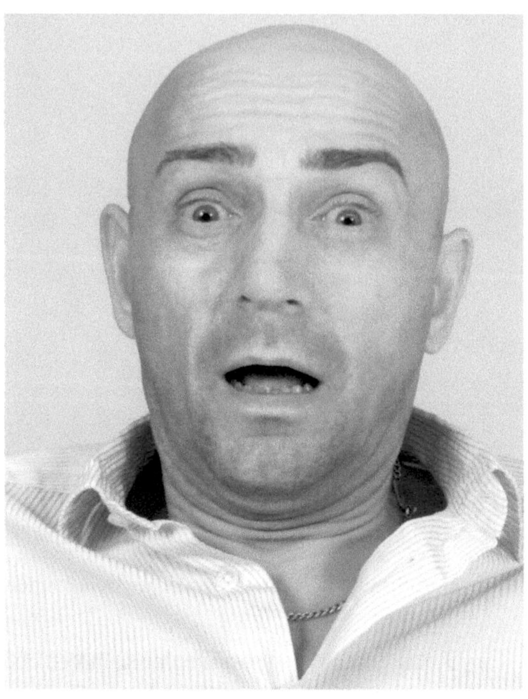

Abb. 13.3 Die enorme Ausdruckskraft der Mimik. (Aus Sentürk 2012; mit freundlicher Genehmigung von © Springer Gabler Verlag 2012)

hen der Augen als Äußerung von Ungläubigkeit und/oder Skepsis, das Rümpfen der Nase oder das Blähen der Nasenlöcher zum Zeichen für Abscheu bzw. Ekel und das „Versteinern" von Gesichtszügen als (soziale) Ablehnung (Ellgring 1984; Buck 1980; Rinn 1984).

Hochgezogene Augenbrauen, weit geöffnete Augen und ein geöffneter Mund deuten auf Verblüffung hin. Trauer und Schmerz zeigen sich in hängenden Mundwinkeln, Täuschungsabsichten sind an unruhigen Bewegungen der Augen und dem Vermeiden von Blickkontakt zu erkennen (Ellgring 1984; Buck 1980; Rinn 1984).

Bei der elektronischen Kommunikation per WhatsApp oder Twitter usw. soll die Verwendung von Emojis das Fehlen mimischer Gesten ausgleichen.

Auch die Diskussion über das Tragen von Gesichtsschleiern wie Burka und Nikab gibt Hinweise auf das vorhandene Bedürfnis nach nonverbalen Signalen.

Anscheinend brauchen wir unbedingt die zusätzliche, nonverbale Information, um Gesagtes richtig interpretieren zu können, wenn wir unseren Gesprächspartner nicht vor Augen haben.

Mimische Gesten können sehr einschüchternd sein: Jemanden ohne zu zwinkern und mit zugekniffenen Augen anzustarren, bis er den Blick abwendet, kann demütigend, sogar bedrohlich sein. Ein Kleinkind von etwa 6 bis 8 Monaten kann sofort anfangen zu weinen, wenn ein Fremder es zu lange anguckt, gleichgültig wie nett es auch gemeint sein mag.

Literatur

Buck R (1980) Nonverbal behavior and the theory of emotion: the facial feedback hypothesis. J Pers Soc Psychol 38:811–824

Cioran E (1979) Vom Nachteil, geboren zu sein. Suhrkamp, Frankfurt am Main, S 61

Ellgring H (1984) Nonverbale Kommunikation im Verlauf der Depression – Zum Ausdruck der Stimmung und des Befindens in Mimik, Blickzuwendung, Sprechen und Gestik (Habilitationsschrift), Justus-Liebig-Universität, Gießen

Gille U (2004) Ohr, Auris. In: Salomon FV, Geyer H, Gille U (Hrsg) Anatomie für die Tiermedizin. Enke, Stuttgart, S 612–621. ISBN 3-8304-1007-7

Martini FH, Nath JL, Bartholomew EF (2012) Anatomy & physiology, 9. Aufl. Pearsons Education, San Francisco

Ramachandran VS, Blakeslee S (2009) Die blinde Frau, die sehen kann, 4. Aufl. Rowohlt Verlag, Reinbek bei Hamburg

Richert F (2009) Kleine Geistesgeschichte des Lachens. Wissenschaftliche Buchgesellschaft, Darmstadt 2009, ISBN 3-534-21620-2

Rinn WE (1984) The neuropsychology of facial expression: a review of the neurological and psychological mechanisms for producing facial expressions. Psychol Bull 95:52–77

Sentürk J (2012) Schulterblick und Stöckelschuh. Springer Gabler, Wiesbaden, S 115, 122

Das Herz 14

Inhaltsverzeichnis

Ein Perpetuum mobile

Ein ganz besonderer Fall automatisch gesteuerter Motorik ist die des Herzens, das Triebwerk der Motorik. Der Herzmuskel oder das Myokard ist ein Hohlmuskel, der die Außenwand des Herzens bildet.

Auch das Herz initiiert Bewegung, äußerlich nicht sichtbar an Gliedern oder sonstigen Körperteilen, sondern vielmehr in unserem Blut, das die Energie- und Sauerstoffversorgung sichert und indirekt die Leistungsfähigkeit des Menschen bestimmt. Dazu werden etwa 6500 Liter Blut täglich rundgepumpt. Und das in Ruhe! Ist der Körper aktiv, kann sich diese Menge mehr als verdoppeln. Diese Aufgabe erfordert ununterbrochene Arbeit, rund um die Uhr, pausenlos und das jahrelang. Der Herzmuskel ist hiermit wohl der „fleißigste“ Muskel des menschlichen Körpers. So wie sich die Erde ohne Unterlass um ihre Achse dreht, so schlägt das Herz, fast wie ein „Perpetuum mobile“.

Der Herzmuskel spannt jedoch nicht kontinuierlich an. Die Abfolge der Herzaktivität lässt sich in Phasen unterteilen. So wechseln Kontraktionsphasen (Systole) mit Ruhephasen (Diastole) in einer durchschnittlichen Frequenz von ungefähr 60 bis 70 Schlägen pro Minute ab, 24 Stunden am Tag, durchschnittlich ungefähr 75 Jahre lang. Das bedeutet täglich fast 100.000 Schläge. Diese Herzfrequenz (Puls) variiert – je nach Belastung – sehr stark. Ein gut trainierter Ausdauersportler kann eine Herzfrequenz von 40 Schlägen pro Minute in Ruhe haben, das heißt morgens unmittelbar nach dem Aufwachen. Wenn durch mittelmäßigen Dauersport der Ruhepuls um 20 % reduziert werden kann, beispielsweise von 65 auf 52, bedeutet das schon eine erhebliche Reduzierung der generellen Belastung des Herzmuskels.

P. Geraedts, *Motorische Entwicklung und Steuerung*, https://doi.org/10.1007/978-3-662-58296-1_14

Je höher die körperliche Belastung, je mehr Blut benötigt wird, desto höher ist zwangsläufig die Herzfrequenz. Sie ist an einen Maximalwert gebunden, der mit zunehmendem Alter abnimmt. In den 1970er-Jahren galt zur Bestimmung optimaler Trainingsfrequenz von skandinavischer Seite her die Faustformel 60–70 % der maximalen Herzfrequenz „200 minus Alter“ und von amerikanischer Seite „220 minus Alter“. In Sport- und Fitnesscenter werden diese Formeln immer noch als Berechnungsgrundlage herangezogen. Das würde bedeuten, dass die maximale Herzfrequenz für einen 25-Jährigen zwischen 175 und 195 und für einen 60-Jährigen zwischen 140 und 160 liegen müsste.

Aber Ausnahmen bestätigen die Regel. So hatte ein professioneller Radrennfahrer, der sich bei mir vorstellte, einen maximalen Puls von 220 Schlägen pro Minute, zufällig festgestellt! Kardiologische Untersuchungen konnten keine Pathologie feststellen, er selbst hatte auch keinerlei Beschwerden.

Der Blutdruck, der in den Gefäßen und den Herzkammern vorherrscht, steigt während der Kontraktionsphase im Idealfall von 79 mmHg (diastolischer Wert) auf 119 mmHg (systolischer Wert), weil die Blutmasse mit viel Kraft in die Arterien gepresst werden muss. In der normalen Umgangssprache ist mit „Blutdruck“ der höhere, systolische Wert gemeint, also der Druck, der das sauerstoffreiche Blut vom Herzen Richtung Organe presst (arterieller Blutdruck). Die Höhe dieses Blutdrucks wird von dem Blutvolumen, dem Herzzeitvolumen und dem peripheren Gefäßwiderstand bestimmt. Die Dehnbarkeit („Compliance“) dieses peripheren Gefäßsystems bestimmt dessen Widerstand und somit den Blutdruck. Je steifer die Gefäße sind, desto höher wird auch der Blutdruck sein. Die Flexibilität der Gefäße verringert sich beim Älterwerden und erklärt zum Teil die dann spürbar zunehmende Anstrengung beim Sport und die damit verknüpfte Senkung der Leistungsfähigkeit.

Durch eine muskulöse Scheidewand wird der Hohlraum des Herzmuskels in eine linke und eine rechte Hälfte getrennt, wobei jede Hälfte in einen Vorhof und eine Herzkammer unterteilt ist und somit zwei Pumpsysteme arbeiten können. Der linke Vorhof befördert das sauerstoffreiche Blut in die linke Kammer, damit die gut gefüllt ist und genügend Blut in den Kreislauf des Körpers pumpen kann. Am Ende dieses Kreislaufes kommt das jetzt sauerstoffarme und kohlendioxidreiche Blut in den rechten Vorhof, der das Blut in die rechte Kammer pumpt. Die rechte Kammer leitet das sauerstoffarme Blut in den Lungenkreislauf, wo das Blut erneut mit Sauerstoff versehen wird und das Abfallprodukt Kohlendioxid (CO_2) zum Ausatmen abgibt. Dieses sauerstoffreiche Blut gerät dann wieder über die linke Herzhälfte in den Kreislauf des Körpers.

14.1 Steuerung des Herzmuskels

Das Herz gehört vom Aufbau des Gewebes her zu der quergestreiften Skelettmuskulatur, obwohl die Herzmuskelzellen wesentlich kürzer sind als die Skelettmuskelzellen. Außerdem sind sie verzweigt. Sie verfügen über viele Gap Junctions, Querverbindungen, die intensive interne elektrische Kommunikation ermöglichen. Die vielzähligen Tight Junctions verbinden die Zellen eng miteinander, und durch einen intensiven Austausch von elektrischen Signalen können sich die Muskelzellen gegenseitig aktivieren und die unabhängige Funktion des Herzens sichern (Naish und Syndercombe Court 2015).

Aus Sicht der Steuerung verfügt das Herz aber über ein eigenes Erregungsleitungssystem, das aus Sicherheitsgründen unabhängig von dem zentralen Nervensystem arbeiten kann. Es arbeitet autonom oder autorhythmisch. Die Muskulatur dieses Erregungsbildungs- und Leitungssystems (Abb. 14.1) unterscheidet sich von den übrigen Muskelzellen des Herzens, da in diesen Zellen (Schrittmacher) eine spontane diastolische Depolarisation erfolgen kann.

Die Steuerung der Frequenz erfolgt durch den **Sinusknoten**, einen natürlichen Schrittmacher, der den elektrischen Impuls zunächst auf einen Teil des Herzmuskels überträgt und über ein zweites Erregungsbildungszentrum (den Atrioventrikular- oder Aschoff-Tawara-Knoten) die Kontraktion des Herzmuskels auslöst. Dieses System führt dazu, dass der Vorhof etwas früher

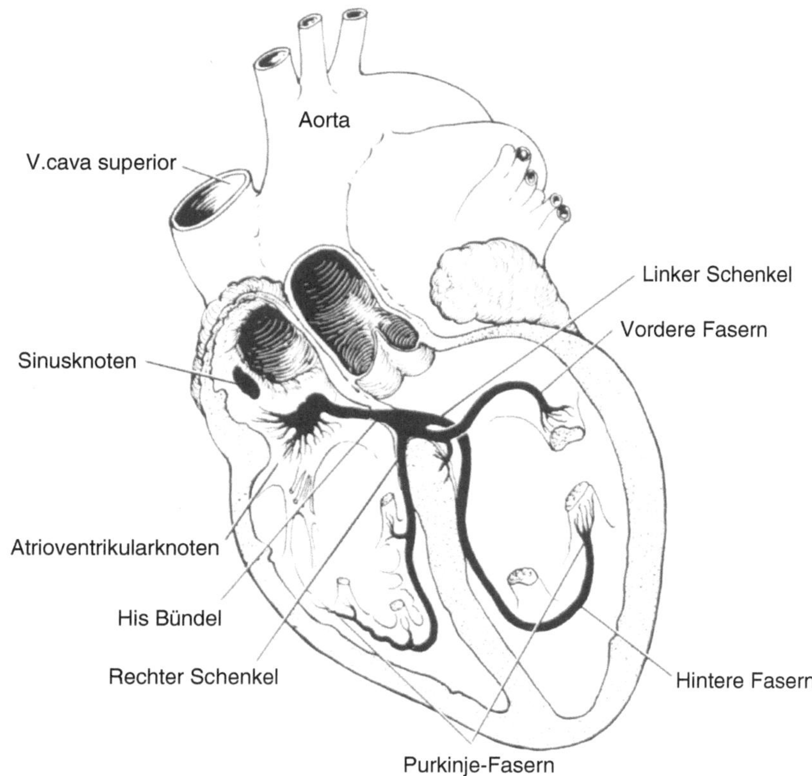

Abb. 14.1 Schema des Erregungsbildungs- und-leitungssystems. (Aus Juncueira und Carneiro J 1996; mit freundlicher Genehmigung von © Springer Verlag 1996)

anspannt als die Kammer, damit diese sich noch stärker mit Blut füllt, um eine größere Menge Blut schneller auszuwerfen.

Bei Leistungsunterbrechung kann dieses nächste Erregungsbildungszentrum die Schrittmacherfunktion zur Sicherung des Herzantriebs übernehmen.

Bei einer zu niedrigen Frequenz der Schrittmacherzellen kann durch einen künstlichen Schrittmacher die Frequenz normalisiert werden (Junqueira und Carneiro 1996).

Zur Anpassung an den wechselnden Bedarf bei körperlicher Aktivität, psychischer Belastung oder Ruhe mithilfe einer Frequenzänderung bedarf es trotzdem einer zusätzlichen Steuerung durch das animale und vegetative Nervensystem. Eine Erregung des X. Hirnnerven (N. vagus) verlangsamt die Herzfrequenz, und die Erregung des „Sympathikus" erhöht sie.

Diese adaptive Steuerung findet auf rein automatischer Ebene statt, und eine bewusste Beeinflussung ist unmöglich. Eine bewusste Steuerung wäre höchst unpraktisch; der Mensch könnte sich mit nichts anderem mehr beschäftigen. Außerdem wäre das Risiko enorm groß, die Konzentration würde auf jeden Fall mal nachlassen.

Wohl soll eine aber recht eingeschränkte Option bestehen, indirekt die Herzfrequenz durch Atmung und bewusste Entspannung zu steuern. Yoga und autogenes Training sind Beispiele dieser beabsichtigten Entspannungstechniken.

Im Zusammenhang mit der Herzfunktion sind auch die glatten Muskeln der Gefäße und Hohlorgane zu erwähnen. Diese werden wie der Herzmuskel von dem vegetativen, autonomen Nervensystem (N. vagus) innerviert und sind damit nicht der willkürlichen Steuerung unterworfen (Naish und Syndercombe Court 2015).

14.2 Sportherz

Ein langjähriges, regelmäßiges und intensives Ausdauertraining kann zu einer normalen, funktionellen Anpassung des Herzens führen. Das Resultat ist ein sogenanntes Sportherz. Dies ist der Fall bei klassischen Ausdauersportarten wie z. B. Marathonlauf, Radrennen, Skilanglauf, Rennrudern oder Triathlon. Kraft- und Sprintsportarten können wegen der geringen benötigten Ausdauer seltener zur Bildung eines Sportherzens führen. Eine gelungene funktionelle Adaption des Herzens zeigt sich in vergrößerten Herzkammern (inklusive der zuführenden und abgehenden Gefäße), der Verdickung der Herzmuskulatur sowie der Erweiterung der Herzkranzgefäße, um die entsprechende Durchblutung und damit Ernährung wie auch die Sauerstoffversorgung des starken Herzmuskels zu garantieren. Durch dieses Wachsen des Herzens kann sich im Vergleich zu Normalpersonen bei Hochleistungsausdauersportlern das Herzvolumen verdoppeln.

Wissenschaftler sind bei dem Thema Herzvergrößerung nicht immer einer Meinung.

So beobachteten belgische Kardiologen und Sportmediziner in einer 2012 veröffentlichten Studie eine Vergrößerung und Funktionseinschränkung der rechten Herzkammer unmittelbar nach mehrstündigen Ausdauerwettkämpfen und betrachteten dies als eine langfristige Schädigung der rechten Herzkammer. Sie bezeichneten diese Schädigung als „belastungsinduzierte arrhythmogene rechtsventrikuläre Kardiomyopathie – ARVC“ (La Gerche et al. 2012).

Bislang wurde diese krankhafte Veränderung nicht durch Längsschnitt-Untersuchungen bestätigt. Am Saarbrücker Institut für Sport- und Präventivmedizin untersuchen die Wissenschaftler um den Kardiologen und Sportmediziner Jürgen Scharhag, und Philipp Bohm seit Jahrzehnten Spitzensportler aus vielen Disziplinen, darunter Triathleten, Schwimmer und Profi-Fußballer. Anzeichen, die die belgische These untermauerten, fanden die Saarbrücker Forscher dabei nie. Daher beschlossen sie, die Hypothese zu überprüfen. Dazu untersuchten sie 33 sogenannte Elite-Masterathleten, die im Schnitt 47 Jahre alt waren, seit rund 30 Jahren leistungssportlich aktiv und nach wie vor rund 17 Stunden pro Woche trainierten. Diese Athleten wurden verglichen mit einer gleichaltrigen Kontrollgruppe, die keinerlei Ausdauersport betrieben hatte. Die saarländischen Wissenschaftler konnten zwar, wie erwartet, deutlich größere und kräftigere Herzen der Topathleten feststellen, aber Hinweise für eine dauerhafte Schädigung, krankhafte Vergrößerung oder Funktionseinschränkung der rechten oder linken Herzkammer durch langjährig betriebenen intensiven Ausdauersport wurden nicht gefunden (Bohm et al. 2016).

Bei Kraftsportlern nimmt, im Gegensatz zu Dauersportlern, die Größe der (linken) Herzkammer nicht zu. Die Verdickung der Herzmuskulatur ist vergleichbar mit der eines Dauersportlers und entsteht als Folge des enormen Anstiegs des Blutdrucks (Pluim 1993).

14.3 Arteriosklerose

Bei pathologisch veränderten Gefäßverengungen (Arteriosklerose), erhöhtem Blutdruck und schlecht funktionierenden Herzklappen muss das Herz bedeutend mehr Arbeit leisten, um das Blut durch die Gefäße zu pumpen, was ebenfalls zu einem „Sportherz“ führen kann. Die Art, die Dauer und die Intensität der physischen Belastung vergrößern das Herz. Anders als beim Sportlerherz ist das krankhaft vergrößerte Herz nicht leistungsfähiger. Die Pumpkraft nimmt im Gegenteil zusehends ab und chronische Herzschwäche, Rhythmusstörungen oder plötzlicher Herztod können die Folgen sein. Übergewicht und Alter erhöhen das Risiko auf ein krankhaftes Sportlerherz: mehr als 40 % der über 70-Jährigen leiden an einer Herzmuskelhypertrophie (Pluim 1993).

14.4 Herz und Sport

Dass Joggen gut ist für den Kreislauf und damit für die Gesundheit, wird, vielleicht außer richtigen Bewegungsmuffeln, niemand bezweifeln.

Exzessives Laufen kann auf lange Sicht aber Gesundheitsrisiken bergen. Peter Schnohr und Kollegen (Schnohr et al. 2015) sammelten über 12 Jahre lang Daten von 1098 gesunden Joggern zwischen 20 und 86 Jahren und 413 Nicht-Joggern mit durchschnittlich 61 Jahren. Alle Teilnehmer waren zu Beginn der Studie gesund, insgesamt wurden 28 Todesfälle unter den Joggern und 128 unter den Nicht-Joggern registriert. Die Sterblichkeitsrate war bei den „leichten" Joggern am niedrigsten, bei den „exzessiven" Läufern war sie fast genauso hoch wie bei den „unsportlichen" Nicht-Läufern!

Diesem Ergebnis nach kann man schließen, dass nur moderates Joggen gut für die Gesundheit von Menschen in Alter zwischen 20–86 Jahren ist! Das heißt für das Training also 1–2,5 Stunden pro Woche in maximal 3 Laufeinheiten. Alles, was darüber hinausgeht, kann der Gesundheit sogar schaden, weil insbesondere das Herz-Kreislauf-System zu sehr belastet würde, so die Forscher. Also scheinen die Hürden für ein gesundes Sporttreiben gar nicht so hoch zu liegen. Jeder kann langsam anfangen, zu laufen. Das Alter bestimmt dann, wie intensiv das Training sein sollte.

Dass Ausdauertraining auch für Herzpatienten effektiv sein kann, zeigte eine Cochrane-Metaanalyse. 47 Studien über insgesamt 10.794 Patienten mit koronarer Herzkrankheit (KHK) wurden ausgewertet, um die Qualität eines Ausdauertrainings als Teil der kardiologischen Rehabilitation mit der Effektivität einer medikamentösen Standardtherapie ohne Ausdauertraining zu vergleichen. Die Analyse zeigte beachtliche Resultate. Mithilfe des Trainings konnte die Gesamtmortalität im Langzeitverlauf um 13 %, die kardiovaskuläre Mortalität um 26 % und die Notwendigkeit einer Krankenhausaufnahme gar um 31 % gesenkt werden. Die Lebensqualität der Patienten nahm in erstaunlichem Maße zu.

Bei Älteren, über 60-Jährigen, konnte man eine Verbesserung der maximalen Sauerstoffaufnahme um ca. 20 % beobachten.

Als schonend und zielführend bieten sich bei herzinsuffizienten Patienten aerobe Ausdauerbelastungen über mindestens 30 Minuten bei moderater Intensität an, und das möglichst an mindestens 3 Tagen in der Woche.

„Ausdauertraining ist bei Herzinsuffizienz ein gut wirksames und auch sicheres Therapieprinzip, es gibt keinerlei Hinweise dafür, dass dadurch das Arrhythmie-Risiko ansteigt", so Rainer Hambrecht, Direktor der Klinik für Kardiologie Links der Weser in Bremen während der Dresdner Herz-Kreislauf-Tage (Heran et al. 2011).

Eine epidemiologische Studie von Wen et al. (2011), woran 416.175 Personen (199.265 Männer und 216.910 Frauen) zwischen 1996 und 2008 an standardisierten Screening-Programmen in Taiwan teilnahmen, kam ebenfalls zu dem Ergebnis, dass eine Viertelstunde körperliches Training pro Tag die Sterblichkeit um 14 % reduzierte, eine Stunde Training sogar um 29 %!

Huseyin Naci und John Ioannidis (2013) konnten anhand der Daten von über 300.000 Menschen nachweisen, dass regelmäßiges und gezieltes Sporttreiben im Frühstadium von Erkrankungen wie Diabetes oder Herzproblemen die bessere Alternative zu täglicher Einnahme von Medikamenten ist.

Für ihre Analyse trugen die Forscher alle verfügbaren klinischen Daten zur Auswirkung von Sport auf die Lebensdauer zusammen. Unter dem Aspekt der Bewegung stießen sie auf vier Übersichtsstudien zu einer Vorform des Diabetes, Erkrankungen der Herzkranzgefäße, Patienten mit einem Schlaganfall oder Herzversagen.

Um die Erfolge der Bewegung mit der Wirksamkeit vorbeugender Medikamente zu vergleichen, durchforsteten die Forscher anschließend erneut die medizinischen Datenbanken nach Studien, in denen die Wirkung von Arzneimitteln auf die vier Krankheitsbilder analysiert und mit der Wirkung von Bewegung verglichen worden war worden war. Bei Erkrankungen der Herzkranzgefäße war Sport ähnlich effektiv wie häufig verordnete Medikamente, darunter Statine und Betablocker. Bei der Behandlung der Schlaganfallpatienten übertraf der positive Erfolg durch Bewegung sogar die Medikamente, bei einem Herzversagen hingegen wirkten Diuretika etwas besser als das verordnete Training.

„Die herausragende Stärke dieser großangelegten Netzwerk-Metaanalyse ist, dass sie erstmals alle weltweit verfügbaren Daten aus kontrollierten klinischen Studien zusammengeführt und den Effekt körperlicher Aktivität auf das Sterberisiko mit dem von medikamentöser Therapie verglichen hat", schreibt Michael Leitzmann, Leiter des Instituts für Epidemiologie und Präventivmedizin an der Universität Regensburg, selbst nicht beteiligt an der Studie (Berres 2013).

Die Tatsache, dass bei den erwähnten Krankheiten die Effekte von Medikamenten wesentlich öfter untersucht wurden und es daher deutlich mehr Daten gibt als über die Ergebnisse von Bewegungsprogrammen, kann nur als gewollt betrachtet werden.

In Zukunft sollten Daten weiterführender Studien die Auswirkungen von Bewegung bestätigen und die Erkenntnisse über die Wirkungsmacht von Bewegung ausgebaut werden. Dennoch sprechen diese Resultate schon jetzt für Bewegung als vollwertige Alternative zum Pillenkonsum. Der Wert von Bewegung bei der Prävention von Krankheiten wird in der heutigen Praxis noch nicht vollständig ausgeschöpft, denn es fehlt noch an wissenschaftlich gesicherten Daten bezüglich der genauen Art, Häufigkeit, Frequenz und Intensität präventiv wirkender physischer Betätigung. Der Therapeut ist damit aufgefordert, für seinen Patienten eine individuell angepasste Dosis körperlicher Aktivität festzustellen und anzubieten.

Die meisten Präventionsleitlinien geben vor, Menschen sollten 3- bis 4-mal die Woche 30 bis 40 Minuten moderat sportlich aktiv sein. Die European Guidelines on Cardiovascular Disease Prevention (Piepoli et al. 2016) empfehlen mindestens 75 Minuten starke aerobe Belastung oder mindestens 150 Minuten moderate körperliche Tätigkeit wöchentlich. Aber das bekannte Problem ist mangelnde Zeit. In der Woche sind viele Menschen zu stark beruflich oder häuslich eingebunden, um einer Sportart nachzugehen. Daher wird diese Aktivität auf das Wochenende verlegt – das spart Zeit. Der sportlich aktive Mensch wird da zum „Weekend-Warrior" und packt die empfohlenen Mengen körperlicher Tätigkeit an einem Wochenende in ein oder zwei Trainingseinheiten.

Der Sportwissenschaftler Gary O'Donovan von der Universität Loughborough in England hat nun untersucht, ob der Trainingseffekt anders ist, wenn die Sportsession auf die gesamte Woche verteilt wird. Dazu analysierte er Interviews mit gut 63.000 Erwachsenen, die zwischen 1994 und 2012 im Rahmen eines nationalen Gesundheits-Surveys in England und Schottland durchgeführt worden waren (O'Donovan et al. 2017). Bei diesen Interviews handelte es sich um eine prospektive Kohortenstudie. Eine Randomisierung in Gruppen mit unterschiedlicher Sportfrequenz und Sportintensität gab es nicht, was die Ergebnisse einigermaßen relativierte.

Es zeigte sich, dass Menschen, die das zur Herz- und Gefäßprävention empfohlene Mindestpensum komplett am Wochenende absolvieren, eine um signifikante 30 % geringere Gesamtmortalität aufwiesen als komplett inaktive Menschen. In derselben Größenordnung lag das Ergebnis derjenigen, die ihr Sportpensum auf 3–5 Termine pro Woche verteilten. Die Sterberate aufgrund von Herzerkrankungen war bei Sportlern etwa 40 % geringer, unabhängig davon, wie oft trainiert wurde. Und die Krebsmortalität wurde um knapp 20 % gesenkt.

Nach den European Guidelines on Cardiovascular Disease Prevention sollte moderate körperliche Tätigkeit über mindestens 150 Minuten pro Woche durchgeführt werden, oder alternativ wäre eine starke aerobe Belastung mindestens 75 Minuten pro Woche sinnvoll, dazu zählen etwa Tennis oder Dauerlauf. Krafttraining für die Hauptmuskelgruppen an mindestens 2 Tagen pro Woche wird zusätzlich empfohlen.

14.5 Plötzlicher Herztod

Beim Sport sterben gelegentlich Menschen, Ereignisse, die dann viel Aufmerksamkeit in den Medien erfahren und verbreitet werden. Sport erhält dann einen negativen Beigeschmack. So sterben Jahr für Jahr in Deutschland mehr als 100.000 Menschen am plötzlichen Herztod, darunter einige hundert Sportler (<0,5 %). Die Ursache ist häufig zurückzuführen auf unbekannte Muskelerkrankungen des Herzens, bei denen es zu einer asymmetrischen, krankhaften Verdickung des linken Ventrikels kommt. Auch Fehlbildungen der Herzkranzgefäße können die Belastbarkeit des Herzens erheblich reduzieren. Früher oder später kommt es dann unter Belastung zu gefährlichen Herzrhythmusstörungen mit möglicherweise tödlichem Ablauf.

Statistisch gesehen erhöht sich das Risiko eines plötzlichen Herztodes im (Hoch-)Leistungssport durch unentdeckte Herzmuskel- oder Gefäßerkrankungen um den Faktor 2,8 (Maron und

Pelliccia 2006). Die Häufigkeit des plötzlichen Herztodes bei Menschen unter 35 Jahren ist relativ gering: zwischen 12 und 35 Jahren ist die Inzidenz 0,5–2 von 100.000 jährlich. Ab einem Alter von 35 Jahren steigt das Risiko auf bis zu 1:50.000 pro Jahr an (Bille et al. 2006).

Die Frage, ob der plötzliche Herztod zu vermeiden ist, stellten sich auch Marijon et al. (2016). Sie gewannen in einer prospektiven Kohortenstudie mit 839 Patienten die Erkenntnis, dass bei 50 % der Männer und 53 % der Frauen dem plötzlichen Herzversagen Beschwerden wie Brustschmerzen und Kurzatmigkeit (Indikatoren für ein Herzleiden) vorausgegangen waren. Diese Beschwerden wurden in den meisten Fällen ignoriert, denn nur 19 % wandten sich damit an einen Arzt.

Literatur

Berres I (2013) Vorsorge: Sport könnte Medikamente überflüssig machen. Spiegel Online, https://www.t-online.de/gesundheit/id_65790346/sport-koennte-medikamente-ueberfluessig-machen-.html/ Zugegriffen am 22.09.2018

Bille K, Figueiras D, Schamasch P, Kappenberger L, Brenner JI, Meijboom FJ, Meijboom EJ (2006) Sudden cardiac death in athletes: the Lausanne Recommendations. Eur J Cardiovasc Prev Rehabil 13(6):859–875

Bohm P, Schneider G, Linneweber L, Rentzsch A, Krämer N, Abdul-Khaliq H, Kindermann W, Meyer T, Scharhag J (2016) Right and left ventricular function and mass in male elite master athletes: a controlled contrast-enhanced cardiovascular magnetic resonance study. Circulation 133(20):1927–1935. https://doi.org/10.1161/CIRCULATIONAHA.115.020975. Epub 2016 Apr 12

Heran BS, Chen JM, Ebrahim S, Moxham T, Oldridge N, Rees K, Thompson DR, Taylor RS (2011) Exercise-based cardiac rehabilitation for coronary heart disease. Cochrane Database Syst Rev 7:CD001800. https://doi.org/10.1002/14651858.CD001800.pub2

Junqueira LC, Carneiro J (1996) Histologie. Springer, Berlin/New York/Heidelberg

La Gerche A, Burns AT, Mooney DJ, Inder WJ, Taylor AJ, Bogaert J, Macisaac AI, Heidbüchel H, Prior DL (2012) Exercise-induced right ventricular dysfunction and structural remodelling in endurance athletes. Eur Heart J 33(8):998–1006. https://doi.org/10.1093/eurheartj/ehr397. Epub 2011 Dec 6

Marijon E, Uy-Evanado A, Dumas F, Karam N, Reinier K, Teodorescu C, Narayanan K, Gunson K, Jui J, Jouven X, Chugh SS (2016): Warning Symptoms Are Associated With Survival From Sudden Cardiac Arrest. In: Ann Intern Med 164(1):23–29. https://doi.org/10.7326/M14-2342. PMCID: PMC5624713. NIHMSID: NIHMS906666. PMID: 26720493

Maron BJ, Pelliccia A (2006) The heart of trained athletes: cardiac remodeling and the risks of sports, including sudden death. Circulation 114(15):1633–1644

Naci H, Ioannidis JPA (2013) Comparative effectiveness of exercise and drug interventions on mortality outcomes: metaepidemiological study. BMJ 347:f5577. https://doi.org/10.1136/bmj.f5577

Naish J und Syndercombe Court D (2015) Med Sci, Saunders Elsevier, 2. Aufl

O'Donovan G, Lee I-M, Hamer M, Stamatakis E (2017) Association of „Weekend Warrior" and other leisure time physical activity patterns with risks for all-cause, cardiovascular disease, and cancer mortality. JAMA Intern Med 177(3):335–342. https://doi.org/10.1001/jamainternmed.2016.8014

Piepoli MF, Hoes AW, Agewall S, Albus C, Brotons C, Catapano AL, Cooney MT, Corrà U, Cosyns B, Deaton C, Graham I, Hall SM, Hobbs FDR, Løchen M-L, Löllgen H, Marques-Vidal P, Perk J, Prescott E, Redon J, Richter DJ, Sattar N, Smulders Y, Tiberi M, van der Worp H-B, van Dis I, Verschuren WMM, Binno S, ESC Scientific Document Group (2016) 2016 European Guidelines on cardiovascular disease prevention in clinical practice: The Sixth Joint Task Force of the European Society of Cardiology and Other Societies on Cardiovascular Disease Prevention in Clinical Practice (constituted by representatives of 10 societies and by invited experts). Developed with the special contribution of the European Association for Cardiovascular Prevention & Rehabilitation (EACPR). Eur Heart J 37(29):2315–2381. https://doi.org/10.1093/eurheartj/ehw106

Pluim BM (1993) Het sporthart in de jaren negentig. Geneeskunde en sport 26:4. Nieuwegijn (NL) Arko Sports Media

Schnohr P, O'Keefe JH, Marott JL, Lange P, Jensen GB (2015) Dose of jogging and long-term mortality: the Copenhagen City Heart Study. J Am Coll Cardiol 65(5):411–419. https://doi.org/10.1016/j.jacc.2014.11.023

Wen PC, Wai JPM, Tsai MK, Yang YC, Cheng TYD, Lee M-C, Chan HT, Tsao CK, Tsai SP, Wu X (2011) Minimum amount of physical activity for reduced mortality and extended life expectancy: a prospective cohort study. Lancet 378:9798, 1244–53. https://doi.org/10.1016/S0140-6736(11)60749-6

Motorik der glatten Muskulatur 15

Inhaltsverzeichnis

Umfassend und zusammendrückend
Auch Gefäße und Hohlorgane wie Magen, Uterus, Blase und Blutgefäße zeigen motorische Aktivität. Das Leeren der Blase durch das Anspannen des Blasenmuskels und die Peristaltik des Darmes sind jedem bekannte Beispiele. Auch können Hohlorgane wie der Enddarm durch Schließmuskeln völlig abgedichtet werden. Und Gefäße können sich verengen oder erweitern, je nach Bedarf der Blutmenge bei unterschiedlichen Aktivitäten. Bei all diesen motorischen Aktivitäten treten die glatten Muskelzellen in Erscheinung. Sie kommen nur selten einzeln vor, sondern meist in Form kleiner Bündel oder dicht gepackt in Schichten und bilden so diejenige Muskelschicht (Tunica muscularis), die Hohlorgane wie Magen, Uterus, Blase und Gefäße umgibt und hochdifferenziert steuert. Im Gegensatz zur Skelettmuskulatur sind diese Muskelzellen nicht quergestreift, da die aktin- und myosinhaltigen Fasern nicht in Sarkomeren organisiert sind. Aus diesem Grund sieht man unter dem Mikroskop keine Querstreifung, so wie bei Skelettmuskeln – daher die Bezeichnung „glatt".

Diese glatten Muskeln kontrahieren wesentlich langsamer, werden wie der Herzmuskel von dem vegetativen, autonomen Nervensystem (N. vagus) innerviert und sind damit nicht der willkürlichen Steuerung unterworfen.

Sie sind spindelförmig, 50–400 µm lang, mit einem Durchmesser von 2–5 µm, haben nur einen Zellkern und sind von wenig Bindegewebe umgeben (Abb. 15.1). Der Kontraktionsmechanismus ist zwar ähnlich wie bei quergestreiften Muskeln, aber ca. 10-mal langsamer. Nur so kann eine Dauerspannung aufgebaut werden, wie sie beim Blutdruck wünschenswert ist.

Die sehr unterschiedlichen Organfunktionen der glatten Muskeln (Blutgefäße, Darm, Magen, Gebärmutter usw.) verlangen auch einen strukturellen Unterschied in dem glatten Muskelgewebe. So bilden die Single-Unit-Zell-Typen durch Gap Junctions elektrische Verbände zwischen glatten Muskelzellen aus. Solche Verbände ermöglichen eine schnelle Ausbreitung der Erregung und somit eine nahezu synchrone Kontraktion einer gesamten Muskelgruppe („funktionelles Synzytium"). Die Erregung der glatten Muskelzellen

P. Geraedts, *Motorische Entwicklung und Steuerung*, https://doi.org/10.1007/978-3-662-58296-1_15

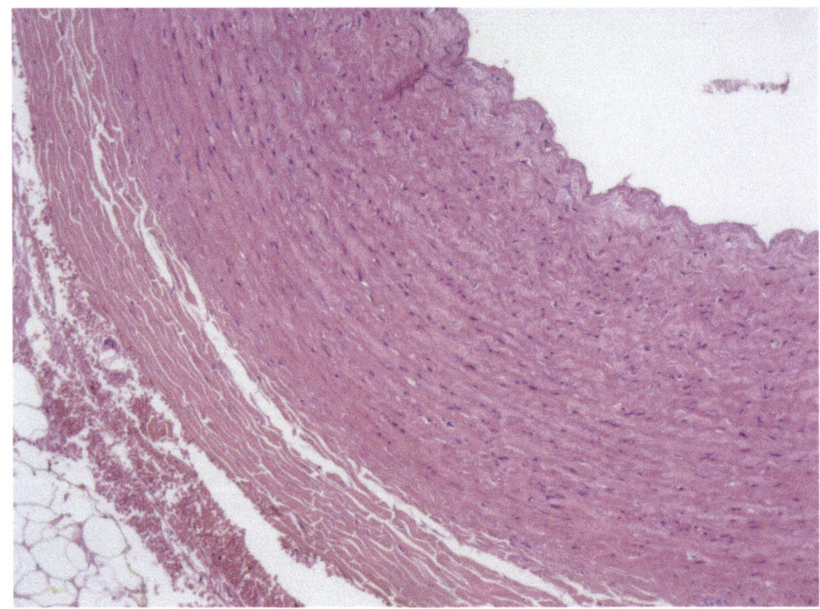

Abb. 15.1 Arterie HE-Schichtung, Vergr. 10-fach. Deutlich sichtbar sind die spindelförmigen glatte Muskelzellen. (© Institut für Anatomie, Medizinische Hochschule Brandenburg, mit freundlicher Genehmigung)

findet über die spontane Depolarisation morphologisch nicht unterscheidbarer Schrittmacherzellen (myogenener Tonus) statt und nicht durch Nerven, obwohl Nerven einen korrigierenden Einfluss haben. Eine motorische Endplatte wie bei den Skelettmuskeln fehlt hier. Im Gegensatz zur Skelettmuskulatur ist das sarkoplasmatische Retikulum (es stellt die Ca^{2+}-Ionen, die für die Kontraktion bei Skelettmuskeln notwendig sind, zur Verfügung) bei glatten Muskeln nur schwach ausgebildet, denn auch glatte Muskeln brauchen in geringem Maß Ca^{2+}, um eine Kontraktion auszulösen. Die Kontraktion eines glatten Muskels kann bis mehrere Sekunden dauern – Tetanus zum Teil ab 2 Hz – (Martini et al. 2012) und die Kraft erreicht niemals das Niveau eines Skelettmuskels. So werden größere Gruppen von Zellen gleichzeitig aktiviert, wie das beim Darm, bei der Gebärmutter (Uterus) und den Harnleitern (Ureter), teilweise aber auch in der muskulösen Wand größerer Gefäße der Fall ist.

Die Multi-Unit-Zelltypen werden einzeln durch Nervenfasern des vegetativen Nervensystems gesondert innerviert (neurogener Tonus). Hierdurch sind gezieltere Kontraktionen möglich, wie beispielsweise bei Haarmuskeln, den inneren Augenmuskeln, dem Samenleiter und den Gefäßen. Mischformen dieser beiden Typen sind vor allem in der Gefäßmuskulatur häufig anzutreffen (Martini et al. 2012).

15.1 Gefäßmotorik

Sowohl der Herzmuskel als auch die glatten Muskeln der Gefäße (Abb. 15.2) können unter dem Gesundheitsaspekt nur indirekt durch körperliche Aktivität trainiert werden.

Messbare Effekte von Dauersport auf die Blutgefäße (z. B. verbesserter Durchfluss wegen eines größeren Gefäßdurchmessers) ließen sich bei Laufradübungen mit Mäusen nachweisen. Nach vierwöchigem Training, bei dem die Mäuse jede Nacht 5 km liefen, wiesen diese Tiere weniger atherosklerotische Plaques auf als inaktive Mäuse. Bei trainierten Tieren, die einen Apoplex (Schlaganfall) erlitten hatten, war das geschädigte Areal kleiner als bei untrainierten, und die zerebralen Gefäße waren besser durchblutet.

Christian Werner (o. J.), Klinik für Innere Medizin, Kardiologie, Angiologie und Internistische Intensivmedizin am Universitätsklinikum des Saarlandes, Homburg, glaubt Hinweise dafür gefunden zu haben, wie sportliche (Dauer-)Aktivität die Zellalterung der Gefäße verlangsamen kann. Telomere, stabilisierende Chromosomenend-

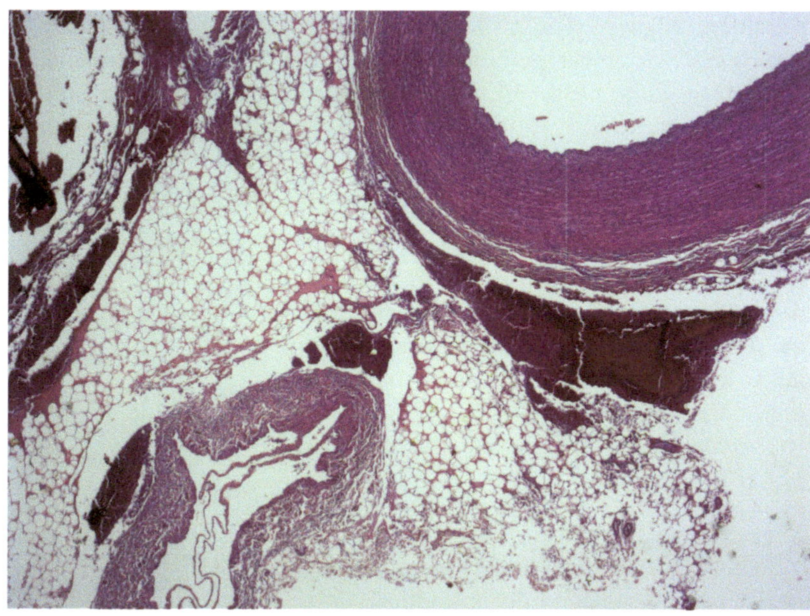

Abb. 15.2 Arterie *(rechts oben)* HE-Übersicht mit einer Vene *(links unten)*. Vergr. 2,5-fach. (© Institut für Anatomie, Medizinische Hochschule Brandenburg, mit freundlicher Genehmigung)

stücke, spielen hierbei eine entscheidende Rolle. Die Länge dieser Telomere wird eng mit der Alterung der Zellen, aber auch mit der „Unsterblichkeit" der Zelle (z. B. bei Krebs) verknüpft. Beim Altern geht bei jeder Zellteilung Chromosomenmaterial „verloren" und die Telomere werden kürzer. Haben sie eine gewisse Mindestlänge erreicht, teilen sich die Zellen nicht mehr und sterben ab. Das Enzym Telomerase kann Telomere teilweise wieder aufbauen und ihrer Erosion so entgegenwirken.

In einer klinischen Studie in Kooperation mit der Sporthochschule der Universität des Saarlandes an 104 Personen wurde das Blut junger und älterer Athleten mit dem untrainierter Kontrollpersonen verglichen und die Telomeraseaktivität in den einkernigen Zellen ermittelt. Die jungen Mittel- und Langstreckenläufer (mittleres Alter 20 Jahre) liefen im Schnitt 73 km, die älteren Sportler (mittleres Alter 51 Jahre) 80 km wöchentlich. Die Älteren machten seit 35 Jahren Ausdauertraining, die unsportlichen Kontrollpersonen waren weniger als eine Stunde pro Woche körperlich aktiv.

Sowohl bei den jüngeren, aber vor allem bei den älteren Sportlern stieg die Telomeraseaktivität deutlich an. Untersuchungen des Erbgutes der Leukozyten ergaben, dass die Telomere bei den älteren Ausdauersportlern und in geringerem Maß bei den jüngeren Sportlern deutlich weniger verkürzt waren als bei gleichaltrigen unsportlichen Kontrollpersonen (Pickl 2013).

Hiermit könnte erstmalig ein langfristiger positiver Effekt von Ausdauertrainings auf die zelluläre Alterung im Gefäßsystem belegt werden!

Aber auch einzelne kurze Trainingseinheiten können die Aktivität der Telomerase steigern. Werner (o. J.) ließ 10 untrainierte gesunde Männer mittleren Alters (44 Jahre) ein High-Intensity-Intervall-Training (HIT) mit EKG am Laufband durchführen. Dazu liefen sie 3-mal wöchentlich 7 Minuten, zunächst 4 Minuten mit 80–90 % der maximalen Herzfrequenz, dann 3 Minuten mit 65–75 %, für die Dauer von 3 Monaten. Die Blutwerte zeigten auch jetzt eine deutlich erhöhte Telomeraseaktivität. So könnte dieses zeitsparende Trainingsprogramm ein „Hit" für untrainierte Sportmuffel werden (Pickl 2013).

Physikalische Verfahren wie die Wechselbäder nach Kneipp werden auch als Gefäßgymnastik betrachtet. Die Intensität, und damit der physiologische Gewinn, ist aber wesentlich geringer als bei körperlicher Anstrengung. Für das Herz sind diese Reize zu unbedeutend, um von einem Training zu sprechen. Hier kann man nur mit einer härteren Strategie etwas bewirken: Sport, wobei die Intensität individuell wählbar ist. Bei sportlicher Aktivität wird auch die Dehnbarkeit der Gefäße viel mehr gefördert, eine probate Maßnahme, einer Gefäßverkalkung (Arteriosklerose) vorzubeugen.

15.2 Darmmotorik

Die Darmmotorik hat zum Ziel, durch verschiedene Bewegungsformen der Darmwandmuskulatur (Darm), den Verdauungsprozess zu fördern, indem der Darminhalt durchgemischt und in Portionen transportiert wird.

Die Darmwand besteht aus zwei Arten von Muskeln:

- Longitudinalmuskulatur: Muskelfasern verlaufen in der Längsrichtung der Darmwand und verkürzen den Darm bei Kontraktion
- Zirkulär- oder Ringmuskulatur: Muskelfasern verlaufen zirkulär und verengen den Darm bei Kontraktion

Nach anal gerichteter Transport findet statt durch ein genau aufeinander abgestimmtes Anspannen und Entspannen der proximal und distal gelegenen Zirkulärmuskulatur, wodurch ein zeitlich und räumlich ablaufender Rhythmus entsteht: der peristaltische Reflex.

Die Anspannung der Longitudinalmuskulatur hängt eng zusammen mit der Kontraktion der Zirkulärmuskulatur: Beim Anspannen der Zirkulärmuskualtur verengt das Darmlumen und der Darm soll sich verlängern; die Longitudinalmuskulatur entspannt. Beim Entspannen der Zirkulärmuskulatur erweitert sich das Darmlumen und die Longitudinalmuskulatur spannt an, damit der Darm sich verkürzt (Abb. 15.3).

Sowohl die Zirkulär- als auch die Longitudinalmuskulatur besteht aus glatten Muskelfasern und unterliegt damit der Reflexmotorik. Die Fasern des äußeren Afterschließmuskels (M. sphincter ani externus) dagegen sind quergestreift und können willentlich angespannt werden (Schemann o. J.).

Die Steuerung der (Dünndarm-)Motorik geschieht sowohl durch humorale als auch nervöse Mechanismen. Die Ausschüttung von Wirkstoffen wie Serotonin, Motilin und dem vasoaktiven intestinalen Peptid (VIP) durch enteroendokrinen Zellen bewirkt eine Erregung der glatten Muskelzellen. Die nervöse Steuerung verläuft über das autonome Nervensystem. In der Darmwand befinden sich zwischen den Muskelschichten engmaschige und faserreiche Nervengeflechte wie der Plexus myentericus (Auerbach), in dem sich multipolare Ganglienzellen befin-

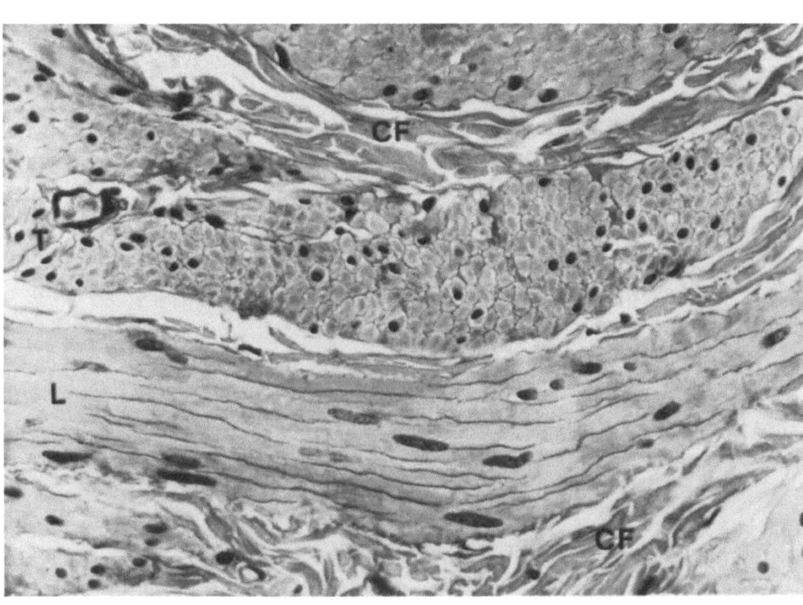

Abb. 15.3 Semidünnschnitt durch glatte Muskulatur. Die glatten Muskelzellen sind teils quer *(T)*, teils längs *(L)* geschnitten (*CF* Kollagenfasern). HE-Färbung. Vergr.: 400-fach. (Aus Junqueira LC, Carneiro J (1996) Histologie, 4. Aufl. Springer, Berlin. Abb. 11.21, S 239; mit freundlicher Genehmigung von © Springer Verlag 1996)

den. Diese werden erregt durch Transmitterstoffe wie Adrenalin, Acetylcholin und Noradrenalin (Rohen und Lütjen-Drecoll 2000).

15.3 Beckenbodenmotorik

Zu der vom Schambein zum Sitzbein verlaufenden Becken- oder perinealen Muskulatur gehören die Skelettmuskeln ventrokaudal im Bereich des Beckens. Sie bilden die Diaphragmen pelvis und urogenitalis. Sie haben gemeinsam die Funktion, das Becken kaudal zu verschließen und so die Organe des Bauchraums zu stabilisieren. Funktionelle Schwäche dieser Muskulatur kann u. a. zu Inkontinenz führen.

Zum Diaphragma pelvis gehören die folgenden wichtigsten Muskeln:

- M. levator ani (Heber des Afters), der an der bogenförmigen Sehne des M. levatoris ani entspringt und am Centrum tendineum perinei, Rektum, Lig. anococcygeum und Os coccygis (Steißbein) ansetzt.
- Der M. coccygeus (Steißbeinmuskel) setzt sich hinter dem M. levator ani fort. Er entspringt an der Spina ischiadica (Sitzbeindorn) des Os ischii und am Lig. sacrospinale, zwischen dem Os sacrum (Kreuzbein) und dem Os ischii (Sitzbein). Sein Ansatz liegt am lateralen Rand des Kreuzbeines und des Steißbeines.
- Der M. sphincter ani externus ist der äußere Schließmuskel des Afters und besteht als alleiniger Beckenbodenmuskel aus quergestreiftem Muskelgewebe. Er verschließt *willkürlich* das Rektum (Mastdarm) und wirkt dem durch die Peristaltik der Dickdarmwand einsetzenden Stuhldrang entgegen.

Das Diaphragma urogenitalis bildet eine ca. 1 cm dicke Muskelplatte und Bindegewebe zwischen den unteren Ästen (Rami ossis pubis inferiores) des Os pubis (Schambein) und dem Tuber ischiadicum (Sitzbeinhöcker). Es umfasst folgende Schichten:

- Der M. transversus perinei superficialis liegt im freien Rand des Diaphragma urogenitale. Er entspringt am Tuber ischiadicum und setzt am Centrum perinei an.
- Der wesentlichste Muskel dieses Diaphragmas, der M. transversus perinei profundus spannt sich zwischen den Ramus inferior ossis pubis und den Ramus ossis ischii nach beiden Seiten aus.
- Der M. sphincter urethrae wird an der Durchtrittsstelle der Harnröhre (Urethra) durch das Diaphragma urogenitale von zirkulär angeordneten Muskelfasern des M. transversus perinei profundus gebildet. Gemeinsam mit dem bewusst anzusteuernden M. sphincter ani externus stellt dieser Muskel den willkürlichen Verschluss der Harnröhre dar. Die Harnröhre und Mastdarm können nur gleichzeitig bewusst verschlossen werden.

Der äußere Schließmuskel besteht als alleiniger Beckenbodenmuskel aus quergestreiften Muskelfasern. Alle anderen Beckenbodenmuskeln bestehen aus glatten Muskelfasern und unterliegen dem autonomen Nervensystem. Sie werden automatisch angesteuert, der quergestreifte Schließmuskel dagegen wird vom somatischen Nervensystem angesteuert und kann bewusst kontrolliert werden.

Der Beckenboden verfügt über alle Formen von sensorischem Input: Schmerz- und Mechanosensorik, Druck, Muskeldehnung usw. Die Beckenbodenmuskeln reagieren unbewusst und automatisch auf sensorische Reizung oder in einem reflexartigen Modus als eine Art von Feed-Forward auf andere, zum Teil bewusst gesteuerte motorische Aktivitäten wie Lachen, Husten, Laufen und sogar Armbewegungen.

Beckenbodenmuskeln und Position des Beckens
Aufgrund des Ursprungs verschiedener Faszien und Muskeln bildet der Beckengürtel eine Schaltstelle zwischen den unteren Extremitäten einerseits und dem Bauch/Rumpf bzw. oberer Extremität. Er verbindet einerseits durch das Hüftgelenk und andererseits durch das Iliosakralgelenk die Beine mit der Wirbelsäule und damit die Dynamik des Hüftgelenkes mit der Statik der Lendenwirbelsäule (Fanghänel und Preuße 2005). So haben motorische Aktivitäten insbesondre der

Beine und des Rumpfes einen ausschlaggebenden Einfluss auf die Position des Beckens und damit auf die unwillkürliche Aktivität der Beckenbodenmuskulatur.

Kippt das Becken nach vorne (Deklination der LWS), beispielsweise durch geschwächte Bauch- und Gesäßmuskulatur, verlagert sich die Basis des Kreuzbeins (S1), und damit auch des letzten Lendenwirbels L5, nach vorn und unten, die Spitze des Kreuzbeines nach hinten und leicht nach oben (Nutation des Kreuzbeines). Die beiden Beckenschaufeln nähern sich auf der Rückseite einander an und die Sitzbeinhöcker weichen auseinander. Der Eingang zum Becken wird dadurch verkleinert, der Ausgang vergrößert. Die unbewusst und reflexartig gesteuerten Beckenbodenmuskeln, die den kleinen Ausgang des Beckens abschließen, entspannen hiermit reflexartig und sofort und die inneren Organe können vorfallen. Das Vergrößern des Beckenausgangs setzt die Spannung der bewusst zu steuernden Schließmuskeln herab. Unterleibschmerzen und Inkontinenz mögen die unangenehmen Folgen sein.

▶ Nur durch gezielte und bewusste muskuläre Aktivität der Gesäß- und insbesondere der unteren Bauch- und Schließmuskulatur (Smith et al. 2007) lässt sich das Kreuzbein zurückdrehen (Antinutation des Kreuzbeines, Inklination der LWS), und somit lassen sich indirekt auch die unbewusst gesteuerten Beckenbodenmuskeln aktivieren.

Beckenbodenmuskeln und Hüftgelenk

Aufgrund der arthrogenen Muskelinhibition kann auch eine Hüftarthrose, welche ja zu einer Beckenkippung führt, zu Beckenbodenmuskelschwäche führen. Auch Erkrankungen der inneren Organe führen zur Spannungsabnahme der Bauchmuskulatur, Deklination der LWS und Nach-vorne-Kippen des Beckens. Besondere, aber nicht krankhafte Ereignisse wie Schwangerschaft oder bestimmte Phasen des weiblichen Menstruationszyklus führen ebenfalls zu Positionsveränderungen des Beckens mit der Folge der Muskelschwäche des Beckenbodens.

Der quergestreifte Schließmuskel kann aktive Unterstützung bei der Beckendrehung leisten, die Beckenbodenmuskeln werden durch diese aktive Beckenbewegung automatisch weiterhin aktiviert (Geraedts 2018).

Lauftraining mit richtiger Haltung (Beckenaufrichtung) kann so eine effektive Behandlung für Beckenbodenschwäche darstellen.

▶ Motorisches Lernen führt zu motorischer Kontrolle.

Literatur

Geraedts P (2018) Physiotherapeutisches Training bei Rückenschmerzen – motorische Befunderhebung und Behandlung. Springer, Berlin

Fanghänel J, Preuße U (2005) Anatomische Grundlage des Beckenbodens, Curriculum Anatomie & Schmerz, Institut für Anatomie, Ernst-Moritz-Arndt-Universität Greifswald, Gemeinschaftspraxis Partner der Gesundheit Essen. Greifswald

Martini FH, Nath JL, Bartholomew EF (2012) Anatomy & Physiology. 9. Aufl. Pearsons education, San Francisco

Junqueira LC, Carneiro J (1996) Histologie. Springer, Berlin/New York/Heidelberg

Pickl S (2013) Lässt uns Sport länger leben? Dem Zelltod ein Schnippchen schlagen. CME Ausg. 1/2013. doi: https://doi.org/10.1007/s11298-013-0043-1 Springer-Verlag

Rohen JW, Lütjen-Drecoll E (2000) Funktionelle Histologie, 4. Aufl. Schattauer Verlag, Stuttgart

Schemann M (o. J.) Magen-Darm-Motorik. Lehrstuhl für Humanbiologie. Technische Universität München. http://humanbiology.wzw.tum.de/index.php?id=14/ Zugegriffen am 24.08.2018

Smith MD, Coppieters MW, Hodges PW (2007) Postural response of the pelvic floor and abdominal muscles in women with and without incontinence. Neurourol Urodyn. 26(3):377–85

Werner C (o. J.) Endothelial NO Synthase and Telomerase Reverse Transcriptase (TERT) are Activated by Physical Exercise and Promote Vascular Anti-Senescent Effects and Endothelial Stress Resistance. Universitätsklinikum des Saarlandes, Homburg/Saar, Germany. http://spo.escardio.org/eslides/view.aspx?eevtid=40&fp=209/> Zugegriffen am 12.08.2018

16 Fazit

Der Körper ruht nie

Die menschliche Motorik kann in ihrer Erscheinungsform sowohl äußerst spektakulär als auch äußerst aktiv, aber gleichzeitig unsichtbar sein. Dazwischen gibt es alle möglichen Varianten. In irgendeiner Form ist der menschliche Körper immer aktiv – er ruht nie.

Motorik wird grundsätzlich zentralneurologisch gesteuert, wobei sensorische Informationen ein wichtiger Pfeiler für die Steuerung sind.

So entfaltet sich die motorische Steuerung hierarchisch überwiegend von der Reflexmotorik auf Rückenmarksebene über weitgehend automatisierte, auf Hirnstammebene gesteuerte Motorik hin zu bewusst gelenkter Motorik auf kortikaler Ebene. Motorische Reflexaktivität umfasst den größten Teil der motorischen Aktivität; bewusst gesteuerte Motorik dagegen hat nur einen geringen Anteil an unseren täglichen Bewegungsabläufen. Müsste man jede motorische Handlung bewusst ausführen, käme unser alltägliches Leben zum Stillstand. Die Großhirnrinde steuert sozusagen bewusst den gesamten unwillkürlichen motorischen Steuerungsapparat, um eine gewollte Bewegung auszuführen.

Ist das Wachstum einmal abgeschlossen, kann die motorische Bandbreite nur noch durch motorisches Lernen zunehmen. Da neue Nervenverbindungen im Anschluss an das Wachstum nur mit Mühe hergestellt werden können, verlaufen motorische Lernprozesse dementsprechend auch nur schwerfällig und schwierig, und sie bedürfen eines umfassenden und intensiven Trainings. Das erklärt auch, warum sporttechnische Fertigkeiten am besten im Kindesalter erlernt werden, aber auch warum (motorische) Verhaltensänderungen nur sehr schwer zustande kommen. Innere Motivation (Freude oder Gesundheitsbewusstsein) und externe Reize (beispielsweise in Form von kompetenter Anleitung, Gruppendynamik) sind dabei von entscheidender Bedeutung. Daher brauchen z. B. Hochleistungssportler einen Trainer, Breitensportler Mitsportler und Patienten einen Therapeuten. Einmal erlernt und weitgehend automatisiert, können neu erlernte motorische Aktivitäten in den Alltag integriert und zu Alltagsmotorik werden.

P. Geraedts, *Motorische Entwicklung und Steuerung*, https://doi.org/10.1007/978-3-662-58296-1_16

Erratum zu: Motorische Entwicklung und Steuerung

Erratum zu
P. Geraedts, Motorische Entwicklung und Steuerung,
https://doi.org/10.1007/978-3-662-58296-1

Dieses Buch wurde versehentlich veröffentlicht, ohne die Quellen in den Bildlegenden zu aktualisieren:

Kapitel 1:

Abb. 1.1 Die korrekte Abbildungslegende lautet: **Abb. 1.1** Entwicklungsverlauf koordinativer Fähigkeiten (Dordel S (1991) Bewegungsförderung in der Schule, Verlag modernes Lernen, ISBN: 3-8080-0253-0)

Abb. 1.2 Die korrekte Abbildungslegende lautet: **Abb. 1.2** Entwicklung der Knochenmasse, der Muskelfläche sowie der Knochenmasse bezogen auf die Muskelfläche (Oppelt PG, Dörr H-G (2014) Kinder- und Jugendgynäkologie, Thieme Verlag ISBN: 9783131750815, mit Genehmigung)

Kapitel 2:

Abb. 2.1 Die korrekte Abbildungslegende lautet: **Abb. 2.1** Extrapyramidales System: Schema der Bahnen der Willkürmotorik (Aus Spornitz 2010; Zeichnung Dr. Michael und Christiane von Solodkoff, Neckargemünd)

Abb. 2.2 Die korrekte Abbildungslegende lautet: **Abb. 2.2** Pyramidales System: Schema der Bahnen der Unwillkürmotorik (Aus Spornitz 2010; Zeichnung Dr. Michael und Christiane von Solodkoff, Neckargemünd)

Kapitel 3:

Abb. 3.1 Die korrekte Abbildungslegende lautet: **Abb. 3.1** Nerv, Querdurchschnitt, Vergrößerung: 2,5-fach (Aufnahme: Institut für Anatomie, Medizinische Hochschule Brandenburg)

Abb. 3.2 Die korrekte Abbildungslegende lautet: **Abb. 3.2** Nervenfaserbündel, Querdurchschnitt, Vergrößerung: 20-fach (Aufnahme: Institut für Anatomie, Medizinische Hochschule Brandenburg)

Abb. 3.3 Die korrekte Abbildungslegende lautet: **Abb. 3.3** Elektronenmikroskopische Aufnahmen markhaltiger Nervenfasern. Oben: Vergr. 20.000-fach. Unten: Vergr. 80.000-fach (Aus: Juncueira LC, Carneiro J (1996) Histologie, 4. Aufl. Springer Verlag. Abb. 12.18 S. 267)

Abb. 3.4 Die korrekte Abbildungslegende lautet: **Abb. 3.4** Marklose Nervenfasern an der Wand einer Arteriole im Kniegelenk einer Katze. Im Bereich der Synapsen treten die Hüllzellen *(H)* als Vorläuferzellen des Myelingewebes zurück. Zu beachten sind die synaptischen Bläschen. Vergr. 100.000-fach. (Aufnahme: Neiss W.) (Aufnahme: Neiss W.) (Aus: Juncueira LC, Carneiro J (1996) Histologie, 4. Aufl. Springer Verlag. Abb. 12.23 S. 271)

Abb. 3.6 Die korrekte Abbildungslegende lautet: **Abb. 3.6** Gliederung des Rückenmar-

Die Online-Version dieses Buches finden Sie unter: https://doi.org/10.1007/978-3-662-58296-1

P. Geraedts, *Motorische Entwicklung und Steuerung*, https://doi.org/10.1007/978-3-662-58296-1_17

squerschnittes ((Aus: Lanz von T, Wachsmuth W (2004) Praktische Anatomie – Rücken (isbn: 978-3-540-40566-5) S. 124 Abb. 130))

Abb. 3.7 Die korrekte Abbildungslegende lautet: **Abb. 3.7** Querschnitte durch das Rückenmark in verschiedenen Höhen (Aus: Lanz von T, Wachsmuth W (2004) Praktische Anatomie - Rücken S.125 Abb. 131)

Abb. 3.8 Die korrekte Abbildungslegende lautet: **Abb. 3.8** Plexus brachialis (Armgeflecht): Die Beteiligung der einzelnen Segmente bei der Bildung des Armgeflechts (aus: Lanz von T, Wachsmuth (2004) Praktische Anatomie - Arm (isbn: 978.3-540-40571-9) S. 32 Abb. 27)

Abb. 3.9 Die korrekte Abbildungslegende lautet: **Abb. 3.9** Plexus lumbosacralis (Beingeflecht): Die Beteiligung der Segmente bei der Bildung des Plexus lumbosacralis (Aus: Lanz von T, Wachsmuth W (2004) Praktische Anatomie Bein und Statik S. 66 Abb. 41)

Abb. 3.10 Die korrekte Abbildungslegende lautet: **Abb. 3.10** Reflexbogen des Eigenreflexes (Aus Spornitz 2010; Zeichnung Dr. Michael und Christiane von Solodkoff, Neckargemünd)

Abb. 3.11 Die korrekte Abbildungslegende lautet: **Abb. 3.11** Reflexbogen des Fremdreflexes (Aus Spornitz 2010; Zeichnung Dr. Michael und Christiane von Solodkoff, Neckargemünd)

Abb. 3.12 Die korrekte Abbildungslegende lautet: **Abb. 3.12** Schematische Darstellung einer Muskelspindel. *1* Kapsel, *2* Kernkettenfasern, *3* Kernsackfasern, *4* anulospiralige Endigung, *5* blütendoldenförmige Endigung, *6* motorische Endplatte, *7* efferente Aγ-Fasern, *8* afferente Aα-Fasern, *9* afferente Aβ-Fasern (Aus: Juncueira LC, Carneiro J (1996) Histologie, 4. Aufl. Springer Verlag. Abb. 25.5 S. 652)

Abb. 3.13 Die korrekte Abbildungslegende lautet: **Abb. 3.13** Verhalten der Bänder des Schultergelenks bei der Abduktionsbewegung des Armes. Sensoren in der Kapsel und in den Bändern nehmen diese Bewegungen war und leiten die Information weiter zum Gehirn oder lösen sofort über das Rückenmark einen Respons aus (In Auftrag von mir hergestelltes Werk, Autor: Beth Halasz, siehe Genehmigung)

Abb. 3.14 Die korrekte Abbildungslegende lautet: **Abb. 3.14 a** und **b** Der Hirnstamm mit den austretenden Hirnnerven (Aus Spornitz 2010; Zeichnung Dr. Michael und Christiane von Solodkoff, Neckargemünd)

Abb. 3.15 Die korrekte Abbildungslegende lautet: **Abb. 3.15** Aktivität der Arme, Hände und Augen (Arm-Hand-Augen-Koordination): Steuerung durch Neuronen in der Vierhügelplatte (Colliculi superiores) (©Eugene Onoshenko, Stocknr. 503978470 www.shutterstcok.com)

Abb. 3.16 Die korrekte Abbildungslegende lautet: **Abb. 3.16** Der asymmetrische tonische Nackenreflex als motorische Basis für die Kletterbewegung (© Monropic 66924266 stock adobe.com)

Abb. 3.17 Die korrekte Abbildungslegende lautet: **Abb. 3.17** Beim Fallschirmspringen ist die Landau-Reaktion deutlich erkennbar (© donnasterns 4238673 stock Adobe.com)

Abb. 3.18 Die korrekte Abbildungslegende lautet: **Abb. 3.18** Darstellung des Kleinhirns (Aus Spornitz 2010; Zeichnung Dr. Michael und Christiane von Solodkoff, Neckargemünd)

Abb. 3.19 Die korrekte Abbildungslegende lautet: **Abb. 3.19** Frontalschnitt durch das Endhirn (Aus Spornitz 2010; Zeichnung Dr. Michael und Christiane von Solodkoff, Neckargemünd)

Abb. 3.20 Die korrekte Abbildungslegende lautet: **Abb. 3.20** Endhirnhemisphäre in der Seitenansicht. Vier der fünf Hirnlappen sind hier sichtbar (Aus Spornitz 2010; Zeichnung Dr. Michael und Christiane von Solodkoff, Neckargemünd)

Kapitel 4:

Abb. 4.1 Die korrekte Abbildungslegende lautet: **Abb. 4.1** Muskelspindel Querdurchschnitt (Vergr.:20-fach) (Aufnahme: Institut für Anatomie, Medizinische Hochschule Brandenburg)

Abb. 4.2 Die korrekte Abbildungslegende lautet: **Abb. 4.2** Vater-Pacini-Körperchen direkt unter der Haut lokalisiert (Aus: Lephart SM und Fu FH (2000) Proprioception and Neuromuscular Control in Joint Stability : Autor: Joerg G. Jerosch)

Abb. 4.3 Die korrekte Abbildungslegende lautet: **Abb. 4.3** Vater-Pacini-Körperchen in glenohumeralen Bändern mit einem Durchmesser von 150 µm (Aus: Lephart SM und Fu FH (2000) Proprioception and Neuromuscular Control in Joint Stability : Autor: Joerg G. Jerosch)

Stichwortverzeichnis

P. Geraedts, *Motorische Entwicklung und Steuerung*, https://doi.org/10.1007/978-3-662-58296-1

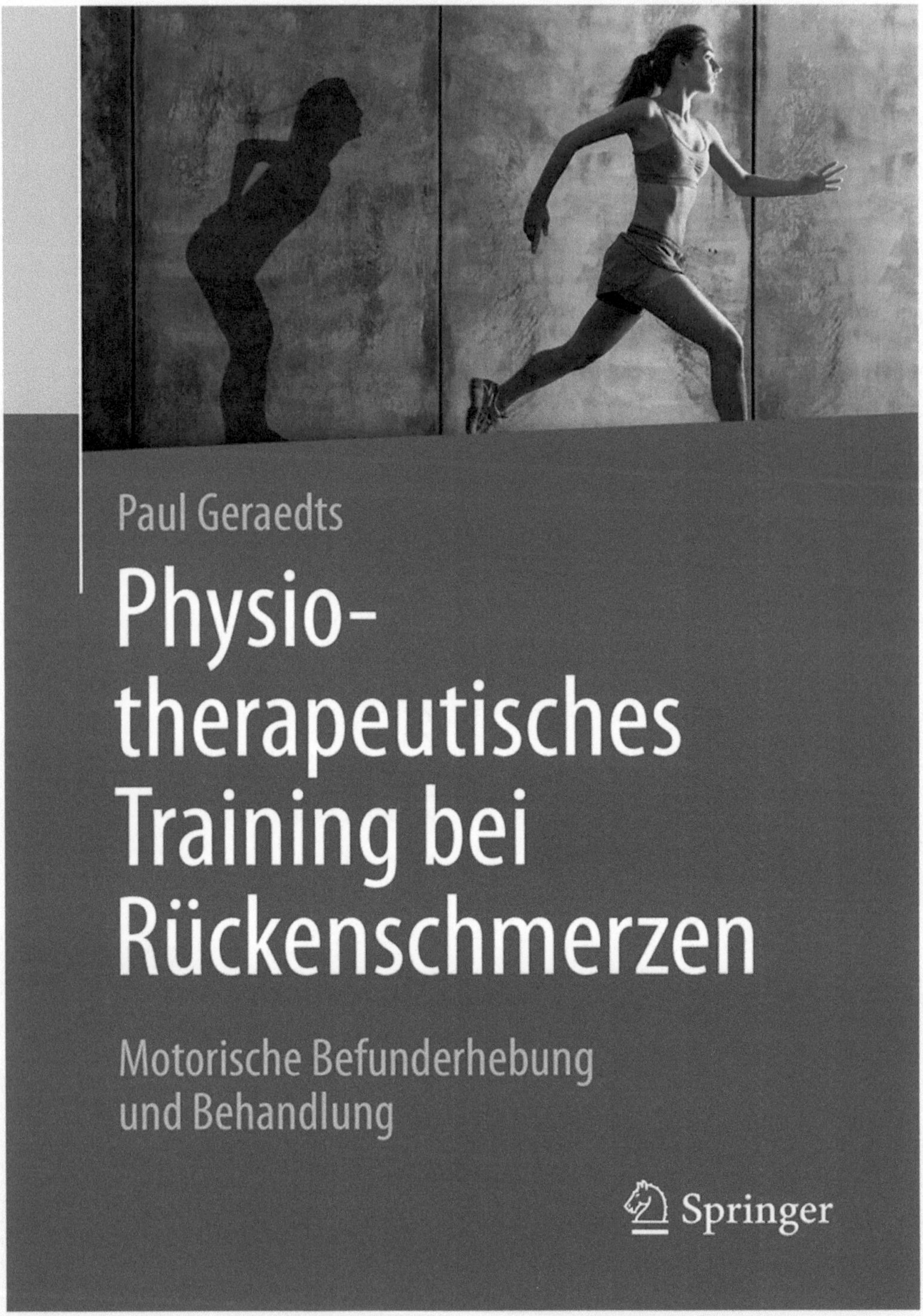